高职高专"十三五"规划教材

ZHONGYAO JIAGONG JISHU

中药加工技术

于海帅　主编

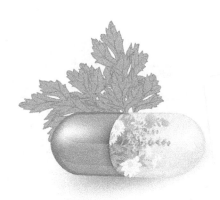

化学工业出版社

·北京·

《中药加工技术》按照中药制剂的工艺岗位，分为中药前处理车间、中药提取车间、中药制剂车间3个情境，包括10个学习项目，共41个学习任务。总计收载常见中药100余味，涉及中药鉴定、中药材产地加工、饮片炮制、中药有效成分的纯化与检验、中成药的制备等岗位技术。教材编写以具体岗位任务为主线，以完成各个岗位任务为目标，引导学生通过学习每个岗位任务的技术技能，掌握中药加工的主要技术技能，能胜任中药加工的各主要岗位。

《中药加工技术》为高职制药类专业课程改革规划教材，可作为制药类专业师生、参加全国执业中药师资格考试的人员、制药企业的员工、饮片加工人员的教材以及中药爱好者的参考书用。

图书在版编目（CIP）数据

中药加工技术/于海帅主编．—北京：化学工业出版社，2019.8（2025.2重印）
ISBN 978-7-122-34632-2

Ⅰ.①中… Ⅱ.①于… Ⅲ.①中药加工-教材 Ⅳ.①R282.4

中国版本图书馆CIP数据核字（2019）第107097号

责任编辑：刘心怡　　　　　　　　　　加工编辑：焦欣渝
责任校对：王鹏飞　　　　　　　　　　装帧设计：王晓宇

出版发行：化学工业出版社（北京市东城区青年湖南街13号　邮政编码100011）
印　　装：北京虎彩文化传播有限公司
787mm×1092mm　1/16　印张13.5　字数332千字　2025年2月北京第1版第2次印刷

购书咨询：010-64518888　　　　　　　售后服务：010-64518899
网　　址：http://www.cip.com.cn
凡购买本书，如有缺损质量问题，本社销售中心负责调换。

定　价：39.80元　　　　　　　　　　　　　　　　　　　　版权所有　违者必究

中药加工技术

主　　编	于海帅	吉林工业职业技术学院
参编人员	何海华	金华职业技术学院
	刘振香	金华职业技术学院
	于艳华	白城医学高等专科学校
	岳显文	白城医学高等专科学校
	牟莹莹	吉林工业职业技术学院
	王　宏	吉林工业职业技术学院
	刘桐辉	吉林工业职业技术学院
	宋智丹	吉林工业职业技术学院
主　　审	刘文宏	吉林工业职业技术学院

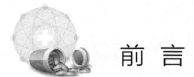

前言

　　为满足高职高专制药类专业理实一体课程改革需要，根据制药企业对人才需求的实际情况，笔者将原中药制药技术专业的药用植物学、中药学、中药鉴定学、中药炮制学等几门职业基础课和职业核心课的主要知识点进行梳理整合，以现行《中华人民共和国药典》（一部）为指南，以培养企业生产一线需要的高技术技能型人才为根本出发点，编写了本书。

　　本教材以适应我国制药类专业高等职业教育改革和发展的需要为目标，以全面推进素质教育为目的，力求体现职业教育特色，注重教材整体内容的优化和创新，同时反映制药类学科发展的最新成果，突出制药类专业高职人才岗位的职业性、服务的社会性和技能的高级性。在编写中力求做到文字简练、任务明确、表述清晰、使用方便。

　　本教材按照中药制剂的工艺岗位，分为中药前处理车间、中药提取车间、中药制剂车间3个情境，包括10个学习项目，共41个学习任务，总计收载常见中药100余味，涉及中药鉴定、中药材产地加工、饮片炮制、中药有效成分的纯化与检验、中成药的制备等岗位技术。教材编写以具体岗位任务为主线，以完成各个岗位任务为目标，引导学生通过学习每个岗位任务的技术技能，掌握中药加工的主要技术技能，能胜任中药加工的各主要岗位。

　　本教材为高职制药类专业课程改革规划教材，可作为参加全国执业中药师资格考试的人员、制药类专业师生、开展员工培训的制药企业、饮片加工人员等的教材以及中药爱好者的参考书用。

　　本教材由吉林工业职业技术学院于海帅主编，吉林工业职业技术学院牟莹莹、王宏、刘桐辉、宋智丹，白城医学高等专科学校于艳华、岳显文，金华职业技术学院何海华、刘振香等参编。于海帅编写学习项目1、学习项目2；于海帅、牟莹莹编写学习项目3～学习项目5；王宏、于艳华、岳显文、刘振香、何海华、刘桐辉编写学习项目6～学习项目8；于海帅、宋智丹编写附录。全书由吉林工业职业技术学院刘文宏教授主审，在此表示感谢。由于时间仓促和水平有限，书中难免存在不足，敬请读者提出宝贵意见，以便再版时修订完善。

编者
2019 年 1 月

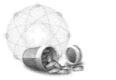

目　录

学习项目 1　各类中药加工简介　　/ 001

学习任务 1　植物药加工简介 / 001
学习任务 2　动物药加工简介 / 005
学习任务 3　矿物药加工简介 / 007

学习情境 1　中药前处理车间

学习项目 2　中药鉴定 　　/ 012

学习任务 1　基源鉴定 / 014
学习任务 2　性状鉴定 / 020
学习任务 3　显微鉴定 / 056
学习任务 4　理化鉴定 / 060
学习任务 5　中药鉴定的新技术、新方法 / 063

学习项目 3　中药炮制 　　/ 067

学习任务 1　中药的修治 / 068
学习任务 2　炒黄 / 069
学习任务 3　炒焦 / 070
学习任务 4　麸炒 / 072
学习任务 5　酒炙 / 074
学习任务 6　蜜炙 / 076
学习任务 7　醋炙 / 077
学习任务 8　盐炙 / 079
学习任务 9　砂烫 / 081

学习情境 2　中药提取车间

学习项目 4　人参中皂苷的提取、分离与鉴定 　　/ 086

学习任务 1　人参中皂苷的提取 / 086

学习任务 2　人参中皂苷的分离 / 090
学习任务 3　人参中皂苷的鉴定 / 096

学习项目 5　槐米中芦丁的提取、分离与鉴定　　　　　　　　　　　　/ 102

学习任务 1　槐米中芦丁的提取 / 102
学习任务 2　槐米中芦丁的分离 / 108
学习任务 3　槐米中芦丁的鉴定 / 111

学习项目 6　黄连中小檗碱的提取、分离与鉴定　　　　　　　　　　　/ 115

学习任务 1　黄连中小檗碱的提取 / 115
学习任务 2　黄连中小檗碱的分离 / 122
学习任务 3　黄连中小檗碱的鉴定 / 126

学习项目 7　大黄中游离蒽醌的提取、分离与鉴定　　　　　　　　　　/ 130

学习任务 1　大黄中游离蒽醌的提取 / 130
学习任务 2　大黄中游离蒽醌的分离 / 136
学习任务 3　大黄中游离蒽醌的鉴定 / 139

学习情境 3　中药制剂车间

学习项目 8　六一散的制备　　　　　　　　　　　　　　　　　　　　/ 146

学习任务 1　熟知散剂基本知识 / 147
学习任务 2　设计六一散的制备方案 / 147
学习任务 3　制备六一散 / 148
学习任务 4　粉碎、筛分、混合和散剂的质量检查 / 152

学习项目 9　板蓝根颗粒剂的制备　　　　　　　　　　　　　　　　　/ 160

学习任务 1　熟知颗粒剂的基本知识 / 160
学习任务 2　设计板蓝根颗粒剂的制备方案 / 161
学习任务 3　制备板蓝根颗粒 / 162
学习任务 4　制粒、干燥和颗粒剂的质量检查 / 166

学习项目 10　大山楂丸的制备　　　　　　　　　　　　　　　　　　　/ 173

学习任务 1　熟知中药丸剂的基本知识 / 173
学习任务 2　设计大山楂丸的制备方案 / 174

学习任务 3　制备大山楂丸 / 175
学习任务 4　制丸、中药丸剂及其质量检查 / 178

附录　/ 184

附录 1　典型鉴定任务实例 / 184
附录 2　典型炮制任务实例 / 199

参考文献　/ 208

学习项目 1
各类中药加工简介

 学习目标

基本知识目标:
1. 中药的主要来源;
2. 各类中药的基本加工方法。

基本技能目标:
1. 能按不同来源鉴定各类中药;
2. 能对常见中药进行前处理加工。

品德品格目标:
1. 具有良好的社会公德和职业道德,具有一定的人文科学素养,热爱祖国传统中医药文化;
2. 具有较强的组织管理、沟通协调、团队合作及独立工作能力;
3. 具有良好的质量、环境、职业健康、安全和服务意识;
4. 具备总结问题和探索创新的能力。

学习任务 1 植物药加工简介

自然界中许多植物具有预防、治疗疾病或对人体有保健的功能,这些植物统称为药用植物。药用植物的根、根茎、茎木、茎皮、根皮、叶、花、果实、种子、全草等部位具有药用价值,可以直接用于临床或经过炮制入药,这些中药就属于植物药。

一、植物药的资源

我国土地幅员辽阔,东西南北地理环境和气候条件各异,高山、丘陵、草原、湖泊等不同地形,以及寒带、温带、亚热带和热带等不同气候带,分别蕴藏着各种不同的天然植物资源。据全国中药资源普查报告统计,迄今为止我国已有植物药11146种,占所有中药资源的87%。许多著名的道地药材如麻黄、五味子、冬虫夏草等,即采自野生的药用植物。所谓道地药材是指特定的产地所出产的历史悠久、品质优良、生产与加工技术精良、优质高产的著名药材。如川黄连、云三七、宁夏枸杞子、甘肃当归、山西党参、内蒙古黄芪、吉林人参、怀地黄、亳白芍、杭白菊、苏薄荷、广藿香、辽细辛、建泽泻、凤丹皮、济银花等均为驰名中外的常用道地药材。

在当今天然中药资源逐年下降的严峻现实面前，人类只有利用现代科学技术和方法加强对天然中药资源进行多层次、多功能、全方位的综合开发和利用，才能满足中药产品的市场供应。据不完全统计，我国目前引种栽培的植物药有 200 多种。为了规范中药材种植，生产绿色无公害中药，促进中药的标准化和现代化，国家于 2002 年 6 月 1 日起颁布和实施了《中药材生产质量管理规范》（GAP）。此后，全国建立 GAP 药材生产基地 600 多个，栽培面积约 40 万公顷，年产药材 3.5 亿千克，大面积种植的品种达 250 多种，它标志着我国人工栽培植物药的发展规模和水平上了一个新台阶，为进一步生产中药饮片和中成药奠定了基础。

二、植物药的采收与产地加工

(一) 植物药的采收

药用植物在不同的生长发育阶段、不同的器官中，其有效成分的种类及含量不同，同时受气候、产地、土壤等多种因素的影响。科学的采收应包括：药用植物的药用部分中有效成分积累动态和生长发育阶段这两个指标，既要考虑有效成分的含量，又要注意产量，同时对含毒性成分的药用植物还要注意以毒性成分含量较小时采收，以获得优质高产安全的中药。因此，植物药的品质与其采收时间、采收方法及采收药用部位密切相关。

1. 采收时间

（1）根和根茎类　地上部分将枯萎（秋）或春初刚露苗时采，此时储存营养物最丰富、有效成分最高。倒苗较早的在夏末采收。

（2）茎木类

秋冬：关木通、大血藤、首乌藤、忍冬藤（藤茎）。

全年：苏木、降香、沉香（心材）。

（3）皮类　多数春末夏初，如黄柏、厚朴、秦皮，此时形成层分裂快，伤口易愈合；少数秋冬，如川陈皮、肉桂，此时成分含量多。

（4）叶类　开花前或果实未成熟前，春夏光合作用旺盛期采，如艾叶、臭梧桐叶。桑叶：冬季。

（5）花类

花蕾：金银花、槐花、辛夷、丁香。

初花：洋金花、金花（蒲黄、松花粉）。

盛花：菊花、西红花。

（6）果实、种子类

幼果：枳实、青皮。

近成熟：瓜蒌、栀子、山楂。

成熟经霜：山茱萸（变红）、川楝子（变黄）。

种子：成熟果实的种子。

（7）全草

幼苗：茵陈。

茎叶盛时：青蒿、穿心莲、淡竹叶。

开花：益母草、荆芥、香薷。

2. 采收方法

正确的采收方法能保持中药的有效成分和外形美观。花类中药，如槐米、金银花、菊花等，手工摘取较机器采收更能获得品质良好而一致的花朵。地下器官采挖时应注意避免损伤。含鞣质的树皮类中药或须去除外皮的根及根茎类中药，采收加工时忌用铁器，以免引起表面颜色的变化，如肉桂、川楝皮、山药等。

3. 采收药用部分

有效成分在植物体的不同器官，甚至同一器官的不同部分分布是不同的。例如，槐树以花中有效成分高，人参中人参皂苷含量高低顺序依次为：韧皮部＞木栓层＞木质部。不同的药用部分不仅有效成分含量有较大的差异，而且化学成分的种类也有所不同。例如，麻黄草质茎中主要含有麻黄碱，有升压作用；而麻黄根中则不含麻黄碱，而含麻黄考宁及麻黄新碱，有降压作用。

（二）植物药的产地加工

中药采集后，除少数要求鲜用，如鲜地黄、鲜石斛、鲜芦根等，绝大多数须在产地进行一些简单的加工，促使干燥，符合商品规格，保证中药质量，便于包装贮运，一般来说都应达到形体完整、含水分适度、色泽好、香气散失少、不变味、有效成分破坏少等要求。

常见的加工及干燥方法：

1. 拣、洗

拣除非药用部位，洗去泥沙，种子须筛去果壳。芳香药材不用水洗。揉搓打光，如党参、光山药等。

2. 切片

药材切片后便于干燥，缩小体积，便于运输，如鸡血藤、木通、大血藤、山楂、木瓜等切片。含挥发性成分、易氧化成分的不宜切片，如当归、川芎、槟榔、麻黄。

3. 煮、蒸、烫

含浆汁、淀粉的药材不宜直接干燥，须经烫煮。烫煮可防虫卵，易于保存。

白芍、莪术蒸至透心，天麻、红参蒸透，太子参略烫，黄精、玉竹、熟地黄熟制起滋润作用。

4. 熏硫

山药、白芷、川贝母等干燥前、后用硫黄熏制，使色泽洁白，防止霉烂。

5. 发汗

有些药材在加工过程中用微火烘至半干或微煮、蒸后，堆置起来发热，使其内部水分往外溢，变软、变色，增加香味或减少刺激性，有利于干燥。这种方法习称"发汗"，如厚朴、杜仲、玄参、续断等。

6. 干燥

含挥发油类、花草、叶类、全草类或易变色、变质的药材，均不宜烈日下曝晒或高温下烘干，应阴干。烘干的温度以50～60℃为宜，对成分无影响，又能抑制酶活动。多汁果实类可70～90℃干燥。

三、植物药的贮藏保管

植物药的品质优劣，除与采收加工是否得当有关，还与贮藏保管有直接的关系。如果贮藏不当，植物药就会产生各种变质现象，影响疗效。

（一）贮存中的变质现象

1. 虫蛀

多种害虫，其中螨危害最大。螨属节肢动物门、蛛形纲、蜱螨目，大小介于0.3～1mm，种类很多。药材和中成药都可寄生，染有螨的药物短期内发霉变质，服后引起消化系统、泌尿系统、呼吸系统的疾病。螨类及虫卵的检查，螨类生长适宜温度25℃，相对湿度80%以上，繁殖时间5～8月，繁殖温度16～35℃。易虫蛀植物类药材有：①含脂肪油的药材（如苦杏仁、桃仁、柏子仁）；②含淀粉的药材（如白芷、山药、薏苡仁）。

含辛辣成分的药材一般不易虫蛀，如胡椒、花椒等。

2. 生霉

防霉的主要措施是控制仓库的温度及湿度。另外，一般药材的含水量应控制在13%以下；有效成分易水解的药材，其含水量应在6.0%以下，如洋地黄等。仓库的相对湿度应小于70%，温度应在25℃以下。

3. 变色

中药的变色常伴随着有效成分的变化，因而影响中药的品质，影响疗效。

4. 走油

含有多量脂肪油的中药，在温度高的情况下，其中油分容易向外渗出，从而使中药表面呈现油样的光泽，称为"泛油"或"走油"，也常伴随着变色和变质。"走油"的原因有：

① 贮存不当油分外溢（如柏子仁）；
② 在受潮、变色、变质后表面呈现的油样变化。

5. 跑味

含挥发油的中药，如薄荷、紫苏、荆芥等，在温度较高的情况下，挥发油易散失，从而使香气减弱，称为"跑味"，往往其药效也降低。

（二）贮存注意事项

1. 仓库管理

入库检查：污染严重的不入库。

定期检查：执行"先进先出、近期先出、易霉易变先出"的原则。

分库保管：贵重、毒剧、麻醉植物药应有具体标识，并采取双人双锁制度。

科学配置："对抗同贮法"，牡丹皮与泽泻放一起，泽泻不虫蛀，牡丹皮不变色。

2. 虫害防治

杀虫剂使用时应注意防毒，戴防护面具。

3. 气调养护

塑料帐内充入N_2或CO_2，在一定温度、湿度下可有效杀死螨类。

四、植物药的鉴定

1. 鉴定的依据和程序

植物药鉴定的依据为《中华人民共和国药典》《中华人民共和国卫生部药品标准》及地

方药品标准。鉴定的程序如下。

(1) 取样

① 核对标签：品名、产地、批号、规格、等级、包装或标志是否相符。

② 检查样品完整性，清洁程度、水迹、霉变、污染状况。

③ 取样注意代表性。若鉴定对象为大批药材，不但各包件可能有差异，同一包件中不同部位也可能有差异，所以应选择不同包件，包件的不同部位取样。另外，贵重药材应逐件取样。

④ 取样量应为鉴定用量与留样量的总和。个体较大或质地较重的药材，一次取样可以在1kg左右；个小的种子药材，一次取样量应为5～10g。

(2) 鉴定　鉴定过程应有可靠的参考依据，如标本、对照品等。

(3) 检验报告　根据鉴定结果，出具检验报告。

2. 鉴定方法

植物药的鉴定有基源鉴定、性状鉴定、显微鉴定及理化鉴定，称为四大鉴定。各种方法有其特点和适用对象，如全草、根、粉末；有时需几种方法配合运用。具体方法将在学习项目2介绍。

学习任务2　动物药加工简介

一、应用历史

动物药在我国的应用历史悠久。早在三千多年前，我国就开始了蜜蜂的利用；珍珠、牡蛎的养殖用药始于我国，有两千多年的历史；鹿茸、麝香、阿胶、蕲蛇等在我国的应用也有两、三千年之久。

《本经》收载动物药65种，《新修本草》收载动物药128种，《本草纲目》收载动物药460种，《本草纲目拾遗》收载动物药160种。据统计，历代本草记载的动物药约有600余种。

《中国药用动物志》收载药用动物1257种；《中国动物药志》收载动物药975种，药用动物1546种；《中华本草》收载动物药1047种。《中国中药资源志要》调查结果显示，中国药用动物1581种，占全部中药资源总数的12%。

二、现代研究

我国动物药资源十分丰富，近年来动物药的种类增长很快，据报道，我国动物药有969种，包括药用动物1564种，现已人工养殖的动物药材有30种左右。新技术、新方法的应用，在寻找和扩大新药源，以及珍稀动物药、濒危动物药原动物的家养、繁殖和寻找类同品方面均取得了可喜的成果。

近年来，从药用动物中发现了一些疗效显著的物质，如斑蝥素有治疗原发性肝癌和病毒性肝炎的作用；水蛭素、蝮蛇毒中的抗栓酶，蚯蚓中的溶纤酶等具有抗凝血作用，用于治疗脑血管疾病和静脉血栓、弥漫性血管内凝血；蟾酥中的脂蟾毒配基有升压、强心、兴奋呼吸的作用，已用于呼吸、循环衰竭和失血性休克等。

值得指出的是，我国海域辽阔，海洋药用生物资源极为丰富，约有340种，以海洋生物为原料生产的各种成药近 200 种。从某些海洋动物中提取的多糖类、多肽类、皂苷类成分有明显的抗凝血、抗肿瘤、抗氧化、抗真菌、强心等生理活性；有的还含有抗衰老、增强免疫力或增强智力作用的物质。

动物药的药用部位包括：

(1) 动物的干燥全体　如全蝎、蜈蚣、斑蝥、土鳖虫等。
(2) 除去内脏的动物体　如蚯蚓、蛤蚧、蛇类中药等。
(3) 动物体的某一部分　如石决明、牡蛎、蛤蟆油、龟甲、鸡内金、鹿茸等。
(4) 动物的分泌物　如麝香、蟾酥等。
(5) 动物的排泄物　如五灵脂、蚕沙等。
(6) 动物的生理或病理产物　如蝉蜕、珍珠、牛黄、马宝等。
(7) 动物体某一部分的加工品　如阿胶、鹿角胶等。

三、动物药的分类简述

地球上生存的动物已达 150 万种以上。为了能正确地区别和更好地利用它们，必须对其进行科学的分类。动物学的分类系统通常是以动物形态上或解剖上的相似程度为依据的。和植物界一样，动物界也划分为若干个等级，如门、纲、目、科、属、种，以种为分类的基本单位。现在对动物还没有一个比较完善的分类系统，有的将它们分为 33 门，有的分为 30 门或 28 门。其中与药用动物有关的有 10 门，它们是（由低等到高等）：

① 原生动物门 (Protozoa)；
② 多孔动物门 (Porifera) 又称海绵动物门 (Spongia)，药用动物如脆针海绵等；
③ 腔肠动物门 (Coelenterata)，药用动物如海蜇、珊瑚等；
④ 扁形动物门 (Platyhelminthes)；
⑤ 线形动物门 (Nemathelminthes)；
⑥ 环节动物门 (Annelida)，药用动物如蚯蚓、水蛭等；
⑦ 软体动物门 (Mollusca)，药用动物如杂色鲍、马氏珍珠贝、三角帆蚌、长牡蛎、无针乌贼等；
⑧ 节肢动物门 (Arthropoda)，药用动物如东亚钳蝎、少棘巨蜈蚣、地鳖、大刀螂、黑蚱、南方大斑蝥、家蚕、中华蜜蜂等；
⑨ 棘皮动物门 (Echinodemata)，药用动物如海参、海胆等；
⑩ 脊索动物门 (Chordata)，药用动物如海马、蟾蜍、乌梢蛇、黑熊、梅花鹿、林麝、牛、赛加羚羊等。

中药中药用种类较多的有脊索动物门、节肢动物门和软体动物门，其次是环节动物门和棘皮动物门。

四、动物药的鉴定

鉴定动物药，其方法与植物药一样。以完整的动物体入药的，可根据其形态特征，进行动物分类学鉴定，确定其品种；对以动物体的某一部分或某些部分入药的，常采用性状鉴定，配合显微鉴定和理化鉴定；对以动物分泌物、生理产物或病理产物入药的，除使用性状鉴定外，理化鉴别和显微鉴别尤为重要。

近年来，应用动物骨骼磨片、蛇类鳞片切片显微鉴别，扫描电镜法，聚丙烯酰胺凝胶蛋白电泳法，毛细管电泳法，聚合酶链反应（PCR）与随机扩增多态 DNA（RAPD）技术及 DNA 序列分析法等均已成功地进行了动物类中药的鉴定。

学习任务 3　矿物药加工简介

矿物是由地质作用形成的天然单质或化合物。矿物药包括：
① 原矿物（大多数为可供药用的天然矿物），如朱砂、石膏、炉甘石、赭石等；
② 以矿物为原料的加工品，如轻粉、红粉、芒硝、秋石等；
③ 动物或动物骨骼的化石，如龙骨、龙齿、石燕等。

一、矿物药的应用概况

中医学利用矿物作为药物，有着悠久的历史。早在公元前二世纪已能从丹砂中制炼水银；北宋年间（公元十一世纪），已能从人尿中提取制造"秋石"，在生产过程中使用了皂苷沉淀甾体等特异的化学反应，以及过滤、升华等一系列近代还在使用的方法。

《神农本草经》载有玉石类药物 41 种，《名医别录》增加矿物药 32 种，《新修本草》增加矿物药 14 种，《本草拾遗》又增加矿物药 17 种，在唐代矿物药就达 104 种之多。宋代《证类本草》等书中的矿物药已达 139 种。《本草纲目》的金石部载有 161 种，《本草纲目拾遗》又增加矿物药 38 种。据粗略统计，我国古代使用的矿物药有近 200 种。

据《中国中药资源》记载，根据 1985～1989 年全国中药资源普查统计，我国现在药用的矿物约有 80 种。

重要的矿物药：石膏清解气分实热，用于高热烦渴；炉甘石收湿止痒，明目退翳；芒硝泄热通便，润燥软坚；自然铜散瘀止痛，续筋接骨；朱砂镇静安神；雄黄和硫黄解毒杀虫；赭石镇逆平肝。

二、矿物药的性质

矿物除少数是单质外，绝大多数是化合物。它们大多数是固体；少数是液体，如水银（Hg）；或气体，如硫化氢（H_2S）。每一种矿物都有一定的物理和化学性质，这些性质取决于它们的化学成分和结晶构造，利用这些性质的不同，可以对矿物进行鉴定。

1. 结晶形状

绝大部分矿物都是天然的晶体。晶体矿物都有固定的结晶形状，根据其晶体对称特点的差异分成七大晶系，它们是：等轴晶系、三方晶系、四方晶系、六方晶系、斜方晶系、单斜晶系和三斜晶系。

矿物中单晶体很少，常常是以许多单晶体聚集成为集合体。集合体的形态多种多样，如粒状、晶簇状、放射状、结核体状等。

2. 结晶习性

结晶习性指晶体的外观形态。水在矿物中存在的形式，直接影响到矿物的性质。利用这些性质，可以对矿物进行鉴定。

水在矿物中的存在形式分为：

（1）吸附水或自由水　水分子不加入矿物的晶格构造。

（2）结晶水　水以水分子 H_2O 形式参加矿物的晶格构造，如石膏 $CaSO_4 \cdot 2H_2O$、胆

矾 $CuSO_4·5H_2O$。

(3) 结构水　水以 H^+ 或 OH^- 等离子形式参加矿物的晶格构造，如滑石 $Mg_3(Si_4O_{10})(OH)_2$。

3. 透明度

矿物透光能力的大小称为透明度。将矿物磨成 0.03mm 标准厚度后，比较其透明度，可分为三类：透明矿物（云母）、半透明矿物（朱砂和雄黄）和不透明矿物。

4. 颜色

矿物对自然光线中不同波长的光波均匀吸收或选择吸收所表现的性质称为颜色。矿物的颜色一般分为四种：

(1) 本色　是由矿物的成分和内部构造所决定的颜色，如辰砂的红色、石膏的白色。

(2) 外色　由外来的带色杂质、气泡等包裹体所引起的颜色，与矿物自身的成分和构造无关。外色的深浅除与带色杂质的量有关外，还与杂质分散的程度有关，如紫石英、大青盐等。

(3) 假色　由晶体内部裂缝面、解理面及表面氧化膜的反射光引起与入射光波的干涉作用而产生的颜色，如云母的变彩现象。

(4) 条痕及条痕色　矿物在白色毛瓷板上划过后所留下的粉末痕迹称为条痕，粉末的颜色称为条痕色。条痕色比矿物表面的颜色更为固定，更能反映矿物的本色，因而更具鉴定意义。有的矿物表面的颜色与粉末颜色相同，如朱砂；也有的是不相同的，如自然铜，表面为铜黄色，而粉末为黑色。磁石和赭石有时表面均为灰黑色，磁石条痕色为黑色，赭石条痕色为樱桃红色。

用二色法描述矿物的颜色时，要把主要的、基本的颜色放在后面，次要的颜色作为形容词放在前面，如棕黄色，就是表示以黄色为主，略带棕色。

5. 光泽

矿物表面对投射光的反射能力称为光泽。分为金属光泽，如自然铜；半金属光泽，如磁石；金刚光泽，如朱砂；玻璃光泽，如硼砂；油脂光泽，如硫黄；绢丝光泽，如石膏；珍珠光泽，如云母等。

6. 相对密度

相对密度是指在共同特定的条件下，某矿物的密度与水的密度之比。它是鉴定矿物重要的物理常数。每一种矿物都有一定的相对密度，测定矿物的相对密度可以区别或检查矿物的纯杂程度。

7. 硬度

硬度是矿物抵抗外来机械作用（如刻划、研磨、压力等）的能力。分为相对硬度和绝对硬度。矿物药的硬度一般采用相对硬度表示，它是以一种矿物与另一种矿物相互刻划，比较矿物硬度相对高低的方法。相对硬度分为十级。精密测定矿物的硬度，可用测硬仪或显微硬度计等。测定硬度时，必须在矿物单体和新解理面上试验。

8. 解理、断口

矿物受力后沿一定的结晶方向裂开成光滑平面的性能称为解理，裂成的光滑平面称为解理面。解理是结晶矿物特有的性质，其形成和晶体的构造类型有关，所以是矿物的主要鉴定特征。矿物的解理可分为极完全解理、完全解理、不完全解理和无解理。

当矿物受力后不是沿一定结晶方向裂开，断裂面是不规则和不平整的，这种断裂面称为断口。断口的形态有平坦状、贝壳状、锯齿状、参差状等。

9. 力学性质

矿物受锤击、压轧、弯曲或拉引等力的作用时所呈现的力学性质，有脆性、延展性、挠性、弹性、柔性等。

10. 磁性

磁性指矿物可以被磁铁或电磁铁吸引，或其本身能够吸引物体的性质。极少数的矿物具显著的磁性，如磁石。

11. 气味

有的矿物具特殊的气味，尤其是矿物受到锤击、加热或湿润时较为明显。如雄黄灼烧有砷的蒜臭、石盐具咸味、胆矾具涩味等。

12. 其他

少数矿物有吸水的能力，可以粘舌，如龙骨、龙齿、软滑石；有的有滑腻感，如滑石。

三、矿物与矿物药的分类

1. 矿物分类

根据1983年资料，已知矿物的种有约3000种。

（1）关于分类体系的级序

　　大类
　　　类
　　　　（亚类）
　　　　　族
　　　　　　（亚族）
　　　　　　　种
　　　　　　　　（亚种）

（2）分类方案

① 根据化学成分的分类方案：1837年，D. 丹纳所提出的矿物分类就是根据组成矿物的化合物类型来划分的；1944~1946年Ch. 柏拉切等人所编著的《丹纳系统矿物学》中的分类，虽然按化合物的键型做了分类，但实质上仍然是以化学组成的类型作为分类的依据。

② 根据晶体化学的分类方案：凡同一类（或亚类）中具有相同晶体结构类型的矿物即归为一个族。

③ 根据地球化学的分类方案：1968年N. 柯斯托夫所著的《矿物学》即采用地球化学的分类方案，将化学上性质类似的一组元素的类似化合物矿物作为一个矿物族。

④ 根据成因的分类方案：1874年，拉普派兰就试图建立矿物成因的分类体系；1979年E. K. 拉扎连科在其所著的《矿物成因分类尝试》中提出了矿物成因分类纲要。

⑤ 其他：根据化学成分类型分类；根据晶体结构和化学成分分类；根据地球化学（以地球上化学元素公生组合的资料为基础）分类；根据矿物成因分类。

2. 矿物药的分类

矿物在矿物学上的分类方法有多种，但通常是根据矿物所含主要成分的阴离子或阳离子的种类进行分类。

① 按阳离子分类，则：朱砂（HgS）、轻粉（Hg_2Cl_2）、红粉等为汞化合物类；磁石、自然铜、赭石等为铁化合物类；石膏、钟乳石、寒水石等为钙化合物类；雄黄、雌黄、信石等为砷类化合物；白矾、赤石脂等为铝化合物类；胆矾、铜绿等为铜化合物；密陀僧、铅丹等为铅化合物；芒硝、硼砂、大青盐等为钠化合物类；滑石为镁化合物类等。

② 按阴离子分类，则：朱砂、雄黄、自然铜等为硫化合物类；石膏、芒硝、白矾为硫酸盐类；炉甘石、鹅管石为碳酸盐类；磁石、赭石、信石为氧化物类；轻粉为卤化物类等。

《中国药典》（2015年版）对矿物药采用的分类方法是根据其所含主要成分的阴离子种类分为"类"，再将化学组成类似，结晶体结构类型相同的种类分为"族"，族以下是"种"。种是矿物分类的基本单元，也是对矿物进行具体阐述的基本单位。本指南按《中国药典》（2015年版）对矿物的分类进行描述。

四、矿物药的鉴定

矿物药的鉴定在我国许多古代本草中都有记载。在宋代已能用矿物的外形、颜色、相对密度以及物理、化学的方法来鉴定矿物的真、伪、优、劣。

目前，矿物药的鉴定，一般采用以下方法。

1. 性状鉴别

除对矿物的形状、大小、颜色、质地、气味进行鉴别外，还应注意对其硬度、相对密度、条痕色、透明度、光泽、解理、断口、有无磁性等进行检查。

2. 显微鉴别

可将矿物研成细粉，用普通光学显微镜观察其形状、颜色、透明度，进行鉴别。

根据矿物的光学性质可将矿物分为透明矿物和不透明矿物，用偏光显微镜研究透明矿物，用反射偏光显微镜研究不透明矿物的形态、光学性质和必要的物理常数。使用这两种显微镜，均须先将矿物磨成厚0.03mm的薄片，才能进行观察。对胶态矿物还可用电子显微镜进行观察、鉴定。

3. 理化鉴别

用一般的物理、化学分析方法，能对矿物药的成分进行定性和定量，对外形无明显特征或粉末状的药物或剧毒中药等尤为重要。随着现代科学技术的迅速发展，国内外对矿物药的鉴定已采用了许多新技术、新方法。如X射线衍射法是测定晶体具体结构最重要的基本手段，也可用光谱分析法、极谱分析法、原子吸收光谱分析法、热分析法、显微化学分析法和斑点法对矿物药进行鉴定。

学习情境 1
中药前处理车间

中药制药企业的前处理车间（饮片加工企业）的主要工作内容有中药材净选、中药材润洗、中药材的切制、炮制加工等，以《中药材生产质量管理规范》（GAP）、《药品生产质量管理规范》（GMP）、《中华人民共和国药典》（现行版）等为指导性文件，主要任务就是将中药材加工制成可直接用于中医临床或制剂生产使用的处方药品，即饮片。具体包括中药鉴定和中药炮制两大技术项目。

学习项目 2
中药鉴定

 学习目标

基本知识目标：
1. 中药鉴定的基本方法；
2. 中药鉴定的主要依据；
3. 各味代表中药的基源特征、性状特征、显微特征、理化特征。

基本技能目标：
1. 能熟练使用《中华人民共和国药典》；
2. 能利用基源鉴定的知识对植物药进行基源鉴定；
3. 能利用性状鉴定的知识对中药进行性状鉴定；
4. 能使用显微镜对中药粉末进行显微鉴定；
5. 能利用一些理化项目方法对中药进行理化鉴定；
6. 能联合使用各种鉴定方法对中药进行鉴定。

品德品格目标：
1. 具有良好的社会公德和职业道德，具有一定的人文科学素养，热爱祖国传统中医药文化；
2. 具有较强的组织管理、沟通协调、环境适应、团队合作及独立工作能力；
3. 具有良好的质量、环境、职业健康、安全和服务意识；
4. 具有严谨的工作态度，具备总结问题和探索创新的能力。

一、鉴定的依据、程序和中药拉丁名

1. 药典和其他国家级标准

(1)《中华人民共和国药典》 《中华人民共和国药典》简称《中国药典》已出版的《中国药典》有 1953 年版、1963 年版、1977 年版、1985 年版、1990 年版、1995 年版、2000 年版、2005 年版、2010 年版及 2015 年版。现行的 2015 年版药典共分为四部，其中的一部收载中药材、饮片和成方制剂。

(2)《中华人民共和国卫生部药品标准》（部颁标准） 1963、1992 部颁标准《部颁进口药材标准》（未公开发行）。

(3) 地方药品标准（已取消，仅供参考） 省、自治区、直辖市药品标准。

2. 鉴定的程序

（1）取样

① 核对标签，品名、产地、批号、规格、等级、包装或标志是否相符。

② 检查样品完整性，清洁程度、水迹、霉变、污染状况。

③ 取样注意代表性。若鉴定对象为大批药材，不但各包件可能有差异，同一包件中不同部位也可能有差异，所以应选择不同包件，以及包件的不同部位取样。另外，贵重药材应逐件取样。

④ 取样量应为鉴定用量与留样量的总和。个体较大或质地较重的药材，一次取样可以在 1kg 左右；个小的种子类药材，一次取样量应为 5~10g。

（2）鉴定　鉴定过程应有可靠的参考依据，如标本、对照品等。

（3）检验报告　根据鉴定结果，出具检验报告。

3. 中药拉丁名

中药有了拉丁名，可进一步统一中药名称，防止混乱，有利于对外贸易和国际学术交流。

中药拉丁名由药用部位（第一格）、药品（第二格）组成。

如：Rhizoma *Coptidis*　黄连

　　Folium *Eriobotrya*　枇杷叶

　　Semen *Strychni*　马钱子

① 同一属同一个品种入药，或多品种入药，一般用属名。

② 同一属中不同品种作不同药材时，除一种外，均需加种名。

如：Radix *Angehica sinensis*　当归

　　Radix *Angelica pubescentis*　独活

　　Herba *Asarie*　细辛

　　Herba *Asarie forbesii*　马蹄细辛（杜衡）

③ 药用不同部位入药或不同属植物入药加 et（和）、seu（或）。

Radix et Rhizoma *Rhei*　大黄

Herba *Erodium* seu *Geranium*　老鹳草

④ 拉丁名中的形容词位于最后。

Semen *Armeniaca* Amarum　苦杏仁

Semen *Sojae* Preparatum　淡豆豉

⑤ 习惯用法。

Pericarpium *granatum*　石榴皮用种名

polyporus　粉猪苓

⑥ 动物药的命名大多数也和植物药的命名一样采用林奈首创的双名法。由两个拉丁词或拉丁化的词语，分别表示动物学名的属名和种名，在学名后附加定名人的姓氏，如意大利蜂 *Apis mellifera* Linn。

动物药与植物药命名不同之处，在于种内如有亚种时则采用三名法，亚种紧接在种名的后面，如中华大蟾蜍 *Bufo bufo gargarizans* Cantor；如有亚属，则亚属名在属名和种名之间，并外加括号，如乌龟 *Chinemys*（*Geoclemys*）*reevesii*（Gray）。若属名改变，则在定名人氏外加括号，如马氏珍珠贝 *Pteria martensii*（Dunker）。一般不用变种、变型。

拉丁学名中的属名、亚属名及命名人的第一个字母必须大写，其余均小写。

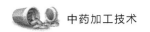

二、鉴定方法

中药鉴定常用的方法有基源鉴定、性状鉴定、显微鉴定、理化鉴定等四大鉴别法,各种方法有其特点和适用对象,有时需几种方法配合运用。

学习任务 1　基源鉴定

一、基源鉴定的内容

基源鉴定也叫来源鉴定,其基本概念是：应用植物、动物或矿物的形态学和分类学知识,对中药的来源进行鉴定,确定其正确的动植物学名、矿物名称,以保证应用品种准确无误的一种方法。各类来源的中药中,以植物类中药的基源鉴定最为复杂,对于植物类中药的基源鉴定,应注意以下三点：

1. 观察植物形态

观察特征,采集有花果标本。单纯靠营养器官是不够的,有时易得出错误结论。重点采集完整繁殖器官。

2. 核对植物学文献

植物形态、图鉴、植物分类学报、补编,必要时查对原始文献。

3. 核对标本

注意同种植物在不同生长期的形态差异,必要时请专家协助鉴定。

二、基源鉴定的代表中药

1. 薄荷

【来源】　为唇形科植物薄荷 *Mentha haplocalyx* Briq. 的地上部分。

【产地】　主产于江苏的太仓、南通、海门及浙江等省。

【采收加工】　夏、秋两季茎叶茂盛或花开至三轮时,选晴天分次收割,晒干或晾干。

【基源特征】　多年生草本植物,有清凉香气。茎四棱,叶对生。花冠淡紫色或白色,4裂,上唇裂片较大,顶端2裂,下唇3裂片近相等;雄蕊4,二强。小坚果椭圆形。地上部分（全草）入药。

【功效】　疏散风热,清利头目,利咽,透疹,疏肝行气。

2. 紫苏

【来源】　为唇形科植物紫苏 *Perilla frutescens* (L.) Britt. 的干燥成熟种子（紫苏子）、干燥叶（紫苏叶）、干燥茎（紫苏梗）。

【产地】　产于全国各地,多栽培。

【采收加工】

紫苏子　秋季果实成熟时采收,除去杂质,晒干。

紫苏叶　夏季枝叶茂盛时采收,除去杂质,晒干。

紫苏梗　秋季果实成熟后采割,除去杂质,晒干,或趁鲜切片,晒干。

【基源特征】　为一年生草本植物,具有特异的芳香。叶片呈卵圆形,长4～11cm,宽

2.5～9cm，先端长尖或急尖，基部圆形或宽楔形，边缘具圆锯齿，两面紫色或上面绿色，下表面有多数凹点状腺鳞；叶柄长2～5cm，紫色或紫绿色，质脆。嫩枝紫绿色，断面中部有髓。气清香，味微辛。

【功效】
紫苏子　降气化痰，止咳平喘，润肠通便。
紫苏叶　解表散寒，行气和胃。
紫苏梗　理气宽中，止痛，安胎。

3. 桔梗

【来源】　为桔梗科植物桔梗 *Platycodon grandiflorus* (Jacq.) A. DC. 的干燥根。

【产地】　广布于全国各地，亦有栽培。

【采收加工】　春、秋两季采挖，洗净，除去须根，趁鲜剥去外皮或不去外皮，干燥。

【基源特征】　为多年生草本植物，具乳汁。根肉质，长圆锥形。叶互生、对生或轮生，叶片背面灰绿色。花萼5裂，宿存；花冠阔钟形，蓝色，5裂；雄蕊5；子房半下位，5室。气微，味微甜后苦。

【功效】　宣肺，利咽，祛痰，排脓。

4. 板蓝根

【来源】　为十字花科植物菘蓝 *Isatis indigotica* Fort. 的干燥根。

【产地】　各地均有栽培。

【采收加工】　秋季采挖，除去泥沙，晒干。

【基源特征】　一至二年生草本植物。主根长，圆柱形，灰黄色。全株灰绿色。基生叶有柄，茎生叶较小。圆锥花序，花黄色，四枚花冠，排成"十"字形。短角果扁平，紫色，内含1粒种子。气微，味微甜后苦涩。

【功效】　清热解毒，凉血利咽。

5. 金银花

【来源】　为忍冬科植物忍冬 *Lonicera japonica* Thunb. 的干燥花蕾或带初开的花。

【产地】　全国大部分地区有分布。

【采收加工】　夏初花开放前采收，干燥。

【基源特征】　半常绿缠绕灌木。茎多分枝，老枝外表棕褐色，幼枝密生柔毛。单叶互生。花冠二唇形，初开时白色，后变黄色，故称"金银花"；雄蕊5，雌蕊1；子房下位。浆果球形，熟时黑色。气清香，味淡、微苦。

【功效】　清热解毒，疏散风热。

6. 菊花

【来源】　为菊科植物菊 *Chrysanthemum morifolium* Ramat. 的干燥头状花序。

【产地】　全国各地均有栽培，主产于安徽（亳菊、滁菊）、浙江（杭白菊）、河南（怀菊）等地。

【采收加工】　9～11月花盛开时分批采收，阴干或焙干，或熏、蒸后晒干。

【基源特征】　多年生草本植物。叶片卵形至披针形，叶缘有粗锯齿或羽状深裂。头状花序具多层总苞片，外围为雌性舌状花，白色、淡黄、淡红或淡紫色；中央为两性管状花，黄色。气清香，味甘、微苦。

【功效】 散风清热，平肝明目，清热解毒。

7. 牛蒡子

【来源】 为菊科植物牛蒡 *Arctium lappa* L. 的干燥成熟果实。

【产地】 广布于全国各地。

【采收加工】 秋季果实成熟时采收果序，晒干，打下果实，除去杂质，再晒干。

【基源特征】 二年生草本植物。基生叶宽卵形，长达30cm，宽达21cm。头状花序多数或少数，呈伞房花序或圆锥状伞房花序。瘦果倒长卵形或偏斜倒长卵形，两侧压扁，浅褐色。花果期6～9月。气微，味苦后微辛而稍麻舌。

【功效】 疏散风热，宣肺透疹，解毒利咽。

8. 芍药

【来源】 为毛茛科植物芍药 *Paeonia lactiflora* Pall. 的干燥根。

【产地】 分布于我国北方，生于山坡草丛，各地均有栽培。

【采收加工】 夏、秋两季采挖，洗净，除去头尾和细根，晒干（赤芍）；置沸水中煮后除去外皮或去皮后再煮，晒干（白芍）。

【基源特征】 多年生草本植物。根粗壮，圆柱形。二回三出复叶，小叶狭卵形。花白色、粉红色或红色，顶生或腋生。聚合蓇葖果，卵形。气微，味微苦、酸。

【功效】

白芍 养血调经，敛阴止汗，柔肝止痛，平抑肝阳。

赤芍 清热凉血，散瘀止痛。

9. 车前子

【来源】 为车前科植物车前 *Plantago asiatica* L. 或平车前 *Plantago depressa* Willd. 的干燥全草。

【产地】 产于中国大部分地区，朝鲜、俄罗斯（西伯利亚至远东）、哈萨克斯坦、阿富汗、蒙古、巴基斯坦、克什米尔、印度也有分布。生于草地、河滩、沟边、草甸、田间及路旁。

【采收加工】 夏、秋两季种子成熟时采收果穗，晒干，搓出种子，除去杂质。

【基源特征】 平车前：一年生或二年生草本植物。直根长，具多数侧根，多少肉质。根茎短。叶基生呈莲座状，平卧、斜展或直立；叶片纸质，椭圆形、椭圆状披针形或卵状披针形；叶柄基部扩大成鞘状。花序梗有纵条纹，疏生白色短柔毛；穗状花序，细圆柱状；花萼无毛；花冠白色，无毛；雄蕊着生于冠筒内面近顶端，同花柱明显外伸；花药卵状椭圆形或宽椭圆形，新鲜时白色或绿白色，干后变淡褐色。胚珠5。蒴果卵状椭圆形至圆锥状卵形。种子4～5，椭圆形，腹面平坦，黄褐色至黑色；子叶背腹向排列。花期5～7月，果期7～9月。

【功效】 清热利尿通淋，渗湿止泻，明目，祛痰。

10. 锦灯笼

【来源】 为茄科植物酸浆 *Physalis alkekengi* L. 的宿萼或带有成熟果实的宿萼。

【产地】 现在在东北地区种植较广泛，其他地区种植较少。

【采收加工】 秋季果实成熟后脱落，取宿萼，晒干。

【基源特征】 多年生直立草本植物。株高50～80cm。地上茎常无分枝，有纵棱，茎节膨大，幼茎被有较密的柔毛；根状茎白色，横卧地下，多分枝，节部有不定根。叶互生，每节生有1~2片叶；叶有短柄，长1~3cm；叶片卵形，长6~9cm，宽5~7cm，先端渐尖，基部宽楔形，边缘有不整齐的粗锯齿或呈波状，无毛。花单生于叶腋内，每株5~10朵；花萼绿色，5浅裂；花后自膨大成卵囊状，基部稍内凹，长2.5~5cm，直径2.5~3.5cm，薄革质，成熟时呈橙红色或火红色；花冠辐射状，白色；雄蕊5；花药黄色；子房上位，2心皮2室；柱头头状，长1.0~1.1cm。萼内浆果橙红色。种子肾形，淡黄色。

【功效】 清热，解毒，利尿。

11. 薏苡仁

【来源】 为禾本科植物薏苡 *Coix lacrymajobi* L. var. *mayuen* (Roman.) Stapf 的干燥成熟种仁。

【产地】 我国各地均有栽培或野生；生于河边、溪边、湿地。

【采收加工】 秋季果实成熟时采割植株，晒干，打下果实，再晒干，除去外壳、黄褐色种皮和杂质，收集种仁。

【基源特征】 一年或多年生草本植物。茎基部节上常生支持根。叶片条状披针形。由多个小穗组成的总状花序成束状腋生。颖果成熟时包于光滑球形的骨质总苞内。气微，味微甜。

【功效】 利水渗湿，健脾止泻，除痹，排脓，解毒散结。

12. 川射干

【来源】 为鸢尾科植物鸢尾 *Iris tectorum* Maxim. 的干燥根茎。

【产地】 主要分布在中国中南部，栽培或野生。

【采收加工】 全年均可采挖，除去须根及泥沙，干燥。

【基源特征】 多年生草本植物。根状茎粗壮，直径约1cm，斜伸。叶长15~50cm，宽1.5~3.5cm。花蓝紫色，直径约10cm。蒴果长椭圆形或倒卵形，长4.5~6cm，直径2~2.5cm。

【功效】 清热解毒，祛痰，利咽。

13. 百合

【来源】 为百合科植物卷丹 *Lilium lancifolium* Thunb.、百合 *Lilium brownii* F. E. Brown var. *viridulum* Baker 或细叶百合 *Lilium pumilum* DC. 的干燥肉质鳞叶。

【产地】 分布于我国大部分地区，栽培或野生。

【采收加工】 秋季采挖，洗净，剥取鳞叶，置沸水中略烫，干燥。

【基源特征】 多年生草本植物。株高70~150cm。鳞茎球形，淡白色，先端常开放如莲座状，由多数肉质肥厚、卵匙形的鳞片聚合而成。根分为肉质根和纤维状根两类。肉质根称为"下盘根"；纤维状根称"上盘根""不定根"，形状纤细。有鳞茎和地上茎之分。茎直立，圆柱形，常有紫色斑点，无毛，绿色。卷丹在地上茎的腋叶间能产生"珠芽"；有的在茎入土部分的茎节上可长出"籽球"。珠芽和籽球均可用来繁殖。叶互生，无柄，披针形至椭圆状披针形，全缘；叶脉弧形。花大，多白色，漏斗形，单生于茎顶。蒴果长卵圆形，具钝棱。种子多数，卵形，扁平。6月上旬现蕾，7月上旬始花，7月中旬盛花，7月下旬终花。果期7~10月。

【功效】 养阴润肺，清心安神。

14. 玉竹

【来源】 为百合科植物玉竹 *Polygonatum odoratum*（Mill.）Druce 的干燥根茎。

【产地】 野生品主产于中国西南地区，栽培品分布范围更广。

【采收加工】 秋季采挖，除去须根，洗净，晒至柔软后，反复揉搓、晾晒至无硬心，晒干；或蒸透后，揉至半透明，晒干。

【基源特征】 多年生草本植物。根茎横走，肉质黄白色，密生多数须根。叶面绿色，下面灰色。花腋生，通常1～3朵簇生。

【功效】 养阴润燥，生津止渴。

15. 银杏叶

【来源】 为裸子植物门银杏科植物银杏 *Ginkgo biloba* L. 的干燥叶。

【产地】 各地普遍栽培，以辽宁、山东、河南、湖北、四川等省常见。

【采收加工】 秋季叶尚绿时采收，及时干燥。

【基源特征】 银杏为落叶大乔木，胸径可达4m。幼树树皮近平滑，浅灰色；大树之皮灰褐色，有不规则纵裂，粗糙，有长枝与生长缓慢的距状短枝。幼年及壮年树冠为圆锥形，老则为广卵形。枝近轮生，斜上伸展（雌株的大枝常较雄株开展）。叶互生，在长枝上辐射状散生，有细长的叶柄，扇形，两面淡绿色，叉状叶脉。4月开花，10月成熟。种子具长梗，下垂，常为椭圆形、长倒卵形、卵圆形或近圆球形；外种皮肉质，熟时黄色或橙黄色，外被白粉。

【功效】 活血化瘀，通络止痛，敛肺平喘，化浊降脂。

三、腊叶标本的制作

腊叶标本又称压制标本，是干制植物标本的一种。采集带有花、果实的植物的一段带叶枝、花或果的整株植物体，经在标本夹中压平、干燥后，装贴在台纸上，即成腊叶标本，供植物分类学研究使用。

台纸一般可用铜版纸、白版纸，裁成11.5英寸×16.5英寸（29cm×42cm）的大小或裁成8开（即27cm×39cm）普通尺寸。贴标本方法多种多样，可用胶水将标本完全贴在台纸上；也可将标本用道林纸条贴在台纸上，在台纸左上角贴一张记载该植物产地、采集日期、生境、特征、俗名的野外记录签，在右下角贴定名签，经仔细鉴定后，写出该植物的学名，这样就成为一件完整的腊叶标本，即可长期保存。

腊叶标本制作程序：

1. 压制标本

压制标本是先将标本逐个地平铺在几层吸水纸上，上、下再用标本夹压紧，使之尽快干燥、压平。压制方法是先在标本夹的一片夹板上放几层吸水纸，然后放上标本，在标本上再放几层纸，使标本与吸水纸相互间隔，层层罗叠，最后再将另一片标本夹板压上，用绳子捆紧。罗叠高度以既可将标本捆紧又不倾倒为宜，一般叠至1尺（33cm）左右。每层所夹的纸一般为3～5张；粗大多汁的标本，上下应多夹几张纸。薄而软的花、果，可先用软的纸包好再夹，以免损伤。初压的标本要尽量捆紧，以使标本压平，并与吸水纸接触紧密，使其较容易干。3～4天后标本开始干燥，并逐渐变脆，这时捆扎不可太紧，以免损伤标本。

压制时应注意以下几种情况：

① 尽量使枝、叶、花、果平展，并且使部分叶片背面向上，以便观察叶背特征。花的标本最好有一部分侧压，以展示花柄、花萼、花瓣等各部位形状；还要解剖几朵花，依次将雄蕊、雌蕊、花盘、胎座等各部位压在吸水纸内干燥，更便于观察该植物的特征，利于识别。

② 多汁的根、块茎、鳞茎等标本，不易压干，要先用开水烫死细胞，然后纵剖或横剖，滴干水后再压。这样既可使标本快干，又能观察内部构造。仙人掌类及大型果实，如柚、佛手、香橼等，可以纵切挖去内部肉质组织后再压，或切取部分纵剖面和横剖面为代表进行压制。

③ 菟丝子、桑寄生、生姜、芋头、兰花，以及松、杉、柏等植物，往往压制了1~2个月后，细胞还未死，致使叶、花脱落。这些标本，就需要在开水里烫片刻，杀死细胞后再压。有的标本容易破碎，如木棉花的花瓣，采集后放置半天，或用蒸汽熏蒸片刻，使组织软化再压，效果较好。

④ 标本放置要注意首尾相错，以保持整叠标本平衡、受力均匀，不致倾倒。有的标本的花、果较粗大，压制时常使纸凸起，叶子因受不到压力而皱折，这种情况可用几张纸折成纸垫，垫在凸起的四周，或将较大部分切下另行风干，但要注意挂同一号的采集标签。标本较长的，可以折成"V"或"K""N"形。

⑤ 换纸是否及时，是关系到标本质量的关键步骤。

初压的标本水分多，通常每天要换2~3次，第三天后每天可换1次，以后可以几天换1次，直至干燥为止。遇上多雨天气，标本容易发霉，换纸更为重要。最初几次要注意整形，将皱折的叶、花摊开，展示出主要特征。换下的湿纸要及时晒干或烘干。用烘干的热纸换，效果较好。换纸时要轻拿轻放，先除去标本上的湿纸，换上几张干纸，然后一只手压在标本上面的干纸上，另一只手托住标本下面的湿纸，迅速翻转，使干纸的一面翻到底下，湿纸翻到上面，再除去湿纸，换上干纸，这样可以减少标本移动，避免标本损伤。

植物标本的质地不同，其干燥速度也不同。有的标本如车前草、龙葵、牵牛、蒲公英等只需2~3天就干了，有的标本需半个月甚至一个月才干。所以在换纸时应随时将已干的标本取出，以减少工作量。

有些植物的花、果、种子压制时常会脱落，换纸时必须逐个捡起，放在小纸袋内，并写上采集号码夹在一起。为了使标本快速干燥并保持原色，可以用熨斗熨干，也可以将标本夹在铁丝夹里置45~60℃的恒温干燥箱里烘干或用红外线照射，促进快速干燥。此外，用硅胶作干燥剂能使植物标本快速干燥，效果良好。

2. 标本装订

装订是将标本固定在一张白色的台纸上，装订标本也称上台纸。装订目的一方面是为长期保存标本不受损伤，另一方面也是为了便于观察研究。

台纸要求质地坚硬，用白版纸或道林纸较好。使用时按需要裁成一定大小。装订标本通常分三个步骤，即消毒、装订和贴标签。

(1) 消毒　标本压干后，常常会受到害虫或虫卵的侵害，必须经过化学药剂消毒，杀死虫卵、真菌的孢子等，以免标本蛀虫。通常用的消毒剂有1%升汞酒精溶液，也可以用二氧化硫或其他药剂熏蒸消毒。这些都是剧毒药品，消毒时要注意安全。用紫外光灯消毒较为安全有效。

(2) 装订　装订标本先将标本在台纸上选好适当位置，一般是直放或稍微偏斜，留出台纸上的左上角或右下角，以便贴采集记录和标签。放置时既要注意形态美观，又要尽可能反映植物的真实形态。标本在台纸上的位置确定以后，还要适当修去过于密集的叶、花和枝条等，然后进行装订。装订标本一般用间接粘贴法。具体的做法是：先在台纸正面选好几个固定点，用扁形锥子紧贴枝条、叶柄、花序、叶片中脉等两边锥数对纵缝；然后将纸条两端插入缝中，穿到台纸反面，将纸条收紧后用桃胶水在台纸背面贴牢；再将花、果的解剖标本、树皮等附件固定在台纸上，易脱落的花、果应装在纸袋里后贴在台纸的适当位置，以便必要时取出观察研究。因此，纸袋既要贴得牢固，不使花、果丢失，又要便于取出。大的根茎、果实等纸条不易固定，可用白线代替；细弱的标本可用桃胶水直接将标本贴在台纸上，没有桃胶水也可用一般办公用的胶水或加防腐剂的糨糊代替。细小的植物如苔藓、地衣、水绵、木耳等，用以上方法不易装订，可用透明玻璃纸覆盖在标本上，玻璃纸四周用胶水粘贴在台纸上。整体标本，每张台纸只能放一种植物标本；比较标本，一张台纸按需要放置同一类标本。

（3）贴标签　标本装订后，在右下角贴上标签，标签项目按需要拟定。一般有植物学名、科名、采集地、日期、采集者、鉴定者、功效等。说明词要简明扼要。若是叶序标本，台纸上可能有几种不同植物名称。贴标签时将四个角或上下两边粘牢即可，以便必要时取下更换。

学习任务 2　性状鉴定

一、性状鉴定的内容

性状鉴定就是通过眼观、手摸、鼻闻、口尝、水试、火试等十分简便的鉴定方法，来鉴别药材，这些方法包含了丰富的传统鉴别经验，具有简单、易行、迅速的特点。性状鉴定和基源鉴定一样，除仔细观察样品外，有时亦需核对标本和文献。性状鉴定包括以下几方面：

形状：形状一般较固定，注意经验鉴别术语，如"蚯蚓头""枣核艼"等。

大小：种子果实变化幅度较小，沙苑子2.5mm，草沙苑3mm。

颜色：海金沙棕红色，掺沙呈淡棕色。

表面：光滑程度，有无毛茸（叶、果、种子），皱纹，鳞毛（金毛狗脊）。

质地：指软硬、坚韧、疏松、紧密、黏性和粉性等程度。南沙参，质轻松，断面裂隙——"松泡"；山药，含淀粉粒多，折断后淀粉容易飞扬——"粉性"；当归，柔软，含油而润泽——"油润"；郁金，经蒸煮加工后质硬，断面透明有光泽——"角质"。

断面：与结构有关。淀粉粒多——平坦；纤维多——纤维性；石细胞多——颗粒性。

纹理：形成层环、单子叶结构、双子叶结构、菊花心、筋脉点、车轮纹、罗盘纹。

气味：强烈刺激性和毒性药材，口尝要小心，尝后吐出，漱口和洗手。麻舌的药材有南星、半夏、乌头、雪上一支蒿。

水试：西红花——黄色；秦皮——碧蓝色荧光；葶苈子、车前子加水后体积膨胀、种子黏滑。

火试：海金沙——燃烧有爆鸣声，且有闪光；青黛——燃烧有紫色烟雾。

二、性状鉴定的代表中药

1. 大黄

【来源】 为蓼科植物掌叶大黄 *Rheum palmatum* L.、唐古特大黄 *Rheum tanguticum* Maxim. ex Balf. 或药用大黄 *Rheum officinale* Baill. 的干燥根及根茎。

【产地】 掌叶大黄主产于甘肃、青海、西藏、四川等地，主要为栽培，产量占大黄的大部分；唐古特大黄主产于青海、甘肃、西藏及四川地区，野生或栽培；药用大黄主产于四川、贵州、云南、湖北、陕西等地，栽培或野生，产量较少。

【采收加工】 秋末茎叶枯萎或次春发芽前采挖，除去细根，刮去外皮，切瓣或段，用绳穿成串干燥或直接干燥。

【性状特征】 根茎呈类圆柱形或块片状。表面黄棕色至红棕色，去外皮者可见类白色网状纹理。断面淡红棕色或黄棕色，显颗粒性。根茎髓部宽广，有星点（异常维管束）环列或散在；根形成层环明显，木质部发达，具放射状纹理，无星点。气清香，味苦、微涩，嚼之粘牙，有沙粒感，唾液染成黄色。

【功效】 泻下攻积，清热泻火，凉血解毒，逐瘀通经，利湿退黄。

2. 何首乌

【来源】 为蓼科植物何首乌 *Polygonum multiflorum* Thunb. 的干燥块根。

【产地】 分布于全国各地，生于灌丛中、山坡阴处或石隙中。

【采收加工】 秋、冬两季叶枯萎时采挖，削去两端，洗净，个大的切成块，干燥。

【性状特征】

何首乌　呈团块状或不规则纺锤形，两端各具有一个明显的根痕，露出纤维状维管束。表面红棕色。体重质坚实，不易折断。切断皮部散列"云锦状花纹"（异常维管束），中央形成层环明显，有的有木心。气微，味微苦而甘、涩。

制何首乌　呈不规则皱缩状的块片，厚约1cm。表面黑褐色或棕褐色，凹凸不平。质坚硬。断面角质样，棕褐色或黑色。气微，味微甘而苦、涩。

【功效】

何首乌　解毒，消痈，截疟，润肠通便。

制何首乌　补肝肾，益精血，乌须发，强筋骨，化浊降脂。

3. 牛膝

【来源】 为苋科植物牛膝 *Achyranthes bidentata* Bl. 的干燥根。

【产地】 主产于河南。生于山林和路旁，多为栽培。

【采收加工】 冬季茎叶枯萎时采挖，除去须根和泥沙，捆成小把，晒至干皱后，将顶端切齐，晒干。

【性状特征】 呈细长圆柱形。表面灰黄色。质硬脆，易折断。断面角质样，中心木质部较大，外周黄白色点状维管束断续排列成2~4轮。气微，味微甜而后稍苦、涩。

【功效】 逐瘀通经，补肝肾，强筋骨，利尿通淋，引血下行。

4. 川乌

【来源】 为毛茛科植物乌头 *Aconitum carmichaeli* Debx. 的干燥母根（主根）。

【产地】 大量栽培于四川、陕西。生于山地草坡、灌丛中。

【采收加工】 6月下旬至8月上旬采挖，除去子根、须根及泥沙，晒干。

【性状特征】 呈圆锥形，中部多向一侧膨大，顶端有残存的茎基。表面有瘤状侧根及子根脱落的痕迹。断面可见多角形形成层的环纹。气微，味辛辣而麻舌。

【功效】 祛风除湿，温经止痛。

5. 附子

【来源】 为毛茛科植物乌头 *Aconitum carmichaeli* Debx. 子根的加工品。

【产地】 四川、陕西省为主要栽培产区。

【采收加工】 夏至至立秋间采挖，摘取子根，除去泥土、须根，习称"泥附子"。

盐附子 选个大、均匀的泥附子，洗净，放入食用胆巴的水溶液（主含氯化镁）中浸泡，过夜，再加食盐继续浸泡，每天取出晾晒，并逐渐延长晾晒时间，直至附子表面出现大量结晶盐粒、质地变硬为止。

黑顺片 洗净，放入食用胆巴的水溶液中浸泡数天，连同浸液煮至透心，捞出，用水浸漂，纵切成约5cm的厚片，再用水浸漂，取出用调色液（由黄糖及菜油制成）使附片染成浓茶色，取出蒸至出现油面光泽时，烘至半干，再晒干。

白附片 选择大小均匀的泥附子，洗净，放入食用胆巴的水溶液中浸泡数天，连同浸液煮至透心，捞出，剥去外皮，纵切成约3cm的薄片，用水浸漂，取出蒸透，晒至半干，以硫黄熏后晒干。

【性状特征】

盐附子 呈圆锥形。长4~7cm，直径3~5cm。表面灰黑色，有盐霜；顶端宽大，中央有凹陷芽痕，周围有瘤状突起的支根（钉角）或支根痕。质重而坚硬，难折断，受潮则变软。横切面灰褐色，有多角形环纹（形成层），并有食盐结晶。气微，味咸而麻舌。

黑顺片 为不规则的纵切片，上宽下窄。长1.7~5cm，宽0.9~3cm，厚2~5mm。表面黑褐色。切开面暗黄色，油润光泽，略透明，并有纵向脉纹（导管）。质硬而脆。断面角质样。气微，味淡。

白附片 形状、气味与黑顺片相同，但无外皮。全体黄白色，半透明状。

【功效】 回阳救逆，补火助阳，散寒止痛。

6. 黄连

【来源】 为毛茛科植物黄连 *Coptis chinensis* Franch.（"味连"），三角叶黄连 *Coptis deltoidea* C. Y. Cheng et Hsiao（"雅连"），云南黄连 *Coptis teeta* Wall.（"云连"）的干燥根茎。

【产地】 味连主产于四川石柱县，湖北、陕西、甘肃等省亦产，主为栽培品，为商品黄连的主要来源；雅连主产于四川洪雅、峨眉等地，栽培，少量野生；云连主产于云南德钦、碧江及西藏地区，原系野生，现有栽培。

【采收加工】 秋末冬初（10~11月）采挖，除去地上部分及泥土，晒干，撞去须根。云连在干燥后，再喷水使表面湿润，用硫黄熏12~24h，干燥。

【性状特征】

味连 多分枝，集聚成簇，形如鸡爪。单枝长3~6cm，直径4~7mm。表面黄褐色，有不规则结节状隆起及须根或须根痕，部分节间平滑，习称"过桥"，上部残留棕色鳞叶或叶柄残基。质坚硬。折断面不整齐，皮部暗棕色或橙红色；木质部金黄色，有放射状纹理；中央髓部红棕色，时有空心。气微，味极苦。

雅连 多单枝，略呈圆柱形，长 4~8cm，直径 0.5~1cm。"过桥"较长，顶端有少许残茎。

云连 多单枝，较细小，长 2~5cm，直径 2~4mm。表面棕黄色，有"过桥"。折断面较平坦，黄棕色。

【功效】 清热燥湿，泻火解毒。

7. 延胡索

【来源】 为罂粟科植物延胡索 *Corydalis yanhusuo* W. T. Wang 的干燥块茎。

【产地】 主产于浙江东阳、磐安，为浙八味之一。湖北、湖南、江苏等省亦有栽培。

【采收加工】 5~7月植株枯萎后采挖，洗净泥土，除去细根，放入开水中略煮至内部中心有小白点，捞起晒干。

【性状特征】 呈不规则扁球形。直径 0.3~2cm。表面灰黄或黄棕色，有不规则网状波纹。顶端略凹陷，有茎痕；基部稍凹陷呈脐状，或呈圆锥状突起。质坚硬。碎断面黄色、角质样。气微，味苦。

【功效】 活血，行气，止痛。

8. 甘草

【来源】 为豆科植物甘草 *Glycyrrhiza uralensis* Fisch.、胀果甘草 *Glycyrrhiza inflata* Bat.、光果甘草 *Glycyrrhiza glabra* L. 的根及根茎。

【产地】 甘草主产于内蒙古、甘肃、新疆等地区，以内蒙古伊盟的杭锦旗一带、巴盟的磴口，甘肃、宁夏的阿拉善旗一带所产，品质最优。胀果甘草和光果甘草主产于新疆和甘肃。

【采收加工】 春、秋两季均可采挖，以春季产者为佳。切去茎基、幼芽、支根及须根，再切成长段后晒干。亦有将外面红棕色栓皮刮去者，称"粉甘草"。

【性状特征】

甘草 根呈圆柱形。长 25~100cm，直径 0.6~3.5cm。外皮松紧不等，红棕色或灰棕色，具有明显的皱纹、沟纹、皮孔及稀疏的细根痕。质坚实。断面纤维性，黄白色，有粉性和裂隙，具明显的形成层环及放射状纹理，俗称"菊花心"。根茎表面有芽痕，断面中央有髓。气微，味甜而特殊。

胀果甘草 根及根茎木质粗壮，有的有分枝。外皮粗糙，多呈灰棕色或灰褐色。质坚硬，木质纤维多，粉性小。根茎不定芽多而粗大。

光果甘草 根及根茎质地较坚实，有的分枝。外皮不粗糙，多呈灰棕色，皮孔细而不明显。

【功效】 补脾益气，清热解毒，祛痰止咳，缓急止痛，调和诸药。

9. 黄芪

【来源】 为豆科植物蒙古黄芪 *Astragalus membranaceus*（Fisch）Bunge. var. *mongholicus* (Bunge) P. K. Hsiao 或膜荚黄芪 *Astragalus membranaceus* (Fisch) Bunge. 的根及根茎。

【产地】 主产于山西、黑龙江、内蒙古等省。此外，吉林、甘肃、河北、陕西、辽宁等省亦产。以栽培的蒙古黄芪质量为佳。

【采收加工】 春、秋两季采挖，切去根头，除去须根、泥土，晒至六七成干，分别大小，捆把，晒干。

【性状特征】 呈圆柱形，极少有分枝，上粗下细。长30～90cm，直径1～3.5cm。表面淡棕黄色或淡棕褐色，有纵皱纹。质硬而韧。断面纤维性并显粉性，皮部黄白色；木质部淡黄色，显放射状纹理及裂隙——金井玉栏、菊花心，老根中心偶成枯朽状。气微，味微甜，嚼之有豆腥味。

【功效】 补气升阳，固表止汗，利水消肿，生津养血，行滞通痹，托毒排脓，敛疮生肌。

10. 人参

【来源】 为五加科植物人参 Panax ginseng C. A. Mey. 的根及根茎。

【产地】 主产于吉林、辽宁、黑龙江等省。栽培品习称"园参"；野生品产量甚少，习称"山参"。

【采收加工】 "园参"，栽种5～6年后，于秋季（白露至秋分）采挖，除去茎叶及泥土。新鲜人参称"水子"或"水参"。"水子"加工成不同规格的商品，主要有：

生晒参 直接晒干。如不除去支根晒干，则称"全须生晒参"。

红参 蒸后晒干或烘干，称"普通红参"；其中，芦长、体长（大于8.3cm）、带有较长支根者称"边条红参"，支根及须根称"参须"。

白参（糖参） 取洗净的鲜参，置沸水中烫3～7min，取出，用针将全体扎刺小孔，再浸于浓糖液中2～3次，每次10～12h，取出干燥。真空冷冻干燥人参，可防止有效成分总皂苷的损失，提高产品质量。

野山参一般加工成全须生晒参。

【性状特征】

人参 一般分芦、芋、体、腿、须等部。其上部的根茎称"芦头"，长1～4cm，直径0.3～1.5cm；芦头上凹窝状茎痕，习称"芦碗"；芦头上不定根，习称"芋"，多为2～3支。主根称"体"，纺锤形或圆柱形，长3～15cm，直径1～2cm；支根为"腿"，分枝为3～5支不等，腿生有细须根，其上有小突起，习称"珍珠点"。

生晒参 主根纺锤形或圆柱形。表面灰黄色，上部有断续环纹及明显纵皱纹。体轻，质较硬。断面淡黄白色，形成层环棕黄色，皮部有棕色点状树脂道和放射状裂隙。气香而特异，味微苦、甘。

红参 表面红棕色、半透明，具纵向顺纹；上部有断续不明显环纹。断面平坦、角质样，中间有颜色稍浅的圆心。

糖参 表面黄白色。质较重。参体和参腿上常有糖样结晶。味甜。

生晒山参 芦头细长，与主根等长或更长，称"雁脖芦"。芦分三节，即"马蹄芦""对花芦""圆芦"。其上端芦碗密，其下端较光滑，习称"圆芦"。芋中部饱满形如枣核，习称"枣核芋"。主根短，上端有紧密深陷的环纹，色深，习称"铁线纹"。参腿2～3支，须根细长，清疏不乱，质韧，"珍珠点"明显。气香浓。

饮片 生晒参多为横切片或纵切片，黄白色，断面形成层环明显，可见菊花心；红参多为斜切片或纵切片，断面红棕色，角质半透明，有人参皂苷样甘、苦味。

【功效】 大补元气，复脉固脱，补脾益肺，生津养血，安神益智。

11. 西洋参

【来源】 为五加科植物西洋参 Panax quinquefolia L. 的根。

【产地】 原产于加拿大的魁北克与美国的威斯康星州，中国北京怀柔与长白山等地也有种植。

【采收加工】 秋季采挖，洗净，晒干或低温干燥。

【性状特征】

野参 蚕蛹形，短圆锥形。细小如指，多不匀称。参体有密集的黑线纹，顶端尤甚。质轻，体硬。

种植参 主根呈纺锤形或圆柱形。长3～12cm，直径0.8～2cm。表面浅黄褐色，有横向环纹及横长皮孔状突起、细纵皱纹。质坚实，难折断。断面平坦、淡黄白色，皮部散有多数黄棕色点状树脂道，形成层环纹棕黄色；木质部略呈放射状。气微而特异，味微苦、甘。

【功效】 补气养阴，清热生津。

12. 三七

【来源】 为五加科植物三七 *Panax notoginseng* (Burkill) F. H. Chen ex C. H. 的根。

【产地】 主产于云南、广西等地，栽培。

【采收加工】 种后第3～4年秋季开花前或冬季果熟后采挖。除去茎叶、泥土，剪下芦头、侧根及须根，将主根曝晒至半干，反复搓揉，以后每天边晒边搓，待至全干后放入麻袋内撞至表面光滑即得。芦头、侧根、须根晒干后，均为不同商品规格，分别称为"剪口""筋条""绒根"。

【性状特征】

主根 略呈类圆锥形或圆柱形。长1～6cm，直径1～4cm。表面灰黄或灰褐色，有断续的纵皱纹、少数皮孔及支根痕；顶端有茎痕，周围有瘤状突起。体重，质坚实，击碎后皮部与木质部常分离。断面灰绿、黄绿或灰白色，皮部有棕色树脂道斑点。气微，味苦回甜。

筋条 圆锥形。剪口呈不规则的皱缩状及条状。表面有数个明显的茎痕及环纹。断面中心灰绿色或白色，边沿深绿色或灰色。

【功效】 散瘀止血，消肿定痛。

13. 白芷

【来源】 为伞形科植物白芷 *Anglica dahurica* (Fisch. ex Hoffm.) Benth. et Hook. f. ex Franch. et Sav.、杭白芷 *Anglica dahurica* var. *formosana* Shan et Yuan 的干燥根。

【产地】 白芷产于河南长葛、禹州者习称"禹白芷"，产于河北安国者习称"祁白芷"；杭白芷产于浙江、福建、四川等省，习称"杭白芷"和"川白芷"。

【采收加工】 夏、秋间，叶黄时，挖取根部，除去地上部分及须根，去净泥土，晒干或烘干。杭州地区将处理干净的白芷放入缸内，加石灰拌匀，放置一周后，取出，晒干或烘干。

【性状特征】

白芷 根圆锥形。长7～24cm，直径1.5～5cm，顶端有凹陷的茎痕。表面灰黄色至黄棕色，具纵皱纹及皮孔样横向突起，习称"疙瘩丁"。质坚实。断面灰白色，显粉性。皮部散有多数棕色油点（分泌腔），形成层环圆形；木质部约占断面的1/3。气芳香，味辛、微苦。

杭白芷 与白芷相似，主要不同点为横向皮孔样突起多纵行排列，形成层环略呈方形，木质部约占断面的1/2。

均以条粗壮、体重、粉性足、香气浓郁者为佳。

【功效】 解表散寒，祛风止痛，宣通鼻窍，燥湿止带，消肿排脓。

14. 当归

【来源】 为伞形科植物当归 Angelica sinensis (Oliv.) Diels 的干燥根。

【产地】 主产于甘肃岷县、武都、漳县等，云南、四川、陕西、湖北等省亦产。

【采收加工】 当归一般栽培至第2年秋后采挖，除去地上茎叶、须根及泥土，放置，待水分稍蒸发后根变软时，捆成小把，上棚，以烟火慢慢熏干。

【性状特征】 根略呈圆柱形。根头称"归头"，主根称"归身"，支根称"归尾"，全归长15～25cm。表面黄棕色至棕褐色，有纵皱纹及横长皮孔。根头膨大，直径1.5～4cm，钝圆，有残留的叶鞘及茎基；主根粗短，长1～3cm，直径1.5～3cm，支根3～5条或更多，上粗下细，多扭曲，有少数须根痕。质柔韧。断面黄白色或淡黄棕色，皮部厚，有棕色油点，形成层环黄棕色。有浓郁特异香气，味甘、辛、微苦。色泽黄白，质地柔软油润，气味醇和。干枯无油或断面呈绿褐色者不可供药用。

【功效】 补血活血，调经止痛，润肠通便。

15. 独活

【来源】 为伞形科植物重齿毛当归 Angelica pubescens Maxim. f. biserrata Shan et Yuan 的干燥根。

【产地】 主产于湖北、四川、安徽等地。

【采收加工】 春初苗刚发芽或秋末茎叶枯萎时采挖，除去须根和泥沙，烘至半干，堆置2～3天，发软后在烘至全干。

【性状特征】 根略呈圆柱形。下部有2～3支分枝或更多，长10～30cm。根头部膨大，多横皱纹，直径1.5～3cm，顶端有茎、叶的残基或凹陷。表面灰褐色或棕褐色，具纵皱纹，有横长皮孔样突起及细根痕。质较硬，断面皮部灰白色，有多数散在的棕色油室，木质部灰黄色至黄棕色，形成层环棕色。有特异香气，味苦辛，微麻舌。

【功效】 祛风除湿，通痹止痛。

16. 羌活

【来源】 为伞形科植物羌活 Notopterygium incisum Ting ex H. T. Chang、宽叶羌活 Notopterygium franchetii H. de Boiss. 的干燥根茎及根。

【产地】 主产于四川、云南、青海、甘肃等省。

【采收加工】 春、秋两季采挖，除去须根及泥沙，晒干。

【性状特征】

羌活 按药材形态分为"蚕羌""竹节羌"。

① 蚕羌为略弯曲的根茎，环节紧密似蚕。长4～13cm，直径0.6～2.5cm。表面棕褐色至棕黑色，有点状根痕及棕色破碎鳞片，外皮脱落处呈棕黄色。体轻，质脆，易折断。断面不平坦，有放射状裂隙。皮部棕黄色，可见黄色分泌腔，习称"朱砂点"；木质部黄白色，髓部黄色至黄棕色。气香，味微苦而辛。

② 竹节羌为根茎环节疏生似竹节状者。

宽叶羌活 为根和根茎，按药材形态分为"大头羌"和"条羌"。根茎类圆柱形，顶端具茎基及叶鞘残基；根类圆锥形，有纵皱纹及皮孔。表面棕褐色，近根茎处有较密的环纹，长8～15cm，直径1～3cm，习称"条羌"；有的根茎粗大，不规则结节状，顶端具数个茎基，根较细，习称"大头羌"。质松脆，易折断，断面略平坦，皮部浅棕色，木质部黄白色。

气味较淡。

【功效】 解表散寒，祛风除湿，止痛。

17. 前胡

【来源】 为伞形科植物白花前胡 *Peucedanum praeruptorum* Dunn、紫花前胡 *Peucedanum decursivum* (Miq.) Maxim. 的根。

【产地】 白花前胡主产于浙江、江西、四川等省；紫花前胡产于浙江、江西、湖南、山东等省。

【采收加工】 冬季地上植株枯萎后，或早春未抽茎时采收，挖取主根，除去茎叶、须根、泥土，晒干或烘干。

【性状特征】

白花前胡 根呈不规则圆锥形、圆柱形或纺锤形，稍扭曲，下部常有分枝，但支根多除去。长3～15cm，直径1～2cm。外表黑褐色至灰黄色；根头部中央多有茎痕及纤维状叶鞘残基；上部有密集的横环纹——"蚯蚓头"；下部有纵沟、纵纹及横向皮孔。质硬脆，易折断。断面不整齐，淡黄白色，可见一棕色形成层环及放射状纹理。皮部约占根面积的3/5，淡黄色，散有多数棕黄色小油点；木质部黄棕色。气芳香，味先甜后微苦、辛。

紫花前胡 根茎上端有残留茎基，无纤维毛状物，茎基周围常有膜状叶鞘基部残留。断面类白色，皮部较窄，油点少，放射状纹理不明显，木质部占根面积1/2或更多。气芳香，味淡而后苦、辛。

均以根粗壮、皮部肉质厚、质柔软、断面油点多、香气浓者为佳。

【功效】 降气化痰，散风清热。

18. 川芎

【来源】 为伞形科植物川芎 *Ligusticum chuanxiong* Hort. 的干燥根。

【产地】 主产于四川都江堰市、重庆。

【采收加工】 夏季当茎上的节盘显著突出并略带紫色时采挖，除去地上茎叶及泥土，晒至半干后再炕干，撞去须根。

【性状特征】 为不规则结节状拳形团块。直径2～7cm。表面黄褐色，粗糙皱缩，有多数平行隆起的轮节；顶端有类圆形凹陷的茎痕；下侧及轮节上有多数小瘤状根痕。质坚实，不易折断。断面黄白色或灰黄色，可见波状环纹（形成层），散有黄棕色小油点（油室）。有特异浓郁的香气，味苦、辛，稍有麻舌感，后微甜。

【功效】 活血行气，祛风止痛。

19. 防风

【来源】 为伞形科植物防风 *Saposhnikovia divaricata* (Turcz.) Schischk. 的干燥根，习称"关防风"。

【产地】 主产于东北及内蒙古东部地区。

【采收加工】 春、秋两季挖根，除去地上茎叶、须根及泥沙，晒干。

【性状特征】 根呈长圆柱形，下部渐细，有的略弯曲。长15～30cm，直径0.5～2cm。根部头有明显密集的环纹，习称"蚯蚓头"，环纹上有的有棕褐色毛状残存叶基。表面灰棕色，粗糙，有纵皱纹、多数横长皮孔及点状突起的细根痕。体轻，质松，易折断。断面不平坦，皮部浅棕色，有裂隙，似轮辐状；木质部浅黄色至金黄色。气特异，味微甘。

【功效】 祛风解表，胜湿止痛，止痉。

20. 柴胡

【来源】 为伞形科植物柴胡 *Bupleurum chinense*（"北柴胡"）、狭叶柴胡 *Bupleurum scorzonerifolium*（"南柴胡"）的干燥根。

【产地】

北柴胡 主产于河北、河南、辽宁、湖北、陕西等省。

南柴胡 主产于东北（黑龙江、吉林）及内蒙古、河北、四川、安徽等省（区）。

【采收加工】 春、秋两季采挖，除去茎叶及泥土，晒干。

【性状特征】

北柴胡 呈长圆锥形，下部有分枝。长6～15cm，直径0.3～0.8cm。根头顶端残留3～15个茎基或短纤维状的叶基。表面黑褐色或浅棕色，具纵皱纹、支根痕及皮孔。质硬而韧，不易折断。断面呈片状纤维性，皮部浅棕色，木质部黄白色。气微香，味微苦。

南柴胡 根较细，多无分枝，根头顶端有细毛状枯叶纤维。表面红棕色或黑棕色，靠近根头处多具细密环纹。质稍软，易折断。断面略平坦，不显纤维性具败油气。

饮片 为北柴胡片，不规则圆形厚片。直径大小不一。切面粗糙，黄白色，纤维性。气微香。残茎部分呈细小竹节状。

南柴胡片 质软。断面平坦。具败油气。根头部分切片带有毛须状纤维。

【功效】 疏散退热，疏肝解郁，升举阳气。

21. 龙胆

【来源】 为龙胆科植物龙胆 *Gentiana scabra* Bunge、三花龙胆 *Gentiana triflora* Pall、条叶龙胆 *Gentiana manshurica* Kitan. 或坚龙胆 *Gentiana rigescens* Franch. 的干燥根及根茎。

【产地】 龙胆主产于东北地区，全国各地除西北和西藏外均产；三花龙胆主产于东北及内蒙古等地区；条叶龙胆主产于东北地区，河南、江苏等省亦产；坚龙胆主产于云南、四川等省。

【采收加工】 春、秋两季挖根，除去地上残茎，洗净泥土，晒干。

【性状特征】

龙胆 根茎呈不规则块状，上端有茎痕或残留茎基，周围和下端着生多数细长的根呈"马尾形"。根圆柱形，表面淡黄色或黄棕色，上部有显著的横皱纹。质脆，易折断。断面略平坦，皮部黄白色或淡黄棕色；木质部色较淡，有5～8个木质部束环列。气微，味甚苦。

坚龙胆 表面无横皱纹，表皮膜质，易脱落。断面皮部棕色或黄棕色；木质部黄色，易与皮部分离，无髓。

【功效】 清热燥湿，泻肝胆火。

22. 紫草

【来源】 为紫草科植物新疆紫草 *Arnebia euchroma*（Royle）Johnst.、紫草 *Lithospermum erythrorhizon* Sieb. et Zucc.、内蒙紫草 *Arnebia guttata* Bunge 的根。

【产地】 新疆紫草主产于新疆、西藏等地区；紫草主产于黑龙江、辽宁、吉林、河北、河南等省；内蒙紫草主产于内蒙古、甘肃。

【采收加工】 春、秋两季采挖根部，除去泥土，晒干。

【性状特征】

新疆紫草（软紫草） 呈不规则的长圆柱形，多扭曲。长7~20cm，直径1~2.5cm。顶端有时可见分枝的茎残基。表面紫红色或紫褐色；皮部疏松，呈条形片状，常十余层重叠，易剥落。体轻，质松软，易折断。断面呈同心环层，中心木质部较小，黄白色或黄色。气特异，味微苦、涩。

紫草（硬紫草） 呈圆锥形，扭曲，时有分枝。长7~14cm，直径1~2cm。表面紫红色或紫黑色，粗糙有纵纹；皮部薄，易剥离。质硬而脆。断面皮部深紫色；木质部较大，灰黄色。

内蒙紫草 根头部略粗大，顶端有残茎一个或多个，被粗硬毛。表面紫红色或暗红色；皮部略薄，常数层相离。断面皮部紫红色；木质部较小，黄白色。气特异，味涩。

均以条粗大、色紫、皮厚者为佳。

【功效】 清热凉血，活血解毒，透疹消斑。

23. 丹参

【来源】 为唇形科植物丹参 *Salvia miltiorrhiza* Bge. 的根及根茎。

【产地】 主产于安徽、江苏、山东等省。

【采收加工】 秋季采挖，除去茎叶、泥沙、须根，晒干。

【性状特征】 根茎粗短，顶端有时残留茎基。根数条，长圆柱形，略弯曲，有的分枝具须状细根。长10~20cm，直径0.3~1cm。表面棕红色或暗红色，粗糙，具纵皱纹。老根外皮疏松，多显紫棕色，常呈鳞片状剥落。质硬而脆，易折断。断面疏松、有裂隙或略平整而致密，皮部棕红色；木部灰黄色或紫褐色，可见黄白色导管束放射状排列。气微，味微苦、涩。

栽培品较粗壮，直径0.5~1.5cm。表面红棕色，具纵皱。外皮紧贴不易剥落。质坚实。断面较平整，略呈角质状。

【功效】 活血祛瘀，通经止痛，清心除烦，凉血消痈。

24. 黄芩

【来源】 为唇形科植物黄芩 *Scutellaria baicalensis* Georgi 的干燥根。

【产地】 主产于河北、山西、内蒙古、辽宁等省（区）。

【采收加工】 春、秋两季采挖，除去地上部分、须根及泥沙，晒至半干，撞去外皮，晒干。

【性状特征】 呈圆锥形，扭曲。长8~25cm，直径1~3cm。表面棕黄色或深黄色，有稀疏的疣状细根痕；顶端有茎痕或残留的茎基；上部较粗糙，有扭曲的纵皱或不规则的网纹；下部有顺纹和细皱。质硬而脆，易折断。断面黄色，中间红棕色。老根中间呈暗棕色或棕黑色，枯朽状或已成空洞者称为"枯芩"。气弱，味苦。

以条长、质坚实、色黄者为佳。

【功效】 清热燥湿，泻火解毒，止血，安胎。

25. 白术

【来源】 为菊科植物白术 *Atractylodes macrocephala* Koidz. 的干燥根茎。

【产地】 主产于浙江、安徽、湖北等省。多为栽培。

【采收加工】 霜降前后，挖取2~3年生的根茎，除去茎叶及细根，烘干，称烘术；晒干，称晒术。

【性状特征】 呈肥厚拳状团块。长3~13cm，直径1.5~7cm。表面有瘤状突起、断续的纵皱和沟纹，并有须根痕；顶端有残留茎基和芽痕。质坚硬，不易折断。生晒术断面外圈皮部黄白色；中间木质部淡黄色或淡棕色，略有菊花纹及分散的棕黄色油点，常显油性。烘术断面淡黄白色，角质样，中央有裂隙。气清香，味甜微辛，嚼之略带黏性。

【功效】 健脾益气，燥湿利水，止汗，安胎。

26. 泽泻

【来源】 为泽泻科植物泽泻 *Alisma orientalis* (Sam.) Juzep. 的块茎。

【产地】 主产于福建、江西，称建泽泻；也产于四川，称川泽泻，多系栽培。习惯认为建泽泻质较佳。

【采收加工】 冬季采挖，除去茎叶、须根，削去粗皮，洗净，炕干；或装入竹筐中撞去须根及粗皮，再用硫黄熏白，晒干。

【性状特征】 呈类圆形、长圆形或倒卵形。长4~7cm，直径3~5cm。表面黄白色，未去净粗皮者显淡棕色，有不规则横向环状浅沟纹，并散有多数细小突起的须根痕，于块茎底部尤密。质坚实。破折面黄白色，颗粒性，有多数细孔。气微，味微苦。

【功效】 利水渗湿，泄热，化浊降脂。

27. 半夏

【来源】 为天南星科植物半夏 *Pinellia ternata* (Thunb.) Breit. 的块茎。

【产地】 主产于四川、湖北、河南等省。

【采收加工】 夏、秋两季均可采挖，洗净泥土，除去外皮及须根，晒干。

法半夏 用水浸—用明矾水浸、煮—用甘草石灰液浸至内、外色黄，微有麻辣感。

姜半夏 用水浸—用明矾水浸、煮—用生姜明矾水煮至内无白心。

【性状特征】 呈类球形，有的稍扁斜。直径1~1.5cm。表面白色或浅黄色，顶端有凹陷的茎痕，周围密布麻点状根痕，下面钝圆，较光滑。质坚实。断面洁白，富粉性。无臭，味辛辣，麻舌而刺喉。

【功效】 燥湿化痰，降逆止呕，消痞散结。

28. 天南星

【来源】 为天南星科植物天南星 *Arisaema erubescens* (Wall.) Schott.、东北天南星 *Arisaema amurense* Maxim.、异叶天南星 *Arisaema heterophyllum* Bl. 的块茎。

【产地】 分布几遍全国。生于林下阴湿之地。

【采收加工】 秋、冬两季茎叶枯萎时采挖，除去须根及外皮，干燥。

【性状特征】 呈扁球形。高1~2cm，直径1.5~6.5cm。顶端有凹陷的茎痕，周围有麻点状根痕，有的块茎周边具球状侧芽。质坚硬，不易破碎。断面不平坦，色白，粉性。气微辛，味麻辣。

【功效】 散结消肿。

29. 石菖蒲

【来源】 为天南星科植物石菖蒲 *Acorus tatarinowii* Schott 的干燥根茎。

【产地】 主产于四川、浙江、江西等省。

【采收加工】 秋、冬两季挖取根茎，除去叶及须根，洗净泥土，晒干。

【性状特征】 呈扁圆柱形,多弯曲,常有分枝。长3～20cm,直径0.3～1cm。表面有疏密不均的环节,节间长0.2～0.8cm,具细纵纹,一面残留须根或圆点状根痕;叶痕呈三角形,左右交互排列,有的其上有鳞毛状的叶基残余。质硬,易断。断面纤维性,类白色或微红色,可见内皮层环及棕色油细胞点。气芳香,味苦、微辛。

【功效】 开窍豁痰,醒神益智,化湿开胃。

30. 百部

【来源】 为百部科植物直立百部 Stemona sessilifolia (Miq.) Miq、蔓生百部 Stemona japonica (Bl.) Miq. 对叶百部 Stemona tuberosa Lour. 的根。

【产地】 直立百部和蔓生百部均主产于安徽、江苏、浙江等省;对叶百部主产于湖北、广东、福建等省。

【采收加工】 春、秋两季采挖,除去地上茎、叶及须根,蒸或在沸水中烫至无白心,取出,晒干。

【性状特征】

直立百部和蔓生百部 块根单个或数个簇生,呈纺锤形,上端较细长,多皱缩而弯曲。长5～12cm,直径0.5～1cm。表面黄白色或淡棕黄色,有不规则的深纵沟,间有横皱纹。质脆,易吸潮变软。断面微带角质,淡黄棕色或黄白色,皮部宽广,中柱多扁缩。气微,味先甜后苦。

对叶百部 块根粗大,长12～25cm,直径0.8～2cm。表面浅棕色至灰棕色,皱纹较浅。质较坚实。断面黄白色,中柱较大,髓部类白色。

【功效】 润肺下气止咳,杀虫灭虱。

31. 川贝母

【来源】 为百合科植物川贝母 Fritillaria cirrhosa D. Don、暗紫贝母 Fritillaria unibracteata Hsiao et K. C. Hsia、甘肃贝母 Fritillaria przewalskii Maxim.、梭砂贝母 Fritillaria delavayi Franch. 的鳞茎。前三者按药材性状的不同分别习称"松贝"和"青贝",后者药材习称"炉贝"。

【产地】 川贝母主产于四川、西藏、云南等省(区);暗紫贝母主产于四川阿坝藏族羌族自治州;甘肃贝母主产于甘肃、青海、四川等省;梭砂贝母主产于云南、四川、青海、西藏等省(区)。

【采收加工】 采挖季节因地而异,西北山区多在雪融后上山采挖;一般在6～7月采挖。挖出后,洗净,用矾水擦去外皮,晒干,然后用硫黄熏后再晒干。

【性状特征】

松贝 呈类圆锥形或球形。高3～8mm,直径3～9mm。表面类白色;外层鳞叶2瓣,大小悬殊,大瓣紧抱小瓣,未抱部分呈新月形,习称"怀中抱月";顶部闭合,内有类圆柱形、顶端稍尖的心芽和小鳞叶1～2枚;先端钝圆或稍尖;底部平,微凹入;中心有灰褐色的鳞茎盘。质硬而脆。断面白色,富粉性。气微,味微苦。

青贝 呈类扁球形。高0.4～1.4cm,直径0.4～1.6cm。外层两瓣鳞叶形态大小相近,相对抱合;顶端开口,内有心芽和小鳞叶2～3枚及细圆柱形的残茎。气微,味微苦。

炉贝 呈长圆锥形。高0.7～2.5cm,直径0.5～2.5cm。表面黄白色,稍粗糙,常有黄棕色斑块,习称"虎皮斑";外面两枚鳞叶大小相近;顶端多开口;基部稍尖或较钝。气微,味微苦。

【功效】 清热润肺，化痰止咳，散结消痈。

32. 浙贝母

【来源】 为百合科植物浙贝母 *Fritillaria thunbergii* Miq. 的鳞茎。

【产地】 主产于浙江宁波地区，江苏、安徽、湖南亦产。多系栽培。

【采收加工】 初夏植株枯萎后采挖，洗净，按大小分两种规格，直径在3.5cm以上者摘除心芽加工成"大贝"；直径在3.5cm以下者不摘除心芽加工成"珠贝"。分别撞擦，除去外皮，拌以煅过的贝壳粉，吸去擦出的浆汁，晒干或烘干。

【性状特征】

珠贝 完整的鳞茎呈扁球形。直径1～2.5cm，高1～1.5cm。表面类白色；外层鳞叶2枚，大而肥厚，略呈肾形，互相抱合；内有2～3枚小鳞叶及干缩的残茎。质脆而结实，易折断。断面白色，富粉性。气微，味苦。

大贝 为鳞茎外层单瓣肥厚的鳞叶，一面凹入，另一面凸出，呈新月状。长2～4cm，高1～2.5cm，厚0.6～1.5cm。表面类白色至淡黄白色。

【功效】 清热化痰止咳，解毒散结消痈。

33. 麦冬

【来源】 为百合科植物麦冬 *Ophiopogon japonicus* (Thunb.) Ker-Gawl 的干燥块根。

【产地】 主产于浙江省慈溪、余姚、萧山、杭州，江苏省者称杭麦冬；主产于四川绵阳市三台县者称川麦冬。

【采收加工】 杭麦冬于栽培后第3年小满至夏至采挖；川麦冬于栽培后第2年清明至谷雨采挖。剪取块根，洗净，反复曝晒，堆放，至七八成干，除去须根，干燥。

【性状特征】 呈纺锤形，两端略尖，略弯曲。长1.5～3cm，直径0.3～0.6cm。表面黄白色或淡黄棕色，有细皱纹。质柔韧。断面黄白色，半透明，中柱细小。气微香，味甘、微苦。

【功效】 养阴生津，润肺清心。

34. 山药

【来源】 为薯蓣科植物薯蓣 *Dioscorea opposita* Thunb. 的干燥根茎。

【产地】 主产于河南省的温县、武陟、博爱、泌阳等县（旧怀庆府）。均为栽培品。

【采收加工】 冬季采挖，切去芦头，除去外皮及须根，用硫黄熏后，晒干，即为"毛山药"；选择肥大顺直的毛山药，置清水中，浸至无干心，闷透，用硫黄熏后，用木板搓成圆柱状，切齐两端，晒干，打光，习称"光山药"。

【性状特征】

毛山药 略呈圆柱形，弯曲而稍扁。长15～30cm，直径1.5～6cm。表面黄白色或棕黄色，未去净外皮则显浅棕色，有纵沟及纵皱纹、斑点或须根痕，两头不整齐。质脆，易断。断面白色，颗粒状，粉性。味淡、微酸，嚼之发黏。

光山药 呈圆柱形，两端齐平。长9～18cm，直径1.5～3cm。粗细均匀，直挺。全体洁白，光滑，粉性足。

【功效】 补脾养胃，生津益肺，补肾涩精。

35. 郁金

【来源】 为姜科植物温郁金 *Curcuma wenyujin* Y. H. Chen et C. Ling、姜黄 *Curcuma* longa L. 广西莪术 Curcuma kwangsiensis S. G. Lee et C. F. Liang、蓬莪术 Curcuma phaeocaulis Val. 的块根。前两者分别称为"温郁金"和"黄丝郁金";其余按其性状不同习称"桂郁金"或"绿丝郁金"。

【产地】 主产于四川、福建等省。

【采收加工】 冬、春两季挖取块根,除去须根、泥土,蒸或煮至透心,取出晒干。浙江地区用郁金的叶烧灰后,与块根拌和,既能使根颜色变黑,又容易晒干。

【性状特征】

温郁金 呈长圆形或卵圆形,稍扁,两端渐尖。长 3.5~7cm,直径 1.2~2.5cm。表面灰褐色或灰棕色,具不规则纵皱纹,纵纹隆起处色较浅。质坚实。断面灰棕色,角质样;内皮层环明显。气微香,味微苦。

黄丝郁金 呈纺锤形,有的一端细长。长 2.5~4.5cm,直径 0.8~1.5cm。表面灰黄色,有细密的皱纹。质坚实,不易折断。断面橙黄色;外周棕黄色或棕红色,角质样,有光泽;内皮层环明显。气芳香,味辛辣,有浓姜味。

绿丝郁金 呈长椭圆形,较粗壮,形状及质地类似黄丝郁金。长 2~4cm,直径 1~1.5cm。根尖部断面中心柱部分显浅灰黄色。气味不及黄丝郁金浓厚。

桂郁金 呈长圆锥形或长圆形。药材大小相差悬殊,长 2~6.5cm,直径 1~1.8cm。表面土灰黄色,具疏浅纵纹或较粗糙的网状皱纹。气微,味微辛、苦。

一般鉴别经验认为黄丝郁金质量为佳。

【功效】 活血止痛,行气解郁,清心凉血,利胆退黄。

36. 天麻

【来源】 为兰科植物天麻 Gastrodia elata Bl. 的块茎。

【产地】 主产于四川、云南、贵州等省,东北及华北各地亦产。

【采收加工】 冬、春两季采挖块茎,除去地上苗茎,洗净,除去粗皮,用清水漂洗,蒸透、敞开、低温(60℃以下)干燥。

【性状特征】 呈长椭圆形。长 5~13cm,宽 2~60cm,厚 1~3cm。一端有红棕色干枯芽苞(习称"鹦哥嘴"),或为残留茎基;另一端有自母麻脱落后的圆脐形疤痕。表面有点状突起(潜伏芽)排列成多轮横环纹,有纵皱纹。质坚实,不易折断。断面较平坦,角质样。气微而特异,味甘。

以质地坚实沉重、有"鹦哥嘴"、断面明亮、无空心者(冬麻)为佳;质地轻泡、有残留茎基、断面色晦暗、空心者(春麻)为次。

【功效】 息风止痉,平抑肝阳,祛风通络。

37. 桂枝

【来源】 为樟科植物肉桂 Cinnamomum cassia Presl 的嫩枝。

【产地】 主产于广西、广东及云南等省(区)。

【采收加工】 春、夏两季采收,除去叶,晒干,或切片晒干。

【性状特征】 呈长圆柱形,多分枝。长 30~75cm,直径 0.3~1cm。表面棕色至红棕色,有纵棱线及细皱纹,可见小疙瘩状叶痕、枝痕、芽痕,皮孔点状或点状椭圆形。质硬而脆,易折断。断面皮部红棕色;木质部黄白色至浅黄棕色;髓部略呈方形。有特异香气,味甜、微辛,皮部味较浓。

【功效】 发汗解肌,温通经脉,助阳化气,平冲降逆。

38. 鸡血藤

【来源】 为豆科植物密花豆 *Spatholobus suberectus* Dunn 的藤茎。

【产地】 主产于广东、广西、云南等省（区）。

【采收加工】 秋、冬两季采收，除去枝叶，切片或切段晒干。

【性状特征】 呈扁圆柱形。表面灰棕色，栓皮脱落处呈红褐色，有纵沟。质坚实，难折断。折断面呈不整齐的裂片状；横切面可见皮部树脂状分泌物呈红褐色或黑棕色，与木质部相间排列呈 3~8 个偏心性半圆形的环，髓偏向一侧。气微，味涩。

【功效】 活血补血，调经止痛，舒筋活络。

39. 沉香

【来源】 为瑞香科植物白木香 *Aquilaria sinensis* (Lour.) Gilg、沉香 *Aquilaria agallocha* Roxb. 含有树脂的木材。

【产地】 白木香主产于广东省；沉香主产于印度尼西亚、马来西亚、柬埔寨及越南等国，我国台湾亦有栽培。

【采收加工】 本品全年均可采收。自树干中割取沉香，再用小刀剔除不含树脂的黄白色木质部及朽木部分，晒干。

【性状特征】

国产沉香（白木香） 呈不规则块、片状。表面凹凸不平，有加工的刀痕，孔洞和凹窝表面多呈朽木状，可见黑褐色树脂和黄白色木部相间的斑纹。质较坚实，大多不沉于水。断面刺状。有特异香气，味微苦，燃烧时发出浓烟及强烈香气，并有黑色油状物渗出。

沉香 呈圆柱状或不规则棒状。表面密布断续棕黑色的细纵纹。质坚硬而重，能沉水或半沉水。气味较浓。

【功效】 行气止痛，温中止呕，纳气平喘。

40. 钩藤

【来源】 为茜草科植物钩藤 *Uncaria rhynchophylla* (Miq.) Jacks.、大叶钩藤 *Uncaria macrophylla* Wall.、毛钩藤 *Uncaria hirsuta* Havil.、华钩藤 *Uncaria sinensis* (Oliv.) Havil. 无柄果钩藤 *Uncaria sessilifructus* Roxb. 的带钩茎枝。

【产地】 主产于广西、广东、贵州、福建、云南等省（区）。

【采收加工】 秋、冬两季采收有钩的嫩枝，剪成短段，晒干或蒸后晒干。

【性状特征】

钩藤 呈圆柱形或类方柱形。长约 2~3cm，直径 2~5mm。表面红棕色，光滑无毛；枝节上对生两个向下弯曲的钩（不育花序梗）。无臭，味淡。

大叶钩藤 小枝具突起的黄白色小点，密被褐色长柔毛；钩末端膨大成小球。

毛钩藤 表面有疣状凸起，被褐色粗毛。

华钩藤 小枝方柱形，表面黄绿色，钩端渐尖，常留萎缩苞痕，常有宿存托叶。

无柄果钩藤 钩枝具稀疏的褐色柔毛；表面棕黄色或棕褐色，叶痕明显。

【功效】 息风定惊，清热平肝。

41. 厚朴

【来源】 为木兰科植物厚朴 *Magnoliae offiinalis* Rehd. et Wils.、凹叶厚朴 *Magnoliae officinalis* Rehd. et Wils. var. *biloba* 干皮、枝皮和根皮。

【产地】　主产于四川、湖北、浙江、江西等省。多为栽培。

【采收加工】　4~6月剥取生长15~20年的干皮，置沸水中微煮后，堆置"发汗"，至内表面变紫褐色或棕褐色时，再蒸软，卷成筒状，晒干或烘干。根皮及枝皮直接阴干。

【性状特征】

干皮　呈卷筒状或双卷筒状，习称"筒朴"；近根部的干皮一端展开如喇叭口，习称"靴筒朴"。外表面有明显的椭圆形皮孔；内表面紫棕色或深紫褐色，划之显油痕。断面外部颗粒性；内部纤维性，富油性，可见多数发亮的细小结晶（厚朴酚结晶）。气香，味苦带辛辣感。

枝皮（枝朴）　皮薄，呈单筒状。长约10~20cm，厚1~2mm。表面灰棕色，具皱纹。质脆，易折断。断面纤维性。嚼后残渣亦较多。余同干皮。

根皮（根朴）　呈单筒状，有的弯曲似"鸡肠"，习称"鸡肠朴"。劈破处呈纤维状。嚼之残渣较多。

【功效】　燥湿消痰，下气除满。

42. 肉桂

【来源】　为樟科植物肉桂 *Cinnamomum cassia* Presl 的树皮。

【产地】　主产于广东、广西等省（区），云南、福建等省亦产。多为栽培。

【采收加工】　每年分4~5月和9~10月间两期采收，以第2期产量大、香气浓、质量佳。根据采收加工方法不同，有如下加工品：

企边桂　为剥取10年生以上的干皮，将两端削成斜面，突出桂心，夹在木制的凹凸板中间，压成浅槽状。

桂通　为剥取栽培5~6年生幼树的干皮和粗枝皮，自然卷曲成筒状。

板桂　剥取老年树最下部近地面的干皮，夹在木制的桂夹内，晒至九成干，经纵横堆叠，加压，约1个月完全干燥，成为扁平板状。

桂碎　在桂皮加工过程中的碎块，多供香料用。

【性状特征】　呈浅槽状、卷筒状或板片状。外表面灰棕色；内表面红棕色，用指甲刻划可见油痕。断面不平坦，中间有一条黄棕色的线纹（石细胞环带）。有浓烈的香气，味甜、辣。嚼之渣少。

【功效】　补火助阳，引火归原，散寒止痛，温通经脉。

43. 杜仲

【来源】　为杜仲科植物杜仲 *Eucommia ulmoides* Oliv. 的树皮。

【产地】　主产于湖北、四川、贵州、云南、陕西等省。多为栽培。

【采收加工】　春、夏两季剥取栽植近十年的树皮，去粗皮，晒干；或层层叠放，堆置于草内，使之"发汗"至内皮呈紫褐色时，取出晒干。

【性状特征】　为扁平的板片状。较厚的皮大多已刮去部分栓皮，显淡棕色而较平滑；表面有斜方形皮孔；内表面红紫色或紫褐色，光滑。断面有细密银白色富弹性的胶丝相连，一般可拉至1cm以上才断丝。气微，味稍苦，嚼之有胶状感。

【功效】　补肝肾，强筋骨，安胎。

44. 桑叶

【来源】　为桑科植物桑 *Morus alba* L. 的叶。

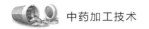

【产地】 我国南北各地种植广泛,长江中下游地区为多。

【采收加工】 初霜后采收,除去杂质,晒干。

【性状特征】 叶多皱缩、破碎。完整的叶片有柄,展平后呈卵形或宽卵形。长8~1.5cm,宽7~13cm。先端渐尖,基部截形、圆形或心形;边缘有锯齿或钝锯齿。上表面黄绿色或浅黄棕色,有时可见有小疣状突起;下表面色较浅,叶脉突起,脉上被疏毛,叶腋具簇毛。质脆。气微,味淡、微苦、涩。

以叶大、少破碎、色黄绿者为佳。

【功效】 疏散风热,清肺润燥,清肝明目。

45. 枇杷叶

【来源】 为蔷薇科植物枇杷 *Eriobotrya japonica* (Thunb.) Lindl. 的叶。

【产地】 分布于中南地区,以及陕西、甘肃、江苏、安徽、浙江、江西、福建、台湾、四川、贵州、云南等省。

【采收加工】 全年均可采收,晒至七八成干时,扎成小把,再晒干。

【性状特征】 呈长椭圆形或倒卵形。长12~30cm,宽3~9cm。先端尖,基部楔形,边缘上部有疏锯齿,基部全缘。上表面灰绿色、红棕色或黄棕色,有光泽;下表面淡灰色或棕绿色,密被黄色毛茸,主脉于下表面显著突起,侧脉羽状。叶柄极短,被棕黄色毛茸。革质而脆,易折断。无臭,味微苦。

【功效】 清肺止咳,降逆止呕。

46. 番泻叶

【来源】 为豆科植物狭叶番泻 *Cassia angustifolia* Vahl、尖叶番泻 *Cassis acutifolia* Lelile 的干燥小叶。

【产地】 狭叶番泻主产于红海以东至印度一带,现盛栽于印度南端丁内未利,故商品又名印度番泻叶或丁内未利番泻叶,现埃及和苏丹亦产。尖叶番泻主产于埃及的尼罗河中上游地区,由亚历山大港输出,故商品又称埃及番泻叶或亚历山大番泻叶;现我国广东省、海南省及云南西双版纳等地均有栽培。

【采收加工】 狭叶番泻在开花前摘下叶片,阴干后用水压机打包;尖叶番泻在9月间果实将成熟时,剪下枝条,摘取叶片晒干,按全叶与碎叶分别包装。

【性状特征】

狭叶番泻叶 小叶片多完整平坦,卵状披针形至线状披针形。长2~6cm,宽0.4~1.5cm。叶端尖而有锐刺,基部略不对称,全缘;上面黄绿色,下面浅黄绿色,两面均有稀毛茸;下表面主脉突出,有叶脉及叶片压迭线纹(加压打包所成)。叶片革质。气微弱而特异,味微苦而稍有黏性。

尖叶番泻叶 与狭叶番泻叶相似,小叶片略卷曲或常有破碎,呈广披针形或长卵形。长2~4cm,宽0.7~1.2cm。叶端尖或微凸,叶基不对称;上面浅绿色,下面灰绿色,微有短毛;无叶脉压迭线纹。质地较薄脆,微呈革质状。

【功效】 泄热行滞,通便,利水。

47. 丁香

【来源】 为桃金娘科植物丁香树 *Eugenia caryophyllata* Thunb. 的干燥花蕾。

【产地】 产于马来西亚、印度尼西亚及东非沿岸国家。以桑给巴尔岛产量大、质量佳。

现我国也有栽培。

【采收加工】 通常当花蕾由绿转红时采摘，晒干。

【性状特征】 花蕾略呈研棒状，长1～2cm；花冠圆球形，直径约3～5mm；花瓣4，覆瓦状抱合，花瓣内有多数向内弯曲的雄蕊；下端萼筒圆柱状而略扁，呈红棕色或暗棕色；萼先端4裂，裂片三角形。质坚实，富油性。气芳香浓烈，味辛辣，有麻舌感。

入水则萼管垂直下沉（与已去油的丁香区别）。

【功效】 温中降逆，补肾助阳。

48. 洋金花

【来源】 为茄科植物白花曼陀罗 Datura metel L. 的干燥花，习称"南洋金花"。

【产地】 主产于江苏、浙江、福建、广东等省。多为栽培。

【采收加工】 花期分批采收初开放的花，晒干或低温迅速烘干。

【性状特征】 通常皱缩成条状。长9～15cm。黄棕色或灰棕色。花萼呈筒状，长约为花冠的2/5，灰绿色或灰黄色；先端5裂；基部具纵脉5条；表面微具毛茸；花冠喇叭状，长12～13cm，淡黄色或黄棕色；顶端5浅裂，裂片先端有短尖，短尖下有明显的纵脉纹3条，两裂片之间微凹；雄蕊5枚，花丝有1/2贴于花冠筒，长为花冠的3/4；雌蕊1枚，柱头棒状。烘干品质柔韧，气特异；晒干品质脆。气微，味微苦。

【功效】 平喘止咳，解痉定痛。

49. 红花

【来源】 为菊科植物红花 Carthamus tinctorius L. 的干燥花。

【产地】 主产于河南、河北、浙江、四川、云南等省。

【采收加工】 5～7月间花冠由黄变红时择晴天早晨露水未干时采摘，晾干或晒干。

【性状特征】 为不带子房的管状花。长约1～2cm。花冠红黄色或红色，筒部细长，上部5裂，裂片狭条形，长5～8mm；雄蕊5枚，花药聚合呈筒状；柱头顶端微分叉，微露出花药筒外。质柔软。气微香，味微苦。

将花浸入水中，水被染成金黄色。

【功效】 活血通经，散瘀止痛。

50. 木瓜

【来源】 为蔷薇科植物贴梗海棠 Chaenomeles speciosa（Sweet）Nakai 的近成熟果实，习称"皱皮木瓜"。

【产地】 主产于安徽、湖北、四川、浙江等省。以安徽宣城的宣木瓜质量最好。

【采收加工】 夏、秋两季果实黄绿时采摘，置沸水中烫至外皮灰白色，对半纵剖，晒干。

【性状特征】 为纵剖对半的长圆形。长4～9cm，宽2～5cm。表面有多数不规则的深皱纹，剖面周边均向内卷曲；外表紫红色或棕红色，果肉红棕色，中心部分可见凹陷的棕黄色子房室。种子常脱落，脱落处表面平滑而光亮。种子红棕色，形似橘核稍大，扁长三角形。质坚实。气微清香，味酸、微涩。

【功效】 舒筋活络，和胃化湿。

51. 山楂

【来源】 为蔷薇科植物山楂 Crataegus pinnatifida Bge.、山里红 Crataegus pinnatifida Bge. var. major N. E. Br 的果实。

【产地】 主产于山东、河北、河南、辽宁等省。

【采收加工】 果实成熟后及时采收,趁鲜切成片,晒干。

【性状特征】 山楂为圆形横切片,皱缩不平,多卷边。外皮红色,有细皱纹和灰白色的小点;果肉深黄至浅棕色。横切面具3~5粒浅黄色果核,有的已脱落,呈中空的环状;有的片上可见短而细的果柄或凹陷的花萼残迹。气微清香,味酸、微甜。

山楂以片大、皮红、肉厚、核少者为佳。

【功效】 消食健胃,行气散瘀,化浊降脂。

52. 苦杏仁

【来源】 为蔷薇科植物山杏 *Prunus armeniaca* L. var. *ansu* Maxim.、东北杏(辽杏) *Prunus mandshurica* (Maxim.) Koehne、西伯利亚杏 *Prunus sibirica* L.、杏 *Prunus armeniaca* L. 的种子。

【产地】 山杏主产于辽宁、河北、内蒙古、山东、江苏等省(区);东北杏主产于东北各地;西伯利亚杏主产于东北、华北地区;杏主产于东北、华北及西北等地区。

【采收加工】 夏季采收成熟果实,除去果肉和核壳,取出种子,晒干。

【性状特征】 杏仁呈扁心形。长1~1.9cm,宽0.7~1.5cm,厚5~7mm。顶端略尖,基部钝圆,左右不对称。无臭,味苦。

【功效】 降气止咳平喘,润肠通便。

53. 桃仁

【来源】 为蔷薇科植物桃 *Prunus persica* (L.) Batsch、山桃 *Prunus davidiana* (Carr.) Franch. 的种子。

【产地】 全国各地普遍栽培。

【采收加工】 果实成熟后采收,除去果肉和核壳,取出种子,晒干。

【性状特征】 种子扁长卵形。长1.2~1.8cm,宽0.8~1.2cm,厚2~4mm。顶端尖,中部膨大,基部钝圆而偏斜,边缘薄。味微苦。

【功效】 活血祛瘀,润肠通便,止咳平喘。

54. 乌梅

【来源】 为蔷薇科植物梅 *Prunus mume* (Sieb) Sieb. et Zucc. 的近成熟果实。

【产地】 我国各地均有栽培,以长江流域以南各省最多。

【采收加工】 夏季果实近成熟时采收,低温烘干后闷至色变黑。

【性状特征】 呈扁球形。直径1.5~3cm。表面乌黑色,皱缩不平,基部有圆形果梗痕。果肉质柔软,可剥离。稍有特异酸气及烟熏气,味极酸。果核坚硬,表面有均匀的凹洞状纹理,内含淡黄色种仁1粒。

【功效】 敛肺,涩肠,生津,安蛔。

55. 决明子

【来源】 为豆科植物决明 *Cassia obtusifolia* L.、小决明 *Cassia tora* L. 的种子。

【产地】 主产于安徽、江苏、浙江、广东、广西、四川等省(区)。

【采收加工】 秋季采收成熟果实,晒干,打下种子,除去杂质。

【性状特征】

决明 略呈菱状方形或短圆柱形,两端平行倾斜,形似马蹄,一端平坦,另一端斜尖。

长 3~7mm，宽 2~4mm。表面绿棕色或暗棕色，平滑有光泽；背腹面各有一条突起的棱线，棱线两侧各有 1 条斜向对称而色较浅的线形凹纹。质坚硬，不易破碎。横切面可见种皮薄，中间有"S"形折曲的黄色子叶，2 片重叠。气微，味微苦。

小决明　显矩圆柱形。较小，长 3~5mm，宽 2~3mm。表面棱线两侧各有 1 条宽广的浅黄色带。

均以粒饱满、色绿棕者为佳。

【功效】　清热明目，润肠通便。

56. 枳壳

【来源】　为芸香科植物酸橙 *Citrus aurantium* L. 及酸橙栽培变种的未成熟果实。

【产地】　主产于江西、四川、湖北、贵州等省。产于江西省者称为江枳壳，产量较大，质量也优。

【采收加工】　7~8 月（大暑）果实尚绿未成熟时采收（老熟者皮薄瓤多，影响质量），采后横切为二，晒干。

【性状特征】　为半圆球形，翻口似盆状。直径 4.5~6cm。外果皮棕褐色，有颗粒状突起，突起的顶端有凹点状油室，有明显的花柱残迹或果梗痕；中果皮黄白色，光滑而稍隆起，厚 0.4~1.3cm，边缘散有 1~2 列油室；瓤囊 7~12 瓣，少数至 15 瓣，汁囊干缩呈棕色至棕褐色，内藏种子。质坚硬，不易折断。气清香，味苦、微酸。

【功效】　理气宽中，行滞消胀。

57. 吴茱萸

【来源】　为芸香科植物吴茱萸 *Evodia rutaecarpa* (Juss.) Benth、石虎 *Evodia rutaecarpa* (Juss.) Benth. var. *officinalis* (Dode) Huang、疏毛吴茱萸 *Evodia rutaecarpa* (Juss.) Benth var. *bodinieri* (Dode) Huang 的近成熟果实。

【产地】　主产于长江流域以南各地。多系栽培。

【采收加工】　8~10 月果实呈茶绿色而未开裂时采摘，晒干或低温干燥，除去果梗、枝叶等。

【性状特征】　略呈扁球形。直径 2~5mm。顶端平，中间有凹窝及 5 条小裂缝，有的裂成 5 瓣，呈五角状；基部有花萼及短果柄，果柄密生黄色毛茸；表面暗黄绿色至褐色或绿黑色，粗糙，有细皱纹及多数点状突起或凹下的细小油点。质坚脆。破开后内部黑色；用放大镜观察，边缘显黑色油质麻点（油室）。横切面可见子房 5 室，每室有淡黄色种子 1~2 粒。香气浓烈，味辛辣、微苦。用水浸泡果实，有黏液渗出。

以粒小饱满坚实、色绿、香气浓烈者为佳。

【功效】　散寒止痛，降逆止呕，助阳止泻。

58. 酸枣仁

【来源】　为鼠李科植物酸枣 *Ziziphus jujuba* Mill. var. *spinosa* (Bunge) Hu ex H. F. Chou 的种子。

【产地】　生于向阳山坡、路旁，主要产于河南、河北、陕西、辽宁、山西、山东、云南等省。

【采收加工】　秋末冬初采收成熟果实，除去果肉和核壳，收集种子，晒干。

【性状特征】　呈扁圆形或扁椭圆形。长 5~9mm，宽 5~7mm，厚约 3mm。表面紫红色或紫褐色,平滑有光泽,有时显裂纹。一面较平坦,中央有一条隆起的线纹;另一面微隆起,边缘略薄。质坚硬。破开后内有种仁,胚乳白色,子叶淡黄色,均富油性。气微,味淡或微苦。

以粒大、饱满、完整、有光泽、外皮红棕色、无核壳者为佳。

【功效】 养心补肝,宁心安神,敛汗,生津。

59. 小茴香

【来源】 为伞形科植物茴香 *Foeniculum vulgare* Mill. 的果实。

【产地】 我国各地均有栽培。

【采收加工】 秋季果实成熟时将全株割下,晒干后,打下果实。

【性状特征】 本品为双悬果,呈长圆柱形,两端稍尖。长 0.4~0.8cm,宽 2~4mm。基部带小果柄;顶端残留有黄棕色突起的花柱基;表面黄绿色,光滑无毛。果实极易分离成两个小分果;分果呈长椭圆形,背面有5条微隆起的纵棱线,腹面稍平。气特异芳香,具甜香气,压碎时更显著,味微甜。

【功效】 散寒止痛,理气和胃。

60. 连翘

【来源】 为木犀科植物连翘 *Forsythia suspensa* (Thunb.) Vahl 的果实。

【产地】 主产于山西、陕西、河南等省。多为栽培。

【采收加工】 果实初熟、颜色尚带绿色时采收,除去杂质蒸熟,晒干,习称"青翘";熟透的果实,晒干,除去杂质,习称"老翘"。

【性状特征】 呈长卵形或卵圆形,稍扁。长 1.5~2.5cm。顶端锐尖,表面有不规则的纵皱纹及多数凸起的小斑点,两面各有一条明显的纵沟。"青翘"多不开裂,绿褐色,种子多数,细长,一侧有翅,黄绿色;"老翘"自尖端开裂或裂成两瓣,表面黄棕色或红棕色,内表面多为浅黄棕色,种子棕色,多已脱落。微有香气,味苦。

"青翘"以色较绿、不开裂者为佳;"老翘"以色较黄、瓣大、壳厚者为佳。

【功效】 清热解毒,消肿散结,疏散风热。

61. 牵牛子

【来源】 为旋花科植物裂叶牵牛 *Pharbitis nil* (L.) Choisy、圆叶牵牛 *Pharbitis. purpurea* (L.) Voigt 的种子。

【产地】 分布于全国各地。

【采收加工】 秋末果实成熟、果壳未开裂时采割植株,晒干,打下种子,除去杂质。

【性状特征】 呈三棱状卵形,似橘瓣。长 4~8mm。表面黑灰色(黑丑)或浅黄白色(白丑),背面弓状隆起,背面正中有纵直凹沟;腹面为1条棱线,棱线下端有类圆形浅色种脐,微凹。质坚韧。横切面可见淡黄色或黄绿色皱缩折叠的子叶,微显油性。无臭,味辛、苦,有麻舌感。用水浸后,种皮呈龟裂状,有明显黏液。以颗粒饱满者为佳。

【功效】 利水通便,消痰涤饮,杀虫攻积。

62. 枸杞子

【来源】 为茄科植物宁夏枸杞 *Lycium barbarum* L. 的果实。

【产地】 主产于宁夏、甘肃、青海、新疆、内蒙古、河北等省(区)。以宁夏的中卫市中宁县产量大、质量优。

【采收加工】 夏、秋两季果实呈橙红色时采收,晾至皮皱后,再曝晒至外皮干硬、果肉柔软,除去果梗。

【性状特征】 呈纺锤形或椭圆形。长1~2cm,直径4~9mm。表面鲜红色或暗红色;陈久者紫红色,具不规则皱纹,略有光泽。顶端有小凸起状花柱痕迹;基部有白色的果柄痕。质柔软而滋润。内藏种子多数,黄色,扁平似肾形,长1.5~1.9mm。气微,味甜、微酸、苦,嚼之唾液呈红黄色。

以粒大、肉厚、籽小、色红、质柔、味甜者为佳。

【功效】 滋补肝肾,益精明目。

63. 栀子

【来源】 为茜草科植物栀子 *Gardenia jasminoides* Ellis 的果实。

【产地】 主产于湖南、江西、湖北、浙江、福建等省。

【采收加工】 9~11月间采摘呈红黄色的成熟果实,入沸水中烫,随即捞出晒干;也可蒸熟后晒干。

【性状特征】 呈长卵形或椭圆形。长1.5~3.5cm,直径1~2cm。表面深红色或红黄色,具有6条翅状纵棱;顶端残留萼片;基部稍尖,有果柄痕。果皮薄而脆,内表面呈鲜黄色,有光泽,具2~3条隆起的假隔膜;内有多数种子,黏结成团。种子扁长圆形,红棕色,密具细小疣状突起。浸入水中可将水染成鲜黄色。气微,味微酸而苦。

以皮薄、粒饱满、色红黄者为佳。

【功效】 泻火除烦,清热利湿,凉血解毒;外用消肿止痛。

64. 槟榔

【来源】 为棕榈科植物槟榔 *Areca catechu* L. 的种子。

【产地】 主产于海南省。原产于印度尼西亚、马来西亚等地。

【采收加工】 春末至秋初果实成熟时采收,用水煮后低温烘干,剥去果皮,取出种子。

【性状特征】 近圆锥形或扁圆球形。高1.5~3.5cm,基部直径1.5~3cm。外表黄棕色至红棕色,具稍凹下的网状浅纹;表面常附着少量灰白色内果皮碎片,基底中央有一凹窝(珠孔);近珠孔之侧,有一新月形或三角形疤痕(种脐)。质坚硬,不易破断。断面呈棕白相间的大理石样花纹。气微,味涩、微苦。

【功效】 杀虫,消积,行气,利水,截疟。

65. 砂仁

【来源】 为姜科植物阳春砂 *Amomum villosum* Lour.、绿壳砂 *Amomum villosum* Lour. var. *xanthioides* T. L. Wu. et Senjen、海南砂 *Amomum longiligulare* T. L. Wu 的果实。

【产地】 阳春砂主产于我国广东省,以阳春、阳江最有名;绿壳砂主产于云南省南部临沧、文山、景洪等地;海南砂主产于海南省。

【采收加工】 阳春砂、海南砂在8~9月果实成熟时采收,连壳低温焙干。绿壳砂在果实成熟时采收,晒干,即为"壳砂";剥除果皮,将种子团晒干,并上白粉,即为"砂仁"。

【性状特征】

阳春砂、绿壳砂 呈卵圆形或椭圆形,具不明显的三钝棱。长1.5~2cm,直径1~1.5cm。外表棕色,有网状突起的纹理及密生软刺。果皮薄而软,易纵向撕裂。种子团圆形或长圆形，具三钝棱，中有白色隔膜；将种子团分成3瓣，每瓣有种子5~26粒；种子呈不规则多面体，直径约2~3mm，表面棕红色，有鱼鳞形细皱纹，外被膜质的假种皮。种子质坚硬，种仁黄白色。气芳香浓烈，味辛、微苦。

海南砂 呈长椭圆形或卵圆形，有明显的三棱。长1.5~2cm，直径0.8~1.2cm。表面被片状、分枝状软刺。果皮厚而硬。种子团较小，每瓣有种子3~24粒，种子直径1.5~2mm。气味稍淡。

【功效】 化湿开胃，温脾止泻，理气安胎。

66. 豆蔻

【来源】 为姜科植物白豆蔻 *Amomum kravanh* Pirre ex Gagnep.、爪哇白豆蔻 *Amomum compactum* Soland ex Maton 的果实。按产地分为"原豆蔻"和"印尼白蔻"。

【产地】 白豆蔻产于柬埔寨、泰国、越南、缅甸等国；爪哇白豆蔻产于印度尼西亚。

【采收加工】 于10~12月间采收未完全成熟果实，干燥后除去顶端的花萼及基部的果柄，晒干或用硫黄熏，使果皮漂白。

【性状特征】

原豆蔻 类球形。直径约1.2~1.8cm。表面黄白色或淡黄棕色，有3条较深的纵向槽。顶端有突起的柱基，基部有凹下的果柄痕，两端均具有浅棕黄色毛茸。果皮薄、木质，易纵向开裂，内分3室。种子团3瓣，每瓣有种子7~10粒；种子呈不规则多面体，背面略隆起，直径3~4mm，表面暗棕色，外被膜质假种皮，有皱纹。质坚硬，断面白色，有油性。气芳香，味辛凉，略似樟脑。

印尼白蔻 个略小。表面黄白色，有的微显紫棕色。果皮较薄。种子瘦瘪。气味较弱。

【功效】 化湿行气，温中止呕，开胃消食。

67. 麻黄

【来源】 为麻黄科植物草麻黄 *Ephedra sinica* Stapf、中麻黄 *Ephedra intermedia* Schrenk et C. A. Mey.、木贼麻黄 *Ephedra equisetina* Bunge 的草质茎。

【产地】 主产于华北、西北及东北地区。

【采收加工】 秋季割取绿色的草质茎，晒干。

【性状特征】

草麻黄 呈细长圆柱形，少分枝。直径1~2mm。有的带少量棕色木质茎。表面淡绿色至黄绿色，有细的纵棱线，触之微有粗糙感。节明显，节间长2~6cm；节上有膜质鳞叶，长3~4mm；裂片2（稀3），锐三角形；先端灰白色，反曲；基部常联合成筒状，红棕色。质轻、脆，易折断。断面略呈纤维性，周边为绿黄色，髓部呈暗红棕色，近圆形。气微香，味涩、微苦。

中麻黄 小枝多分枝。直径1.5~3mm。有粗糙感。节间长2~6cm；膜质鳞叶长2~3mm；裂片3（稀2），先端锐尖。断面髓部呈圆三角状。

木贼麻黄 小枝较多分枝。直径1~1.5mm。无粗糙感。节间长1.5~3cm；膜质鳞叶长1~2mm；裂片2（稀3），上部呈短三角形，灰白色；先端多不反曲；基部棕红色至棕黑色。

均以色淡绿或黄绿、内心色红棕、手拉不脱节、味苦涩者为佳。色变枯黄、脱节者不可供药用。

【功效】 发汗散寒，宣肺平喘，利水消肿。

68. 细辛

【来源】 为马兜铃科植物北细辛 Asarum heterotropoides Fr. var. mandshuricum (Maxim.) Kitag.、汉城细辛 Asarum sieboldii Miq. var. seoulense Nakai、华细辛 Asarum sieboldii Miq. 的全草,前两种习称"辽细辛"。

【产地】 北细辛及汉城细辛主产于东北各省;华细辛主产于陕西、河南、山东、浙江等省。

【采收加工】 夏季果熟期或初秋采挖,除去泥沙,阴干。

【性状特征】

北细辛 常卷缩成团,根茎横生呈不规则圆柱形,具短的分枝。长1~10cm,直径2~4mm。表面灰棕色,粗糙,有环形的节,节间距约2~3mm;分枝顶端有碗状的茎痕;根细长,密生节上,长10~20cm,直径约1mm,表面灰黄色,平滑有微细的纵皱纹。质脆,易折断。断面黄白色。基生叶1~3片,完整叶片心形至肾状心形,长4~10cm,宽6~12cm,全缘,顶端短、锐尖或钝,基部深心形,表面淡绿色,具长柄,表面光滑。有时可见花或果实,花多已皱缩,暗紫色,钟形;花被顶裂片由基部反卷与花被筒几乎全部相贴。蒴果半球形。气辛香,味辛辣,有麻舌感。

栽培品 根茎多分枝,长5~15cm,直径2~6mm。根长15~40cm,直径1~2mm。叶甚多。

汉城细辛 根茎直径1~5cm,节间长0.1~1cm。基生叶多为2片,叶柄有毛,叶片较厚;花被裂片开展。果实近球形。

华细辛 根茎长5~20cm,直径1~2mm,节间长0.2~1cm。基生叶1~2片,叶片较薄,心形,先端渐尖;花被裂片开展。果实近球形。气味较弱。

均以干燥根灰黄色、叶绿、味辛辣而麻舌者为佳。

【功效】 解表散寒,祛风止痛,通窍,温肺化饮。

69. 淫羊藿

【来源】 为小檗科植物淫羊藿 Epimedium brevicornum Maxim.、箭叶淫羊藿 Epimedium sagittatum (Sieb. et Zucc.) Maxim.、柔毛淫羊藿 Epimedium pubescens Maxim.、巫山淫羊藿 Epimedium wushanense T. S. Ying、朝鲜淫羊藿 Epimedium koreanum Nakai 的地上部分。

【产地】 淫羊藿生于林下、沟边灌丛中或山坡阴湿处,海拔650~3500m。我国陕西、甘肃、山西、河南、青海、湖北、四川等省均有栽培。

【采收加工】 夏、秋季茎叶茂盛时采收,晒干或阴干。

【性状特征】

淫羊藿 茎细圆柱形。长约20cm。表面黄绿色或淡黄色,具光泽。茎生叶对生,二回三出复叶;小叶柄长1~5cm;小叶片卵圆形,先端微尖,长3~8cm,宽2~6cm;顶生小叶基部心形;两侧小叶较小,偏心形,外侧较大,呈耳状,边缘具黄色刺毛状细锯齿;上表面黄绿色,下表面灰绿色,主脉7~9条,基部有稀疏细长毛,细脉两面突起,网脉明显。叶片近革质。无臭,味微苦。

箭叶淫羊藿 一回三出复叶,小叶片长卵形至卵状披针形。长4~12cm,宽2.5~5cm。先端渐尖,两侧小叶基部明显偏斜,外侧呈箭形;下表面疏被粗短伏毛或近无毛。叶片革质。

柔毛淫羊藿 一回三出复叶,叶下表面及叶柄密被绒毛状柔毛。

巫山淫羊藿 一回三出复叶，小叶片披针形至狭披针形。长9~23cm，宽1.8~4.5cm。先端渐尖或长渐尖，边缘具刺齿；侧生小叶基部裂片偏斜，内边裂片小，圆形；外边裂片大，三角形，渐尖；下表面被绵毛或秃净。

朝鲜淫羊藿 二回三出复叶。小叶较大，长4~10cm，宽3.5~7cm。先端长尖。叶片较薄。

均以色青绿、无枝梗、叶完整不碎者为佳。

【功效】 补肝肾，强筋骨，祛风湿。

70. 金钱草

【来源】 为报春花科植物过路黄 *Lysimachia christinae* Hance 的全草。

【产地】 主产于四川省。

【采收加工】 夏、秋两季采集，除去杂质，晒干。

【性状特征】 为干燥皱缩的全草，无毛或被疏柔毛。茎棕色或暗棕红色。表面具皱纹、扭曲。断面实心。叶对生，展平后宽卵形或心形，长1~4cm，宽1~5cm，基部微凹，全缘；表面灰绿色、黄绿色或棕褐色，背面色较浅、突起主脉1条；叶片用水浸后，对光透视可见黑色或褐色条纹；叶柄长1~4cm。有的带花，花黄色，单生于叶腋内，具长梗。蒴果球形。质脆易碎。气微，味淡。

【功效】 利湿退黄，利尿通淋，解毒消肿。

71. 广藿香

【来源】 为唇形科植物广藿香 *Pogostemon cablin* (Blanco) Benth. 的地上部分。按产地不同分石牌广藿香及海南广藿香。

【产地】 主产于广东石牌及海南省。

【采收加工】 枝叶茂盛时采削，日晒夜闷，反复至干。

【性状特征】 全长约30~60cm，茎多分枝，直径0.2~1.2cm，枝条稍曲折。嫩茎略呈钝方柱形，密被柔毛，表面灰黄色或灰绿色，质脆，易折断，断面中部有髓；老茎则近圆柱形，被灰褐色栓皮。叶对生，皱缩成团，以水浸软展开，完整者叶片呈卵形或椭圆形，长4~9cm，宽3~7cm，先端短尖或钝圆，基部楔形或钝圆，边缘具不整齐钝锯齿，两面均被灰白色柔毛；叶柄细，长2~5cm，被柔毛。气香特异，味微苦。

石牌广藿香 枝条较瘦小，表面较皱缩，灰黄色或灰褐色，节间长3~7cm，叶痕较大而凸出，中部以下被栓皮，纵皱较深。断面渐呈类圆形，髓部较小。叶片较小而厚，暗绿褐色或灰棕色。

海南广藿香 枝条较粗壮，表面较平坦，灰棕色至浅紫棕色，节间长5~13cm，叶痕较小，不明显凸出，近下部始有栓皮，纵皱纹较浅。断面呈钝方形。叶片较大而薄，浅棕褐色或浅黄棕色。

以叶多、香气浓者为佳。

【功效】 芳香化浊，和中止呕，发表解暑。

72. 荆芥

【来源】 为唇形科植物荆芥 *Schizonepeta tenuifolia* Briq. 的地上部分。

【产地】 主产于江苏、河北、浙江、江西等省。多为栽培。

【采收加工】 夏、秋两季花开到顶、穗绿时采割，除去杂质，晒干。

【性状特征】 茎方柱形，上部有分枝。长50～80cm，直径2～4mm。表面淡黄绿色或淡紫红色，被短柔毛。体轻，质脆。断面类白色。叶对生，多已脱落；叶片3～5片，呈羽状分裂，裂片细长。穗状轮伞花序顶生，长2～9cm，直径约7mm；花冠多已脱落；宿萼钟形，顶端5齿裂，淡棕色或黄绿色，被短柔毛，内藏棕黑色小坚果。气芳香，味微涩而辛凉。

以色淡黄绿、穗长而密、香气浓者为佳。

【功效】 解表散风，透疹，消疮。

73. 益母草

【来源】 为唇形科植物益母草 *Leonurus heterophyllus* Sweet 的新鲜或干燥地上部分。

【产地】 全国大部分地区均有分布，生于山野荒地、田埂、草地等。

【采收加工】 鲜品春季幼苗期至初夏花前期采割；干品夏季茎叶茂盛、花未开或初开时采割，晒干，或切断晒干。

【性状特征】 茎方柱形，上部多分枝，四面凹下成纵沟。长30～60cm，直径约5mm。表面灰绿色或黄绿色。体轻，质韧。断面中部有白色髓。叶交互对生，有柄；叶片灰绿色，多皱缩，破碎，易脱落；完整者下部叶掌状3裂，上部叶羽状深裂或浅裂成3片，裂片全缘或具少数锯齿。轮伞花序腋生，小花淡紫色，花萼筒状，宿存，上端5尖齿；花冠二唇形，常已脱落。气微，味微苦。

以质嫩、叶多、色灰绿者为佳；质老、枯黄、无叶者不可供药用。

【功效】 活血调经，利尿消肿，清热解毒。

74. 穿心莲

【来源】 为爵床科植物穿心莲 *Andrographis paniculata* (Burm. f.) Nees 的地上部分。

【产地】 生药栽培于广东、广西、福建等省区。

【采收加工】 秋初茎叶茂盛时采割，晒干。

【性状特征】 茎方柱形，多分枝。长50～70cm，节稍膨大。质脆，易折断。折断面有白色髓部。单叶对生，叶片皱缩；完整者展开后呈披针形或卵状披针形，长3～12cm，宽2～5cm，全缘或微波状，先端渐尖，基部楔形下延，两面光滑，上面绿色，下面灰绿色；柄短或近无柄。气微，味极苦，苦至喉部，经久苦味不减。

以色绿、叶多者为佳。

【功效】 清热解毒，凉血消肿。

75. 青蒿

【来源】 为菊科植物黄花蒿 *Artemisia annua* L. 的地上部分。

【产地】 全国大部分地区均产。

【采收加工】 秋季花盛开时采割，除去老茎，阴干。

【性状特征】 茎圆柱形，上部多分枝。长30～80cm，直径0.2～0.6cm。表面黄绿色或棕黄色，具纵棱线。质略硬。折断面黄白色，中部有髓，白色。叶暗绿色或棕绿色，互生，多皱缩或破碎；完整者展平后为三回羽状深裂，裂片及小裂片矩圆形，两面被短毛。头状花序极多，球形，直径2mm以下，小花黄色。香气特异，味微苦，有清凉感。

以色绿、叶多、香气浓者为佳。

【功效】 清虚热，除骨蒸，解暑热，截疟，退黄。

76. 蒲公英

【来源】 菊科植物蒲公英 *Taraxacum mongolicum* Hand.-Mazz.、碱地蒲公英 *Taraxacum borealisinense* Kitam. 等同属数种植物的全草。

【产地】 我国大部分地区均有分布。

【采收加工】 春至秋季花初开时采挖，除去杂质，洗净，晒干。

【性状特征】 常皱缩卷曲成团，根圆锥形，多弯曲。长3~7cm。表面棕褐色，根头部有棕色或黄白色的茸毛，有的已脱落。叶基生，多皱缩破碎，暗灰绿色或绿褐色；完整叶片展平呈倒披针形，先端尖或钝，边缘浅裂或羽状分裂，基部下延呈柄状，下表面主脉明显。花茎1至数条，每条花茎顶生头状花序；总苞片多层，内面一层较长；花冠黄褐色或淡黄白色。瘦果长椭圆形，具白色冠毛。气微，味微苦。

以叶多、色绿、根完整者为佳。

【功效】 清热解毒，消肿散结，利尿通淋。

77. 石斛

【来源】 为兰科植物金钗石斛 *Dendrobium nobile* Lindl.、鼓槌石斛 *Dctidrobium chrysotoxum* Lindl 或流苏石斛 *Dendrobium fimbriatum* Hook. 的栽培品及其同属植物近似种的新鲜或干燥茎。

【产地】 主产于广西、贵州、云南、四川等省（区）。

【采收加工】 全年均可采收。鲜用者除去根和泥沙；干用者采收后，除去杂质，用开水略烫或烘软，再边搓边烘晒，至叶鞘搓净，干燥。

【性状特征】

鲜石斛 呈圆柱形或扁圆柱形，长约30cm，直径0.4~1.2cm。表面黄绿色，光滑或有纵纹，节明显，色较深，节上有膜质叶鞘。肉质多汁，易折断。气微，味微苦而回甜，嚼之带黏性。

金钗石斛 呈扁圆柱形，长20~40cm，直径0.4~0.6cm，节间长2.5~3cm。表面金黄色或黄中带绿色，有深纵沟。质硬而脆，断面较平坦而疏松。气微，味苦。

鼓槌石斛 呈粗纺锤形，叶部直径1~3cm，具3~7节。表面光滑，金黄色，有明显凸起的棱。质轻而松脆，断面海绵状。气微，味淡，嚼之有黏性。

流苏石斛 呈长圆柱形，长20~150cm，直径0.4~1.2cm，节明显，节间长2~6cm。表面黄色至暗黄色，有深纵槽。质疏松，断面平坦或呈纤维性。味淡或微苦，嚼之有黏性。

【功效】 益胃生津，滋阴清热。

78. 冬虫夏草

【来源】 为麦角菌科真菌冬虫夏草 *Cordyceps sinensis* (BerK.) Sacc. 寄生在蝙蝠蛾科昆虫幼虫上的子座及幼虫尸体的干燥复合体。

【产地】 主产于四川、青海、西藏等省（区），甘肃、云南、贵州等省亦产。

【采收加工】 夏初子座出土，孢子未发散时挖取，晒至六七成干，除去似纤维状的附着物及杂质，晒干或低温干燥。

【性状特征】 本品由虫体与从虫体头部长出的真菌子座相连而成。虫体似蚕，土黄至黄棕色，偶见棕褐色，粗糙，环纹明显，共有 20～30 条环纹，近头部环纹较细；足 8 对，前部 3 对，中部 4 对，近尾部 1 对，以中部 4 对最明显；质脆，易折断；断面略平坦，淡黄白色。子座细长棒状，一般比虫体长，长 4～7cm，粗约 3mm，深棕色，上部膨大，有不育顶端；质柔韧；折断面纤维状，类白色。气微腥，味微苦。

【功效】 补肾益肺，止血化痰。

79. 灵芝

【来源】 为多孔菌科真菌灵芝（赤芝）*Ganoderma lucidum*（Leyss. ex Fr.）Karst. 或紫芝 *Ganoderma sinense* Zhao, Xu et Zhong 的干燥子实体。

【产地】 我国普遍分布，浙江、黑龙江、吉林、河北、山东、安徽、江苏、江西、湖南、贵州、福建、广东、广西等省（区）均有部分产量。其中，浙江龙泉、安徽霍山、山东泰安一带的灵芝种植规模较为集中。

【采收加工】 全年采收，除去杂质，剪除附有朽木、泥沙或培养基质的下端菌柄，阴干或在 40～50℃烘干。

【性状特征】

灵芝 菌盖半圆形、肾形或数个重叠或粘连而呈不规则形。直径 5～10cm，偶可达 30cm，厚 0.4～1.8cm。表面红褐色，有光泽，环状棱纹明显，辐射状皱纹清楚或不清楚，中间厚，边缘薄而常向内卷。菌盖下表面菌肉白色至浅棕色，放大镜下观察可见极细小的针眼状小孔（菌管口）；木栓质，纵切面米黄色至浅褐色，菌管呈棕褐色。菌柄侧生，扁圆柱形，常弯曲，长 3～11cm，直径 0.3～1.3cm；红褐色至紫褐色，有漆样光泽。气微，味苦。

紫芝 子实体形状与灵芝极相似，主要区别为：菌盖与菌柄表面紫黑色或黑色，有光泽，具明显的同心环沟；菌肉锈褐色。

【功效】 补气安神，止咳平喘。

80. 茯苓

【来源】 多孔菌科真菌茯苓 *Poria cocos*（Schw.）Wolf 的干燥菌核。

【产地】 主产于安徽、云南和湖北，广东、广西、四川等省（区）亦产。

【采收加工】 多于 7～9 月采挖，挖出后除去泥沙，堆置"发汗"后，摊开晾至表面干燥，再"发汗"，反复数次至现皱纹，内部水分大部散失后，阴干，称为"茯苓个"；或将鲜茯苓按不同部位切制，阴干，分别称为"茯苓皮"及"茯苓块"。

【性状特征】

茯苓个 呈类球形、椭圆形或不规则的块状。大小不一。外皮薄而粗糙，棕褐色至黑褐色，有明显隆起的皱纹。体重，质坚实，不易破裂。断面不平坦，外层淡棕色，内部白色，显颗粒性，有的具裂隙，少数淡红色，有的中间抱有松根。无臭，味淡，嚼之粘牙。以体重、坚实、外皮色棕褐、皮纹细、无裂隙、断面白色细腻、粘牙力强者为佳。

茯苓皮 为削下的茯苓外皮。形状大小不一。外面棕褐色至黑褐色，内面白色或淡棕色。体软，质松，略具弹性。

茯苓块 为去皮后切制的茯苓，呈块片状。大小不一。白色、淡红色或淡棕色。

【功效】 利水渗湿，健脾，宁心。

81. 地龙

【来源】 为钜蚓科动物参环毛蚓 *Pheretima aspergillum*（E. Perrier）、通俗环毛蚓

Pheretima vulgaris Chen、威廉环毛蚓 *Pheretima guillelmi*（Michaelsen）或栉盲环毛蚓 *Pheretima pectinifera* Michaelsen 的干燥体。前一种习称"广地龙"，后三种习称"沪地龙"。

【产地】 主产于华南及华东地区。

【采收加工】 广地龙春季至秋季捕捉，沪地龙夏季捕捉，及时剖开腹部，除去内脏和泥沙，洗净，晒干或低温干燥。

【性状特征】

广地龙 呈长条状薄片，弯曲，边缘略卷。长15～20cm，宽1～2cm。全体具环节，背部棕褐色至紫灰色，腹部浅黄棕色；第14～16环节为生殖带，习称"白颈"，较光亮。体前端稍尖，尾端钝圆，刚毛圈粗糙而硬，色稍浅。雄性生殖孔在第18节腹侧刚毛圈一小孔突上，外缘有数个环绕的浅皮褶，内侧刚毛圈隆起；前面两边有横排（一排或二排）小乳突，每边10～20个不等；受精囊孔2对，位于7～8或8～9节间一椭圆形突起上，约占节周5/11。

沪地龙 长8～15cm，宽0.5～1.5cm。全体具环节，背部棕褐色至黄褐色，腹部浅黄棕色。受精囊孔3对，在6～8或7～9节间；第14～16节为生殖带，较光亮；第18节有一对雄生殖孔。通俗环毛蚓的雄交配腔能全部翻出，呈花菜状或阴茎状；威廉环毛蚓的雄交配腔孔呈纵向裂缝状；栉盲环毛蚓的雄生殖孔内侧有1个或多个小乳突。

【功效】 清热定惊，通络，平喘，利尿。

82. 水蛭

【来源】 为环节动物门水蛭科动物蚂蟥 *Whitmania pigra* Whitman、水蛭 *Hirudo nipponica* Whitman 或柳叶蚂蟥 *Whitmania acranulata* Whitman 的干燥体。

【产地】 我国大部分地区均产。

【采收加工】 夏、秋两季捕捉，用沸水烫死，晒干或低温干燥。

【性状特征】

蚂蟥（宽体蚂蟥，不吸血） 为扁平纺锤形。体长4～10cm，宽0.5～2cm。背部稍隆起，腹面平坦，前端稍尖，后端钝圆，全体由许多环节构成，前吸盘不显著，后吸盘较大；背部黑褐色或黑棕色，有许多黑色斑点排成5条纵线，体的两侧及腹面均呈棕黄色。质脆，易折断。断面胶质样，有光泽。气微腥。

柳叶蚂蟥（喜食牛血） 加工时拉长，体狭长而扁，体长5～12cm，宽1～5mm。

水蛭（其他蚂蟥） 扁长圆柱形。体长2～5cm，宽2～3mm。体多弯曲扭转，黑棕色，前吸盘较大。折断面不平坦，无光泽。

【功效】 破血通经，逐瘀消癥。

83. 石决明

【来源】 为软体动物门鲍科动物杂色鲍（九孔鲍）*Haliois diversicolor* Reeve、皱纹盘鲍 *Haliotis discushannai* Ino、羊鲍 *Haliotis ovina* Gmelin、澳洲鲍 *Haliotis ruber* (Leach)、耳鲍 *Haliotis asinina* Linnaeus 或白鲍 *Haliotis laevigata*（Donovan）的贝壳。

【产地】 杂色鲍产于我国福建以南沿海地区；皱纹盘鲍产于我国辽宁、山东、江苏等沿海地区；羊鲍、耳鲍产于我国台湾、海南、西沙群岛；澳洲鲍主产于澳大利亚、新西兰。

【采收加工】 夏、秋两季捕捉，去肉，除去壳外附着的杂质，洗净，干燥。

【性状特征】

杂色鲍 呈长卵圆形，内面观略呈耳形。长7～9cm，宽5～6cm，高约20cm。表面暗红色,有多数螺肋和细密生长线,螺旋部小,体螺部大,从螺旋部顶处开始向右排列有 20 余个疣状突起;末端 6~9 个开孔,孔口与壳面平;内面光滑,具珍珠样彩色光泽。壳较厚,质坚硬,不易破碎。无臭,味微咸。

皱纹盘鲍 呈长椭圆形。长 8~12cm,宽 6~8cm,高 2~3cm。表面灰棕色,有多数粗糙而不规则的皱纹,生长线明显,常有苔藓类或石灰虫等附着物;末端 4~5 个开孔,孔口突出壳面。壳较薄。

羊鲍 近圆形。长 4~8cm,宽 2.5~60cm,高 0.8~2cm。壳顶位于近中部而高于壳面,螺旋部与体螺部各占 1/2,从螺旋部边缘有 2 行整齐的突起,尤以上部较为明显;末端 4~5 个开孔,呈管状。

澳洲鲍 呈扁平卵圆形。长 13~17cm,宽 11~14cm,高 3.5~6cm。表面砖红色,螺旋部约为壳面的 1/2,螺肋和生长线呈波状隆起,疣状突起 30 余个;末端 7~9 个开孔,孔口突出壳面。

耳鲍 狭长,略扭曲,呈耳状。长 5~8cm,宽 2.5~3.5cm,高约 1cm。表面光滑,具翠绿色、紫色及褐色等多种颜色形成的斑纹,螺旋部小,体螺部大;末端 5~7 个开孔,孔口与壳面平,多为椭圆形。壳薄,质较脆。

白鲍 呈卵圆形。长 11~14cm,宽 8.5~11cm,高 3~6.5cm。表面砖红色,光滑,壳顶高于壳面,生长线颇为明显,螺旋部约为壳面的 1/3,疣状突起 30 余个;末端 9 个开孔,孔口与壳面平。

【功效】 平肝潜阳,清肝明目。

84. 全蝎

【来源】 为节肢动物门钳蝎科动物东亚钳蝎 *Buthus martensii* Karsch 的干燥体。

【产地】 主产于河南、山东等省。野生或饲养。

【采收加工】 春末至秋初捕捉,除去泥沙,置沸水或沸盐水中,煮至全身僵硬,捞出,置通风处,阴干。

【性状特征】 头胸部与前腹部呈扁平长椭圆形,后腹部呈尾状,皱缩弯曲。完整者体长约 6cm。头胸部呈绿褐色,前面有 1 对短小的螯肢及 1 对较长大的钳肢,形似蟹螯;背面覆有梯形背甲;腹面有足 4 对,均为 7 节,末端各具 2 爪钩;前腹部由 7 节组成,第 7 节色较深,背甲上有 5 条隆脊线;后腹部棕黄色,6 节,节上均有纵沟,末节有锐钩状毒刺,毒刺下方无距。质脆,易断。气微腥,味咸。

【功效】 息风镇痉,通络止痛,攻毒散结。

85. 土鳖虫

【来源】 为节肢动物门鳖蠊科昆虫地鳖 *Eupolyphaga sinensis* Walker 或冀地鳖 *Steleophaga plancyi*(Boleny)的雌虫干燥体。

【产地】 地鳖主产于江苏、安徽、四川等省;冀地鳖主产于河北、河南、北京、山东等省(市)。

【采收加工】 夏、秋两季捕捉,置沸水中烫死,晒干或烘干。

【性状特征】

地鳖 呈扁平卵形,头部较狭,尾端较宽。长 1.3~3cm,宽 1.2~2.4cm。背部紫褐色,有光泽,无翅,有胸背板 3 节;前胸背板较发达,盖住头部;腹背板 9 节,呈覆瓦状排列;腹面红棕色,头部较小,有丝状触角 1 对,常脱落;胸部有足 3 对,具细毛和刺;腹部有横环节。质松脆，易碎。气腥臭，味微咸。

冀地鳖 呈长椭圆形。长 2.2～2cm，宽 1.5～2.5cm。背部黑棕色，通常在边缘带有淡黄褐色斑块及黑色小点。

【功效】 破血逐瘀，续筋接骨。

86. 蝉蜕

【来源】 为节肢动物门蝉科昆虫黑蚱 *Cryptotympana pustulata* Fabricius 的若虫羽化时脱落的皮壳。

【产地】 分布于我国辽宁以南各省。

【采收加工】 夏、秋两季收集，除去泥沙，晒干。

【性状特征】 全形似蝉，中空，稍弯曲。长约 3.5cm，宽约 2cm。表面黄棕色，半透明，有光泽。头部有丝状触角 1 对，多已脱落；复眼 1 对，横生，略突出，透明；额部先端突出，上唇宽短，下唇延长呈管状；胸部背面呈"十"字形裂开，裂口向内卷曲；脊背左、右具小翅 2 对；腹面有足 3 对，被黄棕色细毛；腹部圆而丰满有曲纹，尾部钝尖，由腹部至尾端共 9 节。体轻，中空，易碎。无臭，味淡。

以体轻、完整、色黄亮者为佳。

【功效】 疏散风热，利咽，透疹，明目退翳，解痉。

87. 斑蝥

【来源】 为节肢动物门芫青科昆虫南方大斑蝥 *Mylabris phalerata* Pallas 或黄黑小斑蝥 *Mylabris cichorii* Linnaeus 的干燥虫体。

【产地】 主产于河南、广西、安徽、江苏等省（区）。

【采收加工】 夏、秋两季捕捉，闷死或烫死，晒干。

【性状特征】

南方大斑蝥 触角末节基部窄于前节呈长圆形。长 1.5～2.5cm，宽 0.5～1cm。头及口器向下垂，有较大的复眼及触角各 1 对，触角多已脱落。背部具革质鞘翅 1 对，黑色，有 3 条黄色横纹；鞘翅下面有棕褐色薄膜状透明的内翅 2 片。胸腹部乌黑色，胸部有足 3 对；腹部呈环节状，有黑色绒毛。气特异而臭，刺激性强，不宜口尝。

黄黑小斑蝥 较小，长 1～1.5cm。触角末节基部与前节等宽。

【功效】 破血逐瘀，散结消癥，攻毒蚀疮。

88. 海马

【来源】 为脊索动物门海龙科动物线纹海马 *Hippocampus kelloggi* Jordan et Snyder、刺海马 *Hippocampus histrix* Kaup、大海马 *Hippocampus kuda* Bleeker、三斑海马 *Hippocampus trimaculatus* Leach 或小海马（海蛆）*Hippocampus japonicus* Kaup 的干燥体。

【产地】 线纹海马、刺海马、三斑海马分布于东海及南海，大海马分布于南海，小海马在我国各海域均有分布。

【采收加工】 夏、秋两季捕捞，洗净，晒干；或除去皮膜和内脏，晒干。

【性状特征】

线纹海马 体呈扁长形而弯曲。长约 30cm。黄白色。头略似马头，前方有一管状长吻，口小，无牙，两眼深陷，头顶有冠状突起；躯干部 7 棱形；尾部 4 棱形，渐细，向内卷曲；体上有瓦楞形节纹并具短棘。习称"马头、蛇尾、瓦楞身"。体轻，骨质坚硬。气微腥，味微咸。

刺海马 体长15~20cm。黄白色。头部及体上节纹间的棘细而尖。

大海马 体长20~30cm。黑褐色。

三斑海马 体长10~18cm。体背部第1、4、7节两侧的短棘基部各有一黑斑。

小海马（海蛆） 体形小，长7~10cm。黑褐色节纹及短棘均较细小。

均以体大、坚实、头尾齐全者为佳。

【功效】 温肾壮阳，散结消肿。

89. 蟾酥

【来源】 为脊索动物门蟾蜍科动物中华大蟾蜍 *Bufo gargarizans* Cantor 或黑眶蟾蜍 *Bufo melanostictus* Schneider 的耳后腺及皮肤腺所分泌的白色浆液，经加工而成。

【产地】 主产于华北、东北地区。

【采收加工】 多于夏、秋两季捕捉蟾蜍，洗净，挤取耳后腺及皮肤腺的白色浆液，加工，干燥。

【性状特征】 棕褐色或红棕色。

团酥 扁圆形团块。质坚硬，不易折断。断面棕褐色，角质状，微有光泽。

片酥 不规则片状。质脆易碎。断面红棕色，半透明。

气微腥，味初甜而后有持久的麻辣感，粉末嗅之作嚏。断面沾水，即呈乳白色隆起。粉末于锡箔纸上加热即熔成油状。

【功效】 解毒，止痛，开窍醒神。

90. 龟甲

【来源】 为脊索动物门龟科动物乌龟 *Chinemys reevesii*（Gray）的背甲及腹甲。

【产地】 分布于江苏、上海、浙江、安徽、湖北、广西等省（市、区）。

【采收加工】 全年均可捕捉，以秋、冬两季为多。捕捉后杀死，或用沸水烫死，剥取背甲和腹甲，除去残肉，晒干。

【性状特征】 腹甲呈板片状，近长椭圆形，长8~200cm，宽5~15cm；前端钝圆或平截，后端具三角形缺刻，两侧均有呈翼状向斜上方弯曲的甲桥（墙板）；外表面淡黄棕色至棕色，角板12块，每块具紫褐色放射状纹理；内表面黄白色至灰白色，有的略带血迹或残肉，称"血板"，除净后可见骨板9块，呈锯齿状嵌接。背甲及腹甲由甲桥相连，背甲稍长于腹甲。背甲呈长椭圆形，背部微隆起，长10~23cm，宽8~17cm；外表面棕褐色或黑色，前部略窄于后部，前端有颈角板1块，脊背中央有椎角板5块，两侧各有对称肋角板4块，边缘每侧具缘角板11块，尾部具臀角板2块。质坚硬。气微腥，味微咸。

以血板、身干、个大、无残肉、洁净者为佳。

【功效】 滋阴潜阳，益肾强骨，养血补心，固精止崩。

91. 鳖甲

【来源】 为脊索动物门鳖科动物鳖 *Trionyx sinensis* Wiegmann 的背甲。

【产地】 主产于湖北、安徽、江苏、河南、湖南、浙江、江西等省。

【采收加工】 全年均可捕捉，以秋、冬两季为多。捕捉后杀死，置沸水中烫至背甲上的硬皮能剥落时，取出，剥取背甲，除去残肉，晒干。

【性状特征】 呈椭圆形或卵圆形。长10~20cm，宽8~17cm，厚约5mm。背面隆起，外表面灰褐色或黑绿色，略有光泽，密布网状细皱纹，并有灰黄色或灰白色斑点，中间有一条纵棱，两侧各有左右对称的横凹纹8条，外皮脱落后，可见锯齿状嵌接缝；内表面类白色，中部有突起的脊椎骨，颈骨向内卷曲，两侧有对称的肋骨各8条，伸出边缘。质坚硬，易自骨板衔接缝断裂。气微腥，味淡。

以块大、甲厚、无残肉、洁净、无腐臭者为佳。

【功效】 滋阴潜阳，退热除蒸，软坚散结。

92. 蛤蚧

【来源】 为脊索动物门壁虎科动物蛤蚧 *Gekko gecko* Linnaeus 除去内脏的干燥体。

【产地】 主产于广西龙津、大新等县，云南、广东等省亦产，广西、江苏等省（区）有人工养殖。

【采收加工】 全年均可捕捉；5～9月为主要捕捉季节。捕捉后破开腹部，取出内脏，用布抹净血液（不可水洗），再以竹片撑开使身体扁平、四肢顺直，以微火焙干，将大小相近的两只合成1对，扎好。

【性状特征】 全体呈扁片状。头颈部及躯干部长9～18cm，头颈部约占1/3，腹背部宽6～11cm，尾长6～14cm。头稍扁，略呈三角形；两眼多凹陷成窟窿，无眼睑；吻鳞不切鼻孔；口内角质细齿密生于颚的边缘，无异型大齿。腹背部呈椭圆形，腹薄。全身密被类圆形微有光泽的细鳞，背部成行镶嵌大的圆形鳞片。背部灰黑色或银灰色，有黄白色或灰绿色斑点（进口蛤蚧多为砖红色斑点）散在或密集成斑纹；脊椎骨及两侧肋骨突起。四足均有5趾，除第1趾外，均具爪，趾底面具吸盘。尾细长，有银灰色环带数6～7条。质坚韧。气腥，味微咸。

以体大、肥壮、尾全、不破碎者为佳。

【功效】 补肺益肾，纳气定喘，助阳益精。

93. 金钱白花蛇

【来源】 为脊索动物门眼镜蛇科动物银环蛇 *Bungarus multicinctus* Blyth 的幼蛇除去内脏的干燥体。

【产地】 主产于广东、广西、广东、江西等省（区），有养殖。

【采收加工】 夏、秋两季捕捉，剖开蛇腹，除去内脏，抹净血迹，用乙醇浸泡处理后，以头为中心，盘成圆盘状，用竹签横穿固定，干燥。

【性状特征】 呈圆盘状，头在中间，尾细，常纳于口内。盘径3～6cm，蛇体直径0.2～0.4cm。颈后有黄白色斑2个；背部黑色，每隔三鳞半，有1～2鳞宽的白色环纹48个以上，并有1条显著突起的脊棱；脊棱鳞片较大，呈六角形；背鳞细密，通身15行；腹部黄白色，鳞片稍大；尾部鳞片单行。气微腥，味微咸。

【功效】 祛风，通络，止痉。

94. 蕲蛇

【来源】 为脊索动物门蝰科动物五步蛇 *Agkistrodon acutus*（Guenther）除去内脏的干燥体。

【产地】 主产于浙江温州、丽水、金华。江西、福建、广西等省（区）亦产。

【采收加工】 多于夏、秋两季捕捉，剖开蛇腹除去内脏，洗净，用竹片撑开腹部，盘成圆盘状，干燥后拆除竹片。

【性状特征】 呈圆盘形。盘径17~34cm，体长可达2m。头呈扁三角形，吻端向上突出，习称"翘鼻头"；眼后至颈侧有1条黑色斑纹；口宽大，上腭有一管状毒牙，中空尖锐。背部两侧各有17~25个"V"形斑，在背中线上相接，形成灰白色菱方形斑纹，习称"方胜纹"；有的两侧"V"形斑在背中线不相接，呈交错排列。腹部灰白色，鳞片较大，有黑色类圆形的斑点，习称"连珠斑"；尾部骤细，末端有长三角形鳞片1枚，习称"佛指甲"。腹内壁黄白色，脊椎骨的棘突较高，呈刀片状上突；前、后椎体下突多为弯刀状，向后倾斜，尖端明显超过椎体后隆面。气腥，味微碱。

【功效】 祛风，通络，止痉。

95. 乌梢蛇

【来源】 为脊索动物门游蛇科动物乌梢蛇 Zaocys dhumnades (Cantor) 除去内脏的干燥体。

【产地】 主产于浙江、江苏、安徽等省。

【采收加工】 夏、秋两季捕捉，剖开腹部，或先剥去蛇皮留头尾，除去内脏，盘成圆盘状，干燥。

【性状特征】 呈圆盘状。盘径13~16cm。全体乌黑色或黑褐色，密被菱形细鳞，背鳞行数为偶数；背中央2~4行鳞片强烈起棱，形成纵贯全体的两条黑线。头盘在中央，扁圆形，大多眼大不陷而有光泽；颊鳞1枚；眼前下鳞1枚，较小；眼后鳞2枚。脊部高耸，呈屋脊状，俗称"剑脊"。腹部剖开边缘向内卷曲，脊肌肉厚，黄白色或淡棕色，可见排列整齐的肋骨。尾部渐细而长。剥皮者仅留头、尾之皮，中段较光滑。气腥，味淡。

【功效】 祛风，通络，止痉。

96. 麝香

【来源】 为脊索动物门鹿科动物林麝 Moschus berezovskii Flerov、马麝 Moschus sifanicus Przewalski 或原麝 Moschus moschiferus Linnaeus 成熟雄体香囊中的干燥分泌物。

【产地】 主产于四川、西藏、陕西、甘肃等省（区），以四川、西藏产量大、质量优。四川省马尔康市、都江堰市、米亚罗，陕西省镇坪县、湖南省湘潭市、安徽省霍山县等地均已建场养麝，现已能提供部分麝香商品。

【采收加工】 野麝多在冬季至次春猎取，捕获后，立即割取香囊，阴干，习称"毛壳麝香"；除去囊壳，取囊中分泌物，习称"麝香仁"。家养麝多在10月直接用挖勺从活麝香囊中挖取，阴干或用干燥器密闭干燥。

【性状特征】

毛壳麝香 呈球形、椭圆球形或扁圆球形的囊状体。直径3~7cm，2~4cm。开口面的革质皮棕褐色，密生灰白色或灰棕色短毛，从两侧围绕中心排列，中央有1小囊孔，直径约2~3mm；另一面为棕褐色略带紫色的皮膜，微皱缩，偶显肌肉纤维，略有弹性。剖开后，可见中层皮膜呈棕褐色或灰褐色，半透明状；内层皮膜呈棕色，内含颗粒状及粉末状的麝香仁和少量细毛及脱落的内层皮膜（习称"银皮"或"云皮"，银皮质地柔软、致密，是天然防止香气泄漏的保护膜，久置发硬就是伪品）。质较柔软。有特异香气。以饱满、皮薄、捏之有弹性、香气浓烈者为佳。

麝香仁 其中，呈不规则圆形或颗粒状习称"当门子"，外表多呈紫黑色，微有麻纹，油润光亮，断面棕黄色或黄棕色；粉末状者多呈棕色或棕褐色或微带紫色，并有少量脱落的内层内皮膜和细毛。饲养品呈颗粒状，短条形或不规则团块，紫黑色或深棕色，表面不平，显油性，微有光泽，并有少量脱落的内层皮膜和毛。气香浓烈而特异，味微辣、微苦带咸。以"当门子"多、质柔润、香气浓烈者为佳。

【功效】 开窍醒神，活血通经，消肿止痛。

97. 鹿茸

【来源】 鹿科动物梅花鹿 Cervus nippon Temminck 或马鹿 Cervus elaphus Linnaeus 的雄鹿未骨化密生茸毛的幼角。前者习称"花鹿茸（黄毛茸）"，后者习称"马鹿茸（青毛茸）"。

【产地】 花鹿茸主产于吉林、辽宁、河北、内蒙古；马鹿茸主产于新疆、青海、四川、云南等省（区）。

【采收加工】 花鹿茸当年初生者无角，二年始生无枝之角，三年呈叉状，其后每年增生1枝，至4枝为止（每年早春脱换）。雌鹿无角。

二杠茸每年两次，第一次清明后45～50天（头茬茸），50～60天后二茬茸；三岔茸每年采一次，6～7月中下旬。

【性状特征】

花鹿茸

（1）锯茸　一个侧枝（3年）"二杠茸"，主枝"大挺"，侧枝"门桩"；锯口叉间有灰黑筋脉，黄白色，外围无骨质，有蜂窝状细孔；体轻。

（2）二茬茸　主枝不圆，或上粗下细；下部有纵棱筋，称"起筋""起疔"；锯口外围骨化；体较重。

（3）三岔茸　（二个侧枝，4年）主枝较长，23～33cm；茸毛稀疏，下部"起筋"——纵棱筋，有"骨钉""骨豆"——突起小疙瘩。

（4）砍茸　带脑骨、二茸相距7cm，脑骨后端有一对弧形骨，名"虎牙"。

马鹿茸　形体粗壮、毛茸青灰；一个侧枝称"单门"（2年）；二个侧枝称"莲花"（3年）；三个、四个侧枝分别称"三岔""四岔"（4年、5年）。

东马鹿茸　短（25～33cm），"莲花""三岔""起筋"，有"骨钉"——初期骨化特征。

西马鹿茸　较长（30～100cm），分枝细长弯曲，茸毛粗长，锯口色深，常见骨质。

（1）花鹿茸片　角尖称"血片""蜡片"，切面黄白色，半透明，外皮无骨质，质坚韧。味微咸。中上部称"蛋黄片"，切面黄白色或粉白色，中间有极小蜂窝状细孔，外皮无骨质。下部称"老角片"，切面粉白至浅白色，中间蜂窝状细孔，外皮无或略具骨质。

（2）马鹿茸片　"血片""蜡片"，切面灰黑色，中央米黄色，半透明，微显光泽，质坚韧。"粉片""老角片"，切面灰黑色，中央米黄色，有蜂窝状细孔，外皮较厚或略具骨质，质坚脆。

【功效】 壮肾阳，益精血，强筋骨，调冲任，托疮毒。

98. 朱砂

【来源】 为硫化物类矿物辰砂族辰砂。

【产地】 主产于湖南、贵州、四川、广西等省（区）。以湖南沅陵（辰州）产的为好。

【采收加工】 挖出矿石后，选取纯净者，用磁铁吸尽含铁的杂质，用水淘去杂石和泥沙。

【性状特征】 为粒状或块状集合体。呈大小不一的块片状、颗粒状或粉末状。鲜红色或暗红色，具金刚光泽，条痕红色。体重，质脆，硬度2～2.5，相对密度8.09～8.20。无臭，无味。呈细小颗粒或粉末状、色红明亮、触之不染手者，习称"朱宝砂"；呈不规则板片状、斜方形或长条形，大小厚薄不一，边缘不整齐，色红而鲜艳，光亮如镜面而微透明，质较脆者，习称"镜面砂"；呈粒状或块状、方圆形或多角形、色暗红或灰褐色、质坚不易碎者，习称"豆瓣砂"。

以色鲜红、有光泽、体重、质脆者为佳。

【功效】 清心镇惊，安神，明目，解毒。

99. 滑石

【来源】 为硅酸盐类矿物滑石族滑石。习称"硬滑石"。

【产地】 产于辽宁、山东、陕西、江苏等省。

【采收加工】 挖出后，除去泥沙及杂石。

【性状特征】 呈扁平形、斜方形或不规则块状。大小不一。白色、黄白色或淡蓝灰色，有蜡样光泽，条痕白色。质较软而细腻，硬度约为1，相对密度2.7~2.8，用指甲可以刮下白粉，触之有滑润感，无吸湿性，置水中不崩散。无臭，无味。

以色白、滑润者为佳。

【功效】 利尿通淋，清热解暑；外用祛湿敛疮。

100. 芒硝

【来源】 为硫酸盐类矿物芒硝族芒硝经加工精制而成的结晶体。

【产地】 全国大部分地区均有分布。

【采收加工】 天然产的芒硝称"土硝"；将土硝用水溶解、过滤、结晶，称"朴硝"或"皮硝"；再将朴硝结晶，称"芒硝"。

【性状特征】 呈棱柱状、长方体或不规则的结晶，两端不整齐。大小不一。无色透明，暴露空气中则表面逐渐风化而覆盖一层白色粉末（无水硫酸钠），条痕白色，具玻璃样光泽。质脆易碎，硬度1.5~2，相对密度1.48。断口贝壳状。无臭，味苦、咸。

以无色、透明、呈长条棱柱状者为佳。

【功效】 泻下通便，润燥软坚，清火消肿。

101. 五倍子

【来源】 为漆树科植物盐肤木 *Rhus chinensis* Mill. 和青麸杨 *Rhus potaninii* Maxim.、红麸杨 *Rhus punjabensis* Stew. var. *sinica* (Diels) Rehd. et Wils. 叶上的虫瘿，主要由五倍子蚜虫寄生而形成。按外形不同分"肚倍""角倍"。

五倍子的产生三要素：寄主盐肤木类植物；五倍子蚜虫；过冬寄主提灯藓类植物，须终年湿润，以利蚜虫过冬。

【产地】 主产于四川、贵州、云南等省。

【采收加工】 立秋至白露前虫瘿由青色转成黄褐色时采摘。摘下后，置沸水中略煮或蒸至外表面变成灰色，以杀死内部的蚜虫为度，取出干燥。

【性状特征】

肚倍 呈长圆形或纺锤形囊状。长2.5~9cm，直径1.5~4cm。表面灰褐色或淡棕色，被有灰黄色滑软的柔毛。质硬而脆，易破碎。断面角质状，有光泽，壁厚2~3mm，内壁平滑，内有黑褐色死蚜虫及灰色粉末状排泄物。气特异，味涩。

角倍 呈菱角形，具不规则的角状分枝。柔毛较肚倍明显，壁较薄。

【功效】 敛肺降火，涩肠止泻，敛汗，止血，收湿敛疮。

102. 绵马贯众

【来源】 为鳞毛蕨科植物粗茎鳞毛蕨 Dryopteris crassirhizoma Nakai 带叶柄残基的根茎。

【产地】 主产于黑龙江、吉林、辽宁三省。

【采收加工】 秋季采挖，削去叶柄、须根，除去泥沙，晒干。

【性状特征】 呈稍弯曲倒圆锥形，上端钝圆或截形，下端较尖。表面密被排列整齐的叶柄残基及鳞片，并有弯曲的须根。叶柄残基或根茎的断面呈棕色或深绿色，有黄白色小点（分体中柱）5～13个，排列成环。气特殊，味初微涩，渐苦而辛。

【功效】 清热解毒，驱虫。

学习任务 3　显微鉴定

一、显微鉴定的内容

中药的显微鉴定就是采用显微镜观察药物内部的组织构造，细胞及细胞内含物的形态，描述显微特征，制订显微鉴别依据以鉴定药物真伪优劣的方法。具体操作方法及技术要点如下：

1. 制片方法

（1）横切片、纵切片（徒手、滑走、石蜡切片）。

（2）表面片、粉末片、组织解离制片。

2. 封藏试剂

（1）水、稀甘油、斯氏液　观察淀粉粒、油润、菌丝。

（2）水合氯醛　观察组织、晶体；溶解淀粉粒、蛋白质、叶绿体、树脂、挥发油，使收缩膨胀。

（3）5% KOH 切片清洁液　溶解淀粉粒、蛋白质，使之膨胀，增加透明度。处理后应立即洗去碱液，封藏，以免长时间破坏组织。

（4）等量乙醚乙醇液　脱脂剂，除去种子中脂肪油、挥发油及树脂等，观察糊粉粒。

（5）氯化碱液　漂白剂对颜色浑暗的切片可漂白，除去叶绿素。

3. 细胞壁和细胞内含物的检查

（1）木化　浓盐酸＋间苯三酚——红色。

（2）纤维素　氯化锌碘液——蓝或紫色。

（3）淀粉粒　I_2——蓝色。

（4）糊粉粒　$Hg(NO_3)_2$——砖红色。

（5）油滴　苏丹Ⅲ——红色。

（6）草酸钙　50% H_2SO_4——针状结晶（硫酸钙）。

（7）碳酸钙　HCl——溶解，$CO_2\uparrow$＋$CaCl_2$。

（8）硅质块　HF——溶解，CaF_2。

（9）黏液质、树胶　镴红——染成红色。

4. 扫描电镜（超微分析）

特点是有立体感、真实感强，丰富显微鉴定内容。尤其是对花粉粒、种子表面具有分析价值。

二、显微鉴定代表中药

1. 牡丹皮

【来源】 为毛茛科植物牡丹 *Paeonia suffruticosa* Andr. 的根皮。

【产地】 主产于安徽、河南、四川、山东等省。现全国各地都有栽培。

【采收加工】 栽培3~5年后采收，通常在10~11月挖出根部，除去须根及茎基，剥取根皮，晒干，称原丹皮；刮去外皮后晒干，称为刮丹皮或粉丹皮。

【显微特征】 粉末为淡红棕色。草酸钙簇晶甚多，含晶薄壁细胞排列成行；也有一个薄壁细胞中含有数个簇晶，或簇晶充塞于细胞间隙中。淀粉粒众多。木栓细胞长方形，壁稍厚，浅红色。有时可见丹皮酚针状、片状结晶。

【功效】 清热凉血，活血化瘀。

2. 黄柏

【来源】 为芸香科植物黄皮树 *Phellodendron chinense* Schneid.、黄檗 *Phellodendron amurense* Rupr. 除去栓皮的树皮。前者习称"川黄柏"，后者习称"关黄柏"。

【产地】 黄皮树主产于四川、贵州等省；黄檗主产于吉林、辽宁等省，以辽宁产量最大。

【采收加工】 3~6月间采收，选10年左右的树，剥取一部分树皮，晒至半干，压平，去粗皮，刷净晒干。

【显微特征】

川黄柏横切面　未去净外皮者可见木栓层由多列长方形细胞组成，内含棕色物质。栓内层细胞中含草酸钙方晶。皮层比较狭窄，散有纤维群及石细胞群；石细胞大多分枝状，壁极厚，层纹明显。韧皮部射线宽2~4列细胞，常弯曲而细长。韧皮部占树皮的极大部分，外侧有少数石细胞，纤维束切向排列呈断续的层带，又称硬韧部；纤维束周围薄壁细胞中常含草酸钙方晶，形成晶鞘纤维。薄壁细胞中含有细小的淀粉粒和草酸钙方晶，黏液细胞随处可见。

川黄柏粉末　不同于关黄柏的特征是：石细胞大多呈分枝状，呈圆形者直径40~128μm，可见纹孔沟；黄色黏液细胞多单个散离，遇水渐膨胀呈类圆形或矩圆形，直径40~72μm，壁薄，有时胀裂，胞腔可见无定形黏液汁。

关黄柏横切面　与川黄柏相似，不同点是：关黄柏木栓细胞呈方形，皮层比较宽广，石细胞较川黄柏略少，射线较平直，硬韧部不甚发达。

关黄柏粉末　呈绿黄色或黄色。纤维鲜黄色，直径16~38μm，常成束，周围的细胞含草酸钙方晶，形成晶纤维。石细胞众多，鲜黄色，长圆形、纺锤形或长条形，直径35~80μm，有的呈分枝状，枝端钝尖，壁厚，层纹明显。草酸钙方晶极多，直径12~30μm，大多在24μm左右。黏液细胞可见，呈类球形，直径32~42μm。

【功效】 清热燥湿，泻火除蒸，解毒疗疮。

3. 大青叶

【来源】 为十字花科植物菘蓝 *Isatis indigotica* Fort. 的叶。

【产地】 主产于河北、陕西、江苏、安徽等省。大多为栽培品。

【采收加工】 夏、秋两季分 2～3 次采收。第 1 次在 5 月中旬，采后及时施肥；第 2 次在 6 月下旬；如施肥管理得当，8 月份可采收第 3 次。北方地区一般在夏、秋（霜降前后）分两次采收。

【显微特征】

叶横切面 上、下表皮细胞外被角质层。叶肉中栅栏组织细胞不显著，略呈长圆形。主脉维管束 3～7 个，外韧型。主脉及叶肉的薄壁组织中有含芥子酶（myrosin）的分泌细胞，呈类圆形，较其周围薄壁细胞小，直 10～40μm，内含棕黑色颗粒状物质。

叶表面制片 上表皮细胞垂周壁平直，表皮被角质层；下表皮细胞垂周壁稍弯曲，略呈念珠状增厚；上、下表皮均有不等式气孔，副卫细胞 3～4 个。

粉末 本品粉末绿褐色。下表皮细胞垂周壁稍弯曲，略显念珠状增厚；气孔不等式，副卫细胞 3～4 个。

叶肉断面栅栏组织与海绵组织无明显区分。

【功效】 清热解毒，凉血消斑。

4. 金银花

【来源】 为忍冬科植物忍冬 *Lonicera japonica* Thunb. 的干燥花蕾或带初开的花。

【产地】 主产于山东、河南，全国大部分地区均产。

【采收加工】 5～6 月采取未开放的花蕾，置通风处阴干或晒干。

【显微特征】 忍冬粉末为浅黄色。

① 花粉粒众多，黄色，球形，直径 60～70μm，外壁具细刺状突起，萌发孔 3 个。

② 腺毛有两种：一种头部呈倒圆锥形，顶部略平坦，由 10～30 个细胞排成 2～4 层，直径 52～130μm，腺柄 2～6 个细胞，长 80～700μm；另一种头部呈倒三角形，较小，由 4～20 数个细胞组成，直径 30～80μm，腺柄 2～4 个细胞，长 25～64μm。腺毛头部细胞含黄棕色分泌物。

③ 非腺毛为单细胞，有两种：一种长而弯曲，壁薄，有微细疣状突起；另一种较短，壁稍厚，具壁疣，有的具单或双螺纹。

④ 薄壁细胞中含细小草酸钙簇晶，直径 6～45μm，大多在 20μm 左右。

⑤ 柱头顶端表皮细胞呈绒毛状。

【功效】 清热解毒，疏散风热。

5. 五味子

【来源】 木兰科（Magnoliaceae）植物五味子 *Schisandra chinensis* （Turcz.） Baill. 的果实，称北五味子；华中五味子 *Schisandra sphenanthera* Rehd. et Wils 的果实，称为南五味子。

【产地】 产于黑龙江、吉林、辽宁、内蒙古、河北、山西、宁夏、甘肃、山东等省（区）。生于海拔 1200～1700m 的沟谷、溪旁、山坡。

【采收加工】 秋季果实成熟时采摘，晒干或蒸干后晒干，除去果梗和杂质。

【显微特征】

北五味子横切面

（1）果皮 外果皮表皮细胞一列，外被角质层，散有油细胞；中果皮为薄壁细胞，有维管束；内果皮有一列细胞。

（2）种皮　种皮外层石细胞一列、呈栅状，壁厚，纹孔细密；种皮内层石细胞（类圆形、三角形、多角形）纹孔较大，薄壁细胞、油细胞一列；种皮内表皮胚乳细胞含脂肪油滴和糊粉粒。

粉末
① 果皮表皮细胞表面观多角形，有角质线纹，散有油细胞。
② 种皮外层石细胞表面观多角形，壁厚，纹孔细密。
③ 种皮内层石细胞，胞腔大，纹孔大。
④ 胚乳细胞。

【功效】　收敛固涩，益气生津，补肾宁心。

6. 补骨脂

【来源】　为豆科植物补骨脂 *Psoralea corylifolia* L. 的果实。

【产地】　产于云南（西双版纳）、四川金沙江河谷。常生长于山坡、溪边、田边。河北、山西、甘肃、安徽、江西、河南、广东、广西、贵州等省（区）有栽培。

【采收加工】　秋季果实成熟时采收果序，晒干，搓出果实，除去杂质。

【显微特征】

果实（中部）横切面
① 果皮表皮细胞1列，凹陷处表皮下有众多壁内腺。
② 中果皮薄壁组织中有小型外韧型维管束，薄壁细胞含有草酸钙小柱晶。
③ 种皮外表皮为1列栅状细胞，其内为1列哑铃状支持细胞。
④ 色素细胞1列，与种皮内表皮细胞相邻。种皮薄壁组织中有小型维管束。子叶细胞充满糊粉粒与油滴。

果皮表面制片
① 壁内腺类圆形，直径60～400μm，表皮细胞多达数十个至百个；中心细胞较小，多角形，周围细胞径向延长，辐射状排列；腺体腔内有众多油滴。
② 腺毛多呈梨形；腺柄短，多单细胞；腺头多细胞或单细胞。
③ 非腺毛顶端细胞长，胞壁密布疣点。
④ 气孔平轴式，表皮细胞具条状角质纹。
⑤ 果皮细胞含草酸钙小柱晶及小方晶。

粉末中其他特征：种皮栅状细胞长33～56μm，宽6～15μm，细胞壁成"V"字形增厚；支持细胞哑铃状，长20～45μm，中部细胞壁增厚。

【功效】　温肾助阳，纳气平喘，温脾止泻；外用消风祛斑。

7. 珍珠

【来源】　为软体动物门珍珠贝科动物马氏珍珠贝 *Pteria martensii* (Dunker) 或蚌科动物三角帆蚌 *Hyriopsis cumingii* (Lea)、褶纹冠蚌 *Cristaria plicata* (Leach) 等双壳类动物受刺激而形成。

【产地】　海珠主产于广东、广西、台湾等省（区）；淡水养殖珍珠主产于黑龙江、安徽、江苏及上海等省（市）。

【采收加工】　自动物体内取出，洗净，干燥。

【显微特征】

磨片　可见同心性环状层纹。多数磨片在暗视野中可见珍珠特有的七色彩光——"珍珠虹光环"。

粉末 类白色。呈不规则碎块，半透明，具彩虹样光泽。表面现颗粒性，断面呈薄层重叠状，可见致密的成层线条或极细密的微波状纹理。

【功效】 安神定惊，明目消翳，解毒生肌，润肤祛斑。

8. 石膏

【来源】 为硫酸盐类矿物硬石膏族石膏。

【产地】 主产于湖北省应城，山东、山西、河南等省亦产。

【采收加工】 挖出后，去净泥沙及杂石。

【显微特征】 类白色粉末，显微镜下能见到单斜晶体或斜方柱晶体。

【功效】 清热泻火，除烦止渴。

9. 猪苓

【来源】 为多孔菌科真菌猪苓 *Polyporus umbellatus* (Pers.) Fries 的干燥菌核。

【产地】 主产于陕西和云南省，河南、山西、甘肃等省亦产。人工栽培已获成功。

【采收加工】 春、秋两季采挖，去净泥沙，干燥。

【显微特征】 粉末为灰黄白色。

① 菌丝团大多无色（内部菌丝），少数棕色（外层菌丝）。散在的菌丝细长、弯曲，直径 2～10μm，有的可见横隔，有分枝及结节状膨大部分。

② 草酸钙方晶众多，呈双锥八面体形，或不规则多面体形，直径 3～60μm，长至 68μm，有时可见数个结晶聚集在一起。

【功效】 利水渗湿。

10. 天花粉

【来源】 为葫芦科栝楼 *Trichosanthes kirilowii* Maxim. 或双边栝楼 *Trichosanthes rosthor-nic* Herms 的根。

【产地】 分布于河南等地。

【采收加工】 秋、冬两季采挖，洗净，除去外皮，切段或纵剖成瓣，干燥。

【显微特征】 粉末类白色。淀粉粒甚多，单粒类球形、半圆形或盔帽形。直径 6～48μm，脐点点状、短缝状或人字状，层纹隐约可见；复粒由 2～14 分粒组成，常由 1 个大的分粒与几个小分粒复合。石细胞黄绿色，长方形、椭圆形、类方形、多角形或纺锤形。

【功效】 清热泻火，生津止渴，消肿排脓。

学习任务 4　理化鉴定

一、理化鉴定的内容

中药的理化鉴定是根据药物所含成分的某些物理性质或化学性质，采用物理或化学的手段，对其有效成分、主要成分或特征性成分进行定性或定量分析，来鉴定药物真伪优劣的方法。主要包括：

1. 物理常数测定（相对密度、黏稠度、硬度等）

如相对密度：蜂蜜 1.349 以上，薄荷油 0.89～0.91；竹黄粉末（过 4 号筛）10g，体积大于 35mL（轻泡）。

2. 膨胀度

$S=\dfrac{V}{W}$，每 1g 药材在溶剂中的体积（mL），如北葶苈子（12）＞南葶苈子（3）。

3. 色度

如检查白术走油情况：精密称取最粗粉 2g，加 55％乙醇 50mL，用稀盐酸调节 pH2～3，振摇 1h，离心 15min，取上清液 10mL，与对照液比，不显得较深（此色用 $FeCl_3$ 液 5mL、$CoCl_2$ 液 3mL、$CuSO_4$ 液 0.6mL，以水稀释成 10mL 制成）。

4. 溶血指数（泡沫指数）

用标准皂素比较，溶血指数应说明温度和动物血，以能产生溶血的最低浓度说明之。

5. 微量升华

适合鉴定大黄素、丹皮酚、安息香酸等易升华成分。此反应属于显微化学反应，可将待检验成分迅速提取出来，进行有选择的反应。

6. 荧光反应

（1）黄连木部　紫外光——金黄色荧光。

（2）秦皮　日光下——天蓝色荧光。

（3）银柴胡　醇溶液——蓝色荧光。

（4）芦荟水溶液　硼砂——绿色荧光。

二、理化鉴定的代表中药

1. 党参

【来源】　为桔梗科植物党参 *Codonopsis pilosula* (Franch.) Nannf.、素花党参 *Codonopsis pilosula* Nannf. var. *modesta* (Nannf.) L. T. Shen、川党参 *Codonopsis tangshen* Oliv. 的根。

【产地】　主产于山西、陕西、甘肃、四川等省及东北各地。

【采收加工】　秋季采挖，除去地上部分及须根，洗净泥土，晒至半干，反复搓揉 3～4 次，晒至七八成干时，捆成小把，晒干。

【理化特征】

（1）取粉末 1g，加乙醚 10mL，密塞，振摇数分钟，冷浸 1h，过滤；滤液置蒸发皿中，挥发去乙醚；残渣加 1mL 醋酐溶解，倾取上清液于干燥试管中，沿管壁加硫酸 1mL，两液相接界面呈棕色环，上层蓝色立即变为污绿色（检查皂苷及植物甾醇）。

（2）TLC 以党参炔苷标准品为对照。45％乙醇热浸出物不得少于 55％。

【功效】　健脾益肺，养血生津。

2. 木香

【来源】　为菊科植物木香 *Aucklandia lappa* Decne. 的根。

【产地】　主产于云南省，为栽培品。

【采收加工】　秋、冬两季采挖 2～3 年生的根，除去茎叶、须根及泥土，切段或纵剖为块，晒干或风干，撞去粗皮。

【理化特征】

(1) 检查糖类　经70%乙醇浸软后的切片+15% α-萘酚溶液1滴+硫酸1滴，显紫色。

(2) 异羟肟酸铁反应（检查内酯类）　木香挥发油少许+异羟肟酸铁试剂2~3滴，显橙红色反应。

TLC 以木香烃内酯、去氢木香内酯为对照。

HPLC 测定木香烃内酯、去氢木香内酯的总量不得小于1.8%。

【功效】　行气止痛，健脾消食。

3. 苍术

【来源】　菊科植物茅苍术 Atractylodes lancea （Thunb.） DC.、北苍术 Atractylodes chinensis （DC.） Koidz. 的根茎。

【产地】　茅苍术主产于江苏、湖北、河南等省；北苍术主产于华北及西北地区。

【采收加工】　春、秋两季挖取根茎，除去茎、叶、细根、泥土，晒干，撞去须根。

【理化特征】

(1) 粉末1g+乙醚5mL，浸渍15min，过滤；取滤液2mL，放于蒸发皿内；待乙醚挥散后，加含5%对二甲氨基苯甲醛的10%硫酸溶液1mL，显玫瑰红色；再于100℃烘5min，显绿色。

(2) TLC 检苍术素，以对照药材为对照品，供试品色谱中，在与对照药材色谱相应位置上，显相同颜色的斑点并应显有一相同的污绿色主斑点。

【功效】　燥湿健脾，祛风散寒，明目。

4. 马钱子

【来源】　为马钱科植物马钱 Strychnos nux-vomica L. 的种子。云南马钱子为云南马钱 Strychnos pierriana A. W. Hill 的种子。

【产地】　马钱主产于印度、越南、泰国等国；云南马钱产于我国云南省。

【采收加工】　冬季采收成熟果实取出种子，洗净附着的果肉，晒干。

【理化特征】

(1) 胚乳中滴加1%钒酸铵的硫酸液，显紫色（士的宁）；滴加发烟硝酸，显橙红色（马钱子碱）。

(2) TLC 检验士的宁、马钱子碱。

【功效】　通络止痛，散结消肿。

5. 熊胆

【来源】　为脊索动物门熊科动物黑熊 Selenarctos thibetanus Cuvier 或棕熊 Ursus arctos Linnaeus 的干燥胆。

【产地】　主产于西南、西北、东北和华北地区。云南所产品质最优。

【采收加工】　多于冬季捕捉。捕获后，立即剖腹取胆，将胆囊口扎紧，以防胆汁流失，吊于通风处阴干，或晾至六七成干后，用夹板将胆囊夹扁，悬于通风处阴干或置石灰缸中干燥。不宜晒干或烘干，以防腐臭。

【理化特征】

(1) 区别牛、羊胆　熊胆细粉在紫外灯下观察，显黄白色荧光，不应显棕黄色荧光。取0.1g溶于20mL 7%冰醋酸溶液，紫外灯下观察，不得显淡蓝色乳浊荧光。

（2）检查糖　取胆仁约10mg，加水2mL，温热，溶解，滴加α-萘酚乙醇液（1～50）数滴。振摇，沿管壁缓缓加入硫酸约0.5mL，两液相接界面不得显紫红色环。

（3）薄层色谱法　用熊去氧胆酸作对照品。

【功效】　清热解毒，平肝明目，杀虫止血。

6. 牛黄

【来源】　为脊索动物门牛科动物牛 *Bos taurus domesticus* Gmelin 干燥的胆结石。习称"天然牛黄"。

【产地】　全国各地屠宰场均有生产，主产于西北、西南、东北等地区。

【采收加工】　宰牛时检查胆囊、胆管及肝管，如有结石，立即取出，除净附着的薄膜，阴干。

【理化特征】

（1）胆酸反应　取粉末0.1g，加60%醋酸4mL，研磨，过滤；取滤液1mL，加新制的糠醛（新蒸馏至几乎无色）溶液（1→100）1mL与硫酸溶液（取硫酸50mL，加水65mL，混合）10mL，置70℃水浴中加热10min，即显蓝紫色。

（2）胆红素反应　取粉末少量，加氯仿1mL，摇匀，再加硫酸与30%过氧化氢溶液各2滴，振摇，即显绿色。

（3）检查胆固醇　取本品粉末0.1g，加盐酸1mL及氯仿10mL，充分振摇，混匀，氯仿层呈黄褐色；分取氯仿层，加氢氧化钡试液5mL，振摇，即产生黄褐色沉淀（胆红素反应）；分离除去水层和沉淀，取氯仿层约1mL，加醋酐1mL、硫酸2滴，摇匀，放置，溶液呈绿色。

（4）薄层色谱法　以胆酸、去氧胆酸为对照品。取本品粉末的氯仿提取液，将滤液蒸干，残渣加乙醇使溶解，作为供试品溶液；另取胆酸、去氧胆酸对照品加乙醇制成的混合溶液，作为对照品溶液。吸取上述两种溶液，分别点于同一硅胶G薄层板上，以异辛烷-乙酸乙酯-冰醋酸（15∶7∶5）为展开剂，展开，取出，晾干，喷以10%硫酸乙醇溶液，在105℃烘约5min，置紫外灯（365nm）下检视。供试品色谱中，在与对照品色谱相应的位置上，显相同颜色的两个荧光斑点。

【功效】　清心，豁痰，开窍，凉肝，息风，解毒。

学习任务5　中药鉴定的新技术、新方法

除四大鉴定方法，中药还利用一些新技术、新方法进行鉴定。

1. 色谱法

色谱法是在20世纪初产生，于60年代开始用于中药分析，经逐步完善最后列入1977年版《中国药典》，且在以后各版药典的中药和成方制剂中的应用比例迅速上升，成为中药鉴别最主要的方法之一。色谱法包括：薄层色谱法（TLC）、薄层扫描法（TLCS）、高效液相色谱法（HPLC）、气相色谱法（GC）、气质联用法（GC-MS）。

2. 光谱法

鉴别中药的原理：选择某一波段波长，以此通过中药的粉末或提取液，测定中药对这一波段波长的吸收并记录其吸收光谱。光谱法包括：紫外光谱法（UV）、导数光谱法（DS）、

红外光谱法（IR）、荧光光谱法（FP）、核磁共振波谱法（NMR）、质谱法（MS）。

3. X射线衍射法

当对某物质（晶体或非晶体）进行衍射分析时，该物质被X射线照射产生不同程度的衍射现象。物质组成、晶型、分子内成键方式、分子的构型、构象等决定该物质产生特有的衍射图谱。X衍射图谱分析可以给出待测中药材全体成分的衍射图形及衍射峰值，将衍射信息进行傅里叶变换，可获得每一种中药的较为简单且又能反映药材整体结构特征的图谱。该方法适用于结晶度较强的矿物类药和部分动植物类药的鉴别。

4. 近红外漫反射光谱技术

近红外光谱包含了大多数类型有机化合物的组成和分子结构的信息。借助于化学计量学中的多元统计、曲线拟合、聚类分析、多元校准等方法定标，将其所含的定性、定量信息提取出来，能够用于中药材的鉴别。

5. 扫描电镜技术

扫描电镜技术是一种超微鉴定方法。扫描电子显微镜的分辨率较光学显微镜高数万倍，能够观察药材表面的细微特征，而且立体感强、样品制作简单。目前主要应用于药材花粉粒、叶表面、种皮表面的鉴定研究。

6. 热分析法

热分析法是研究样品及参比物在相同环境下等速加温时，两者的温度与时间或与加热温度的变化关系的方法。分析的结果用热谱图表示，比较两者热图谱的差异，以达鉴别中药的目的。按分析内容分为：热重量法（热量法，TG）、差示热量分析法（差热分析法，DTA）、差示扫描量热法（差动法，DSC）。在中药的鉴别分析中，差热分析法最为常用。

7. 电分析法

① 示波极谱法：中药提取液中所含的化学成分，有的是电活性物质，利用示波极谱滴定仪可测得其 $dE/dt\text{-}E$ 曲线，不同药材其曲线上出现切口和示波图形是不同的，可达到鉴别目的。

② 等电点法：通过测量氨基酸的等电点来鉴别蛋白质类中药。

8. 电泳技术

中药中的一些带电荷的成分如有机酸、蛋白质、多肽、氨基酸、生物碱和酶等在一定强度的电场中，在相同的时间内，由于各成分的电荷性质、电荷量和分子量不同，造成泳动方向（向正极或负极）、速度和距离等不同，结合谱带条数和染色结果达鉴别的目的。电泳的种类：醋酸纤维素薄膜电泳、聚丙烯酰胺凝胶电泳（PAGE）、琼脂糖凝胶电泳（AGE）、十二烷基硫酸钠-聚丙烯酰胺凝胶电泳（SDS-PAGE）、等电聚焦电泳（IFE）、高效毛细管电泳（HPCE）。

9. 分子生物学技术

聚合酶链反应（PCR）是1985年发明的一种模拟自然DNA复制过程的快速体外DNA片段扩增技术，又称无细胞分子克隆技术，获得1993年诺贝尔化学奖。该技术的问世，为中药鉴别提供了一条新途径。PCR能将药材中提取的痕量的DNA扩增至足以供检测和分析的数量。在PCR的基础上延伸出的鉴定方法有很多种，如RFLP、RAPD、AP-PCR、AFLP、SSR、DNA测序等。其中，随机扩增多态DNA法（random amplified polymorphic DNA，RAPD）最为普通，它无须专门设计扩增反应引物，也无须预先知道被研究生物基因组的核苷酸序列，尤其是在目前绝大多数动植物中药没有基因组 DNA 资料的情况下，RAPD 技术有很强的通用性，它最适于种下居群（品种）间的差异，也适用于种间和个体间。基因芯片（gene chip）又称 DNA 微阵列（DNA microarray），是一种新型分子生物技术，于 20 世纪 80 年代提出，90 年代初期迅速发展，近几年用于中药的品种鉴定。应用这一技术的前提是应用分子生物学技术找出待鉴定中药的特定寡核苷酸序列，并将其集成在芯片上，然后提取样本 DNA 进行扩增，荧光标记后与芯片杂交，若样本中存在与之互补的序列即可检测出来，从而达到鉴定的目的。基因芯片技术的优点是可以在一块芯片上同时点上成千上万个探针，进行大规模的药材鉴定，可大大节约时间和精力、减少随机误差、提高鉴定效率。以遗传物质为基础的分子生物学方法弥补传统鉴定方法的不足，成功地鉴定中药的物种，但不鉴定优劣，因而不能取代中药化学成分指纹图谱等的鉴定。

10. 免疫技术

不同的动植物药材含有不同的特异蛋白，利用该特异蛋白为抗原制备的特异抗体与检品中的特异抗原结合产生沉淀反应来鉴别药材的真伪为免疫鉴别。尤其适合亲缘关系比较近的动物药的基源鉴别。免疫鉴别还有酶标法和单克隆抗体法。

11. 中药生物效应鉴定法

在中医药理论指导下，以中药的归经、功能主治为线索，通过高效液相、液-质联用、气-质联用等现代分离分析手段和放射性配体、受体结合分析法研究中药活性成分对机体生物分子（受体）的作用，在此基础上建立国际承认的中药质量评价、控制方法，方法的表征体现为有效成分含量或有效成分半数有效浓度 EC_{50} 值、半效抑制浓度 IC_{50} 值、表观解离常数 K_i 值。

12. 化学模式识别法

模式识别在 20 世纪 60 年代末被引入到化学领域，它基于一个十分直观的基本假设，即"物以类聚"：同类或相似的"样本"间的距离应较近，不同类的"样本"间的距离应较远。这样就可以根据各样本间的距离或距离的函数来判别、分类，并利用分类结果预报未知。

模式识别法中的主成分分析法（PCA）、SIMCA 分类法、贝叶斯（Bayes）判别法、聚类分析法（CA）、模糊聚类分析法（FCA）、人工神经网络技术（ANN）等，另外，还有计算机图像分析技术（CIA）、导数谱线组法（DSUVG）等，这些方法通常是根据采集到的药材总成分提取物的大量光谱或色谱数据以及某些经量化后的指标，运用计算机对这些数据进行处理，去粗取精，去伪存真，从数据分析中获取能用于药材分析鉴别的有用信息，然后以计算机代替人对药材进行分析、鉴别、判断，进行分类和鉴别真伪。

（1）聚类分析　聚类分析对一些观察对象（样品）依据某种特征加以归类分析，将性质相近的归入同一类，将性质差别比较大的分在不同的类，从而达到鉴别的目的。聚类分析很有实用价值，特别是当模式类数事先并不知道时更为有用。

（2）人工神经网络　人工神经网络是一种模拟人脑功能的信息处理系统。它借鉴了人脑神经系统处理信息的过程，以数学网络拓扑结构为理论基础，以巨量并行性、高度容错能力、信息加工和储存的一体化，以及自组织、自学习功能为特征。目前得到了广泛应用的一种网络是 BP（back propagation）。人工神经网络技术提取的特征能够全面反映原始数据的信息。采用人工神经网络处理中药化学模式识别数据，简单而直观。

（3）计算机图像分析技术　计算机图像分析技术是近20年来兴起的一门新技术，它可将不同层次二维图像用计算机进行处理，获取此图像的三维定量数据。在中药鉴定方面，它可将果实、种子、花粉或组织切片中的某一特征的形态用计算机进行处理，比较其形态差异，从而达到鉴别的目的。

学习项目 3
中 药 炮 制

学习目标

基本知识目标：
1. 中药炮制的基本方法；
2. 中药炮制的主要依据；
3. 炒黄、炒焦、酒炙、醋炙、蜜炙、砂烫等术语的含义；
4. 各味代表中药的炮制作用。

基本技能目标：
1. 能熟练掌握中药切制技术；
2. 能熟练控制炒药的火力，精准把握炮制中药的火候；
3. 能掌握各味代表中药的炮制标准；
4. 能使用现代炮制设备加工中药；
5. 能合理炮制中药，并能应用正确方法贮存中药。

品德品格目标：
1. 具有严谨求实的精神，不断学习和掌握中药制药领域的技术标准、规范；
2. 具有综合运用所学理论知识解决生产、建设、管理、服务一线技术问题的能力；
3. 具有初步的制药技术改造与制药技术革新的能力；
4. 具有严谨的工作态度，具备总结问题和探索创新的能力。

一、炮制的含义

炮制是中医药学特有的制药术语，历史上曾有"炮炙""修治""修事"等称谓。中药炮制是以中医药理论为指导，根据临床辨证施治用药的需要和药物自身性质，以及调剂、制剂的不同要求，制备中药饮片的一门制药技术。包括药材的净选加工、切制、具体炮制等几个主要工作环节。

二、中药炮制的法律依据及质量标准

1. 国家药品标准

《中华人民共和国药典》自1963年版开始，均在一部收载中药材品种，药材正文项下列有"饮片"或"炮制"项，2005年版首次单列中药饮片。现在执行《中国药典》2015年版一部的药品标准。

《全国中药炮制规范》是原卫生部于1988年颁布的，亦称部颁标准。

《中药饮片质量通则》是国家中医药管理局于1994年颁布的，亦称局颁标准。

2. 地方药品标准

各省、自治区、直辖市药品监督管理部门结合其地方特色，对国家药品标准没有收载的饮片品种，制定了地方药品标准，即各省、自治区、直辖市的《中药炮制规范》。凡是国家药品标准收载的中药饮片品种，必须执行国家药品标准的有关规定。

三、炮制方法

按照传统的炮制原则，炮制方法可分为水制、火制和水火共制三种。现一般将炮制方法分为炒法、炙法、煅法、蒸煮燀法、复制法、发酵法、发芽法、制霜法、其他制法等。

学习任务1　中药的修治

一、中药的产地

人们习惯把产于某一地区的某药材，因其地域性强、历史悠久、产地适宜、品种优良、产量宏丰、炮制考究、疗效突出而被普遍重视，称为道地药材，又称地道药材。道地药材之所以质优效佳，是由于各地的自然环境不同，各种植物、动物在生长过程中有所适宜之故，在适应的环境中则生长茂盛，各器官发达；反之，则比较差。

除上述因素外，临床疗效是确定道地药材的关键，亦是著名道地药材受到人们赞誉的重要原因。如四川的川芎、附子、川贝母、川楝子；江苏的薄荷、苍术；广东的砂仁、陈皮；东北的人参、细辛、五味子；云南的三七、木香；河南的地黄、牛膝、山药、菊花；山东的阿胶、金银花等。

二、中药的采集

一般来讲，动植物药材以入药部分有效成分含量及质量最高、产量最大时采收为原则。

植物类药材的根、茎、叶、花、果实各器官的生长成熟期有明显的季节性，其采收时节和方法应该以入药部位的生长特性为依据，在有效成分含量最高时采集最佳。如人参皂苷的含量，以6～7年采收为最高；甘草中的有效成分甘草酸，生长3～4年者的含量较生长1年者的含量几乎高出1倍；青蒿中的青蒿素含量以7～8月份中花蕾出现前为高峰；丹参在7月份采收有效成分含量最高。再如金银花，一天之内以上午9点采摘最好，否则会因花蕾开放而降低质量；曼陀罗中生物碱的含量，早晨叶子含量高，晚上根中含量高。

动物类药材因品种不同，采收各异。具体时间应根据它们各自的生活习性，以保证药效及容易获得为原则。一般而言，潜藏的在地下的小动物，如全蝎、地龙、土鳖虫、斑蝥等，宜在夏末秋初捕捉；蝉蜕在夏秋季节黑蚱羽化时采收；蛇蜕在3～4月蛇蜕皮时采收；桑螵蛸须在秋季卵鞘形成后采集，并用开水煮烫以杀死虫卵。大动物四季可捕捉，但宜在秋季。也有例外，如驴皮应在冬至后剥取，其皮厚质佳；鹿茸须在清明后45～60天雄鹿的幼角未角化时采收。

矿物类药材的成分较稳定，大多可随时采集。

三、中药的净制

采用挑、拣、簸、筛、刮、刷等方法,去掉灰屑、杂质及非药用部位,使药物清洁纯净。如拣去合欢花中的枝、叶;刷除枇杷叶、石韦叶背面的绒毛;刮去厚朴、肉桂的粗皮等。

四、中药的粉碎及切制

采用捣、碾、镑、锉等方法,使药物粉碎至一定程度,以符合制剂和其他炮制法的要求。如龙骨、牡蛎捣碎便于煎煮;水牛角、羚羊角镑成薄片或锉成粉末,便于使用;果实种子类药物调剂时大多须捣碎,便于煎煮,如桃仁、白芥子等,故有"诸子皆打"之说。现在多用药碾子、粉碎机直接将药物研磨成粉末,如三七粉、贝母粉等,以供其他炮制或服用。

采用切、铡的方法,把药物切制成一定的规格,使药物有效成分易于溶出,并便于进行其他炮制,也利于干燥、贮藏和调剂时的称量。根据药材的性质和需要,切片有很多规格,如天麻、槟榔宜切薄片;泽泻、白术宜切厚片;黄芪、鸡血藤宜切斜片;桑白皮、枇杷叶宜切丝;白茅根、麻黄宜铡成段;茯苓、葛根宜切块等。

学习任务 2 炒黄

将净选或切制后的药物,置于温度适宜的炒制容器内,用文火或中火炒至药物表面呈黄色或色泽加深,或鼓起爆裂,并透出香气的方法,称为炒黄法。

1. 王不留行

【来源】 为石竹科植物麦蓝菜 *Vaccaria segetalis* (Neck.) Garcke 的干燥成熟种子。夏季果实成熟、果皮尚未开裂时采割植株,晒干,打下种子,除去杂质,再晒干。

【炮制方法】 取净王不留行,置于温度适宜的热锅内,用中火炒至大多数爆开白花时,取出,放凉。本品含王不留行黄酮苷($C_{32}H_{38}O_{19}$)不得少于 0.15%。

【成品性状】 王不留行呈球形;表面黑色,少数红棕色,略有光泽,有细密颗粒状突起;质硬;胚乳白色,胚弯曲成环;气微,味微涩、苦。炒王不留行大多数爆裂成类球形白花;质松脆;有香气。

【炮制作用】 王不留行性平,归肝,胃经。功效:活血通经,下乳消肿,利尿通淋。

王不留行生品长于消痈肿。用于乳痈或其他疮痈肿痛。

炒王不留行质松易碎,易于煎出有效成分,长于活血通经、下乳消肿、利尿通淋。用于经闭、经行不畅、乳汁不下、乳痈肿痛、淋证涩痛等。

2. 莱菔子

【来源】 为十字花科植物萝卜 *Raphanus sativus* L. 的干燥成熟种子。夏季果实成熟时采割植株,晒干,搓出种子,除去杂质,再晒干。

【炮制方法】 取净莱菔子,置于温度适宜的热锅内,用文火炒至微鼓起、有爆裂声并有香气逸出时,取出,放凉。用时捣碎。

【成品性状】 莱菔子呈类卵圆形或椭圆形,稍扁;表面黄棕色、红棕色或灰棕色;种皮薄而脆;种仁黄白色,有油性;气微,味淡而微苦、辛。炒莱菔子鼓起,色泽加深;质酥脆;气微香,味淡、微苦、辛。

【炮制作用】 莱菔子，性平，归肺、脾、胃经。功效：消食除胀，降气化痰。

莱菔子生品能升能散，有涌吐风痰的作用。用于痰涎壅盛者。

炒莱菔子性降，药性缓和，有香气，可消除生品服后恶心的副作用，长于降气化痰、消食除胀。用于食积腹胀、气喘咳嗽。

3. 决明子

【来源】 为豆科植物决明 *Cassia obtusifolia* L. 或小决明 *Cassia tora* L. 的干燥成熟种子。秋季采收成熟果实，晒干，打下种子，除去杂质。

【炮制方法】 取净决明子，置于温度适宜的热锅内，用文火炒至鼓起、微有爆裂声并逸出香气时，取出，放凉。用时捣碎。本品含大黄酚（$C_{15}H_{10}O_4$）不得少于0.12%，含橙黄决明素（$C_{17}H_{14}O_7$）不得少于0.08%。

【成品性状】 决明子略呈菱方形或短圆柱形；表面绿棕色或暗棕色；平滑有光泽，具有棕色线纹；质坚硬；气微，味微苦。炒决明子种皮鼓裂，表面绿褐色或暗棕色，偶有焦斑；微有香气。

【炮制作用】 决明子性微寒，归肝、大肠经。功效：清热明目，润肠通便。

决明子生品长于清肝热、润肠燥。用于目赤涩痛、大便秘结。但药性寒滑。

炒决明子寒滑之性缓和，且质较松脆，易于粉碎和煎出药效，具有平肝养肾的功能。用于头痛、头晕、视物昏花等。

4. 瓜蒌子

【来源】 为葫芦科植物栝楼 *Trichosanthes kirilowii* Maxim. 或双边栝楼 *Trichosanthes rosthornii* Harms 的干燥成熟种子。秋季采摘成熟果实，剖开，取出种子，洗净，晒干。

【炮制方法】 取净瓜蒌子，置于温度适宜的热锅内，用文火炒至微鼓起、微带焦斑、有香气逸出时，取出放凉。用时捣碎。本品含3,29-二苯甲酰基栝楼仁三醇（$C_{44}H_{58}O_5$）不得少于0.06%。

【成品性状】 瓜蒌子呈扁平椭圆形（双边瓜蒌子较大而扁）；表面浅棕色至棕褐色，平滑，沿边缘有一圈沟纹，顶端较尖，有种脐，基部钝圆或较狭；种皮坚硬；种仁黄白色，富油性；气微，味淡。炒瓜蒌子微鼓起，表面浅褐色至棕褐色，偶带焦斑；气焦香，味淡。

【炮制作用】 瓜蒌子性寒，归肺、胃、大肠经。功效：润肺化痰，滑肠通便。

瓜蒌子生品寒滑之性明显，长于润肺化痰、滑肠通便。用于燥咳痰黏、肠燥便秘。

炒瓜蒌子寒性减弱，长于理肺化痰。用于痰浊咳嗽。

学习任务3 炒焦

1. 麦芽

【来源】 为禾本科植物大麦 *Hordeum vulgare* L. 的成熟果实经发芽干燥的炮制加工品。

【炮制方法】 取净大麦芽，置于温度适宜的热锅内，用文火炒至表面棕黄色、鼓起并有香气时，取出，放凉，筛去灰屑。

【成品性状】 麦芽呈梭形；表面淡黄色，基部胚根处生出幼芽及数条须根；幼芽长披针状条形，长约0.5cm；质硬；断面白色，粉性；气微，味微甘。炒麦芽表面棕黄色或深黄色，偶见焦斑；有香气，味微苦。焦麦芽表面焦褐色或焦黄色，有焦斑；有焦香气，味微苦。

【炮制作用】 麦芽性平，归脾、胃经。功效：行气消食，健脾开胃，回乳消胀。

生麦芽健脾和胃，疏肝行气。用于脾虚食少、乳汁淤积、肝郁胁痛、肝胃气痛。

炒麦芽行气消食回乳。用于食积不消、妇女断乳。

焦麦芽消食化滞。用于食积不消、脘腹胀痛。

2. 栀子

【来源】 本品为茜草科植物栀子 *Gardenia jasminoides* Ellis 的干燥成熟果实。9～11月果实成熟呈红黄色时采收，除去果梗及杂质，蒸至上汽或置于沸水中略烫，取出，干燥。

【炮制方法】

栀子　取原药材，除去杂质，碾碎。本品含栀子苷（$C_{17}H_{24}O_{10}$）不得少于1.8%。

炒栀子　取净栀子碎块，置于温度适宜的热锅内，用文火炒至色泽加深、呈黄褐色，有香气逸出时，取出，放凉。本品含栀子苷（$C_{17}H_{24}O_{10}$）不得少于1.5%。

焦栀子　取净栀子碎块，置于温度适宜的热锅内，用中火炒至表面焦褐色或焦黑色时，取出，放凉。本品含栀子苷（$C_{17}H_{24}O_{10}$）不得少于1.0%。

【成品性状】 栀子呈长卵圆形或椭圆形，破碎后为不规则碎块；表面红黄色或棕红色，具翅状纵棱；果皮薄而脆，略有光泽；内表面色较浅，有光泽，具隆起的假隔膜；种子多数，扁卵圆形，深红色或红黄色；气微，味微酸而苦。炒栀子表面黄褐色，微带焦斑；微具香气。焦栀子表面焦褐色或焦黑色；果皮内表面棕色；种子表面黄棕色或棕褐色；气微，味微酸而苦。

【炮制作用】 栀子性寒，归心、肺、三焦经。功效：泻火除烦，清热利湿，凉血解毒；外用消肿止痛。

栀子生品苦寒之性甚强，易伤脾胃，长于清热泻火、凉血解毒。用于热病心烦、湿热黄疸、淋证涩痛、血热吐衄、目赤肿痛、火毒疮疡；外治扭挫伤痛。

焦栀子长于凉血止血。用于血热吐血、衄血、尿血、崩漏。

3. 山楂

【来源】 为蔷薇科植物山里红 *Crataegus pinnatifida* Bge. var. *major* N. E. Br. 或山楂 *Crataegus pinnatifida* Bge. 的干燥成熟果实。秋季果实成熟时采收，切片，干燥。

【炮制方法】

山楂　取原药材，除去杂质及脱落的核。本品含有机酸以枸橼酸（$C_6H_8O_7$）计，不得少于5.0%。

炒山楂　取净山楂，置于温度适宜的热锅内，用中火炒至表面色泽加深、呈黄褐色时，取出，放凉。本品含有机酸以枸橼酸（$C_6H_8O_7$）计，不得少于4.0%。

焦山楂　取净山楂，用中火炒至表面焦褐色、内部黄褐色时，喷淋清水少许，取出，摊晾。本品含有机酸以枸橼酸（$C_6H_8O_7$）计，不得少于4.0%。

【成品性状】 山楂为圆形片；表面皱缩不平；外皮红色，具皱纹，有灰白色小斑点；片面深黄色至浅棕色，中部有浅黄色果核，多脱落而中空，有的片上可见短而细的果梗或花萼残迹；气微清香，味酸、微甜。炒山楂表面黄褐色，偶见焦斑；气清香，味酸、微甜。焦山楂表面焦褐色；内部黄褐色；有焦香气，酸味减弱。

【炮制作用】 山楂性微温，归脾、胃、肝经。功效：消食健胃，行气散瘀，化浊降脂。

生山楂消食、活血化瘀，但味酸伐脾。用于血瘀经闭、产后瘀阻腹痛、疝气疼痛，以及高脂血症、高血压、冠心病等，亦用于食积停滞。

炒山楂酸味减弱，药性和缓，可减少对脾胃的刺激，长于消食化积。用于肉食积滞、胃脘胀满、泻痢腹痛、瘀血经闭、产后瘀阻、心腹刺痛、胸痹心痛、疝气疼痛，亦可用于高脂血症。

焦山楂不仅酸味减弱，而且产生苦味，可增强其消食导滞的功能。

4. 川楝子

【来源】 为楝科植物川楝 Melia toosendan Sieb. et Zucc. 的干燥成熟果实。冬季果实成熟时采收，除去杂质，干燥。

【炮制方法】

川楝子　取原药材，除去杂质。用时捣碎。本品含川楝素（$C_{30}H_{38}O_{11}$）应为 $0.06\% \sim 0.20\%$。

炒川楝子　取净川楝子碎块，置于温度适宜的热锅内，用中火炒至表面焦黄色时，取出，放凉。本品含川楝素（$C_{30}H_{38}O_{11}$）应为 $0.06\% \sim 0.20\%$。

【成品性状】 川楝子呈类球形，轧碎后为不规则的碎块状；表面金黄色至棕黄色，微有光泽；外果皮革质，与果肉间常成空隙；果肉松软，淡黄色，遇水湿润显黏性；果核球形或卵圆形；质坚硬；气特异，微酸苦。炒川楝子表面焦黄色，发泡；有焦香气，味苦、涩。

【炮制作用】 川楝子性寒；有小毒。归肝、小肠、膀胱经。功效：疏肝泄热，行气止痛，杀虫。

生川楝子有小毒，且能滑肠，长于杀虫、疗癣、止痛。用于虫积腹痛、头癣。

炒川楝子苦寒之性缓和，毒性降低，滑肠之力减弱，长于疏肝泄热、行气止痛。用于肝郁化火，胸胁、脘腹胀痛。

学习任务 4　麸炒

1. 薏苡仁

【来源】 为禾本科植物薏苡 Coix lacryma-jobi L. var. ma-yuen (Roman.) Staph 的干燥成熟种仁。秋季果实成熟时采割植株，晒干，打下果实，再晒干，除去外壳、黄褐色种皮及杂质，收集种仁。

【炮制方法】

薏苡仁　取原药材，除去皮壳及杂质，筛去灰屑。本品含甘油三油酸酯（$C_{57}H_{104}O_6$）不得少于 0.50%。

麸炒薏苡仁　将麦麸均匀撒入温度适宜的热锅内，用中火加热，待起烟时，投入净薏苡仁，炒至微黄色、略鼓起时，取出，筛去麦麸，放凉。本品含甘油三油酸酯（$C_{57}H_{104}O_6$）不得少于 0.40%。

每 100kg 净薏苡仁，用麦麸 10kg。

【成品性状】 薏苡仁呈宽卵形或长椭圆形；表面乳白色，光滑，偶有残存的黄褐色种皮，一端钝圆，另一端较宽而微凹，有一淡棕色点状总脐，背面圆凸，腹面有一条较宽而深的纵沟；质坚实；断面白色，粉性；气微，味微甜。麸炒薏苡仁微鼓起，表面微黄色，具香气。

【炮制作用】 薏苡仁性凉，归脾、胃、肺经。功效：利水渗湿，健脾止泻，除痹，排脓，解毒散结。

生薏苡仁性偏寒凉，长于利水渗湿、清热排脓、除痹。用于水肿、脚气、小便不利、脾虚泄泻、湿痹拘挛、肠痈、赘疣、癌肿及湿病在气分。

麸炒薏苡仁性偏平和，长于健脾止泻。常用于脾虚泄泻。

2. 山药

【来源】 为薯蓣科植物薯蓣 *Dioscorea opposita* Thunb. 的干燥根茎。冬季茎叶枯萎后采挖，切去根头，洗净，除去外皮及须根，干燥，或鲜切厚片，干燥；也有选择肥大顺直的干燥山药，置于清水中，浸至无干心，闷透，切齐两端，用木板搓成圆柱状，晒干，打光，习称"光山药"。

【炮制方法】

山药 取原药材，除去杂质，分开大小个，泡润至透，切厚片，干燥。

麸炒山药 将麦麸撒入温度适宜的热锅内，用中火加热，待起烟时，投入净山药片，炒至黄色时，取出，筛去麸皮，放凉。

每100kg净山药，用麦麸10kg。

【成品性状】 山药为类圆形厚片；表面类白色或淡黄白色；质脆，易折断；断面类白色，富粉性；气微，味淡、微酸，嚼之发黏。麸炒山药表面黄白色或微黄色，偶见焦斑；略有焦香气。

【炮制作用】 山药性平，归脾、肺、肾经。功效：补脾养胃，生津益肺，补肾涩精。

生山药以补肾生精、益脾肺之阴为主。用于脾虚食少、久泻不止、肺虚喘咳、肾虚遗精、带下、尿频、虚热消渴。

麸炒山药以补脾健胃为主。用于脾虚食少、泄泻便溏、白带过多。

3. 白术

【来源】 为菊科植物白术 *Atractylodes macrocephala* Koidz. 的干燥根茎。冬季下部叶枯黄、上部叶变脆时采挖，除去泥沙，烘干或晒干，再除去须根。

【炮制方法】

白术 取原药材，除去杂质，用水润透，切厚片，干燥。

麸炒白术 将蜜炙麦麸撒入热锅内，用中火加热，待起烟时，加入净白术片，炒至表面焦黄色、逸出焦香气时，取出，筛去土粉，放凉。

每100kg净白术片，用蜜炙麦麸10kg。

【成品性状】 白术为不规则的厚片；外表皮灰黄色或灰棕色；切面黄白色至淡棕色，散生棕黄色的点状油室，木部具放射状纹理；烘干者切面角质样，色较深或有裂隙；气清香，味甘、微辛，嚼之略有黏性。麸炒白术表面黄棕色，偶见焦斑；略有焦香气。

【炮制作用】 白术性温，归脾、胃经。功效：健脾益气，燥湿利水，止汗，安胎。

生白术以健脾燥湿、利水消肿为主。用于水湿内停之痰饮、水气外溢之水肿、风湿痹痛。

麸炒白术可缓和燥性，有增强健脾和胃的作用。用于脾胃不和，运化失常，食少胀满，倦怠乏力，表虚自汗，胎动不安。

4. 枳壳

【来源】 为芸香科植物酸橙 *Citus aurantium* L. 及其栽培变种的干燥未成熟果实。7月果皮尚绿时采收，自中部横切为两半，晒干或低温干燥。

【炮制方法】

枳壳 取原药材，除去杂质，洗净，润透，切薄片，干燥后，筛去碎落的瓤核。本品含柚皮苷（$C_{27}H_{32}O_{14}$）不得少于4.0%；新橙皮苷（$C_{28}H_{34}O_{15}$）不得少于3.0%。

麸炒枳壳 将麦麸均匀撒入温度适宜的热锅内，用中火加热，待起烟时，投入净枳壳片，炒至色变深时，取出，筛去麦麸，放凉。本品含柚皮苷（$C_{27}H_{32}O_{14}$）不得少于4.0%；新橙皮苷（$C_{28}H_{34}O_{15}$）不得少于3.0%。

每100kg净枳壳片，用麦麸10kg。

【成品性状】 枳壳为不规则的弧状条形薄片；切面外果皮棕褐色至褐色，中果皮黄白色至黄棕色，近外缘有点状油室，内侧有的有少量紫褐色瓤囊；质脆；气清香，味苦、微酸。麸炒枳壳色泽加深，偶见焦斑；具焦麸香气。

【炮制作用】 枳壳性微寒，归脾、胃经。功效：理气宽中，行滞消胀。

生枳壳药性辛燥，破气作用较强，长于理气宽中除胀。用于气滞壅满所致之脘腹胀痛或胁肋胀痛，瘀滞疼痛，脏器下垂。

麸炒枳壳可缓其辛燥之性和破气作用，并增强健胃消食之功。用于食积痞满、胁肋疼痛、皮肤瘙痒；亦用于产后子宫下垂或久泻脱肛。

学习任务5　酒炙

1. 白芍

【来源】 为毛茛科植物芍药 *Paeonia lactiflora* Pall. 的干燥根。夏、秋两季采挖，洗净，除去头尾及细根，置于沸水中煮后除去外皮或去皮后再煮，晒干。

【炮制方法】

白芍 取原药材，除去杂质，大、小条分开，洗净，润透，切薄片，干燥。本品含芍药苷（$C_{23}H_{28}O_{11}$）不得少于1.2%。

酒白芍 取净白芍片，用定量黄酒拌匀，闷润至酒被吸尽后，置于温度适宜的热锅内，用文火炒干，取出，晾凉。本品含芍药苷（$C_{23}H_{28}O_{11}$）不得少于1.2%。

每100kg净白芍片，用黄酒10kg。

【成品性状】 白芍为类圆形薄片；表面淡棕红色或类白色，平滑；切面类白色或微带棕红色，形成层环明显，可见稍隆起的筋脉纹呈放射状排列；质地致密坚实；气微，味微苦、酸。酒白芍表面微黄色或淡黄色，偶见焦斑；微有酒香气。

【炮制作用】 白芍性微寒，归肝、脾经。功效：养血调经，敛阴止汗，柔肝止痛，平抑肝阳。

生白芍长于养血敛阴、平抑肝阳。多用于血虚枯萎、月经不调、自汗、盗汗、胁痛、腹痛、四肢挛痛、头痛眩晕。

酒白芍酸寒之性降低，长于和中缓急、止痛。用于胁肋胀痛、腹痛，尤其适宜治疗产后腹痛。

2. 当归

【来源】 为伞形科植物当归 *Angelica sinensis* (Oliv.) Diels 的干燥根。秋末采挖，除去须根及泥沙，带水分稍蒸发后，捆成小把，上棚，用烟火慢慢熏干。

【炮制方法】

当归 取原药材，除去杂质，洗净，稍润，切薄片，晒干或低温干燥。

酒当归 取净当归片,用定量黄酒拌匀,闷润至酒被吸尽后,置于温度适宜的热锅内,用文火炒至深黄色时,取出,晾凉。

每100kg净当归片,用黄酒10kg。

【成品性状】 当归为类圆形、椭圆形或不规则的薄片;外表皮黄棕色至棕褐色;切面黄白色或浅棕黄色,平坦,有裂隙,中间有浅棕色的形成层环,并有多数棕色的油点;香气浓郁,味甘、辛、微苦。酒当归切面深黄色或浅棕黄色,略有焦斑;香气浓郁,并略有酒香气。

【炮制作用】 当归性温,归肝、心、脾经。功效:补血活血,调经止痛,润肠通便。

当归的习惯用法是:止血用当归头,补血用当归身,破血用当归尾,补血活血用全当归。现已不分开应用。

生当归质润,长于补血、调经、润肠通便。用于血虚枯萎、眩晕心悸、月经不调、经闭痛经、虚寒腹痛、痈疽疮疡、肠燥便秘。

酒当归长于活血通经。用于经闭痛经、风湿痹痛、跌扑损伤。

3. 丹参

【来源】 为唇形科植物丹参 Salvia miltiorrhiza Bge. 的干燥根及根茎。春、秋两季采挖,除去泥沙,干燥。

【炮制方法】

丹参 取原药材,除去杂质及残茎,洗净,润透,切厚片,干燥。

酒丹参 取净丹参片,用定量黄酒拌匀,闷润至酒被吸尽后,置于温度适宜的热锅内,用文火炒干,取出,晾凉。

每100kg净丹参片,用黄酒10kg。

【成品性状】 丹参为类圆形或椭圆形厚片;外表皮棕红色或暗棕红色,粗糙,具纵皱纹;切面有裂隙或略平整而致密,有的呈角质样,皮部棕红色,木部灰黄色或紫褐色,有黄白色放射状纹理;质硬而脆;气微,味微苦、涩。酒丹参表面红褐色;略具酒香气。

【炮制作用】 丹参性微寒,归心、肝经。功效:活血祛瘀,通经止痛,清心除烦,凉血消痈。

丹参多生用。生丹参其性偏寒凉,长于祛瘀止痛、清心除烦。多用于血热瘀滞所致的胸痹心痛、脘腹胁痛、热痹疼痛、心烦不眠、疮疡肿痛、产后腹痛、心腹疼痛及肢体疼痛。

酒丹参可缓和寒凉之性,增强活血祛瘀、调经的作用。多用于月经不调、痛经经闭、恶露不下、癥瘕积聚。

4. 川牛膝

【来源】 为苋科植物川牛膝 Cyathula officinalis Kuan 的干燥根。秋、冬两季采挖,除去芦头、须根及泥沙,烘或晒至半干,堆放回润,再烘干或晒干。

【炮制方法】

川牛膝 取原药材,除去杂质及芦头,洗净,润透,切薄片,干燥。本品含杯苋甾酮($C_{29}H_{44}O_8$)不得少于0.03%。

酒川牛膝 取净川牛膝片,用定量黄酒拌匀,闷润至酒被吸尽后,置于温度适宜的热锅内,用文火炒干,取出,晾凉。本品含杯苋甾酮($C_{29}H_{44}O_8$)不得少于0.03%。

每100kg净川牛膝片,用黄酒10kg。

【成品性状】 川牛膝为圆形或椭圆形薄片;外表皮黄棕色或灰褐色;切面淡黄色至棕黄

色，可见多数排列成数轮同心环的黄色点状维管束；气微，味甜。酒川牛膝表面棕黑色；微有酒香气，味甜。

【炮制作用】 川牛膝性平，归肝、肾经。功效：逐瘀通经，通利关节，利尿通淋。

生川牛膝长于逐瘀通经。用于经闭癥瘕、跌扑损伤、胞衣不下。

酒川牛膝活血通络、散寒止痛作用增强。用于关节痹痛、足痿筋挛及肾虚腰痛。

学习任务6　蜜炙

1. 黄芪

【来源】 为豆科植物蒙古黄芪 *Astragalus membranaceus* var. *mongholicus* Hsiao、膜荚黄芪 *Astragalus membranaceus* Bge. 的根及根茎。春、秋两季采挖，除去须根及根头，晒干。

【炮制方法】

黄芪　取原药材，除去杂质，洗净，润透，切厚片，干燥。本品含黄芪甲苷（$C_{41}H_{68}O_{14}$）不得少于0.04%，含毛蕊异黄酮葡萄糖苷（$C_{22}H_{22}O_{10}$）不得少于0.02%。

炙黄芪　取炼蜜，加入适量开水稀释，淋入净黄芪片中拌匀，闷润至蜜被吸尽后，置于温度适宜的热锅内，用文火炒至老黄色、不粘手时，取出，晾凉。本品含黄芪甲苷（$C_{41}H_{68}O_{14}$）不得少于0.03%，含毛蕊异黄酮葡萄糖苷（$C_{22}H_{22}O_{10}$）不得少于0.02%。

每100kg净黄芪片，用炼蜜25kg。

【成品性状】 黄芪为类圆形或椭圆形的片；外表皮黄白色至淡棕褐色，可见纵皱纹或纵沟；切面皮部黄白色，木部淡黄色，有放射状纹理及裂隙，有的中心偶有枯朽状，黑褐色或呈空洞；气微，味微甜，嚼之有豆腥味。炙黄芪外表皮浅棕黄或棕褐色，略有光泽；切面皮部黄白色，木质部淡黄色；具蜜香气，味甜，略带黏性，嚼之微有豆腥味。

【炮制作用】 黄芪性微温，归肺、脾经。功效：补气升阳，固表止汗，利水消肿，生津养血，行滞通痹，托毒排脓，敛疮生肌。

生黄芪长于固表止汗、利水消肿、托毒排脓。用于气虚乏力，食少便溏，中气下陷，久泻脱肛，便血崩漏，表虚自汗，气虚水肿，内热消渴，血虚萎黄，半身不遂，痹痛麻木，痈疽难溃、久溃不敛。

炙黄芪味甘，性温，长于益气补中。用于气虚乏力、食少便溏。

2. 枇杷叶

【来源】 为蔷薇科植物枇杷 *Eriobotrya japonica* （Thunb.） Lindl. 的干燥叶。全年均可采收，晒至七八成干时，扎成小把，再晒干。

【炮制方法】

枇杷叶　取原药材，除去杂质及枝梗，刷净绒毛，喷淋清水，润软，切丝，干燥。本品含齐墩果酸（$C_{30}H_{48}O_3$）和熊果酸（$C_{30}H_{48}O_3$）的总量不得少于0.70%。

蜜枇杷叶　取炼蜜，加入适量开水稀释，淋入净枇杷丝中拌匀，闷润至蜜被吸尽后，置于温度适宜的热锅内，用文火炒至表面老黄色、不粘手时，取出，晾凉。本品含齐墩果酸（$C_{30}H_{48}O_3$）和熊果酸（$C_{30}H_{48}O_3$）的总量不得少于0.70%。

每100kg净枇杷叶，用炼蜜20kg。

【成品性状】 枇杷叶为丝状条；上表面灰绿色、黄棕色或红棕色，较光滑；下表面蜜被黄色绒毛，主脉显著突起；革质，脆而易折断；味微苦。蜜枇杷叶表面棕黄色或红棕色；微有光泽；略带黏性；具蜜香气，味微甜。

【炮制作用】 枇杷性微寒，归肺、胃经。功效：清肺止咳，降逆止呕。

生枇杷叶长于清肺止咳、降逆止呕。用于肺热咳嗽、气逆喘急、胃热呕哕或口渴。

蜜枇杷叶润肺止咳作用增强。用于肺燥或肺阴不足之咳嗽痰稠。

3. 百合

【来源】 为百合科植物卷丹 *Lilium lancifolium* Thunb.、百合 *Lilium brownii* F. E. Brown var. *viridulum* Baker. 或细叶百合 *Lilium pumilum* DC. 的干燥肉质鳞叶。秋季采挖，洗净，剥取鳞叶，置于沸水中略烫，干燥。

【炮制方法】

百合 取原药材，除去杂质，筛净灰屑。

蜜百合 取净百合，置于温度适宜的热锅内，用文火炒至颜色加深时，加入用适量开水稀释的炼蜜，并继续用文火炒至黄色至深黄色、不粘手时，取出，晾凉。

每 100kg 净百合，用炼蜜 5kg。

【成品性状】 百合为长椭圆形鳞片；表面类白色、淡棕黄色或略带紫色，有数条纵直平行的白色维管束；顶端稍尖，基部较宽；边缘薄，微波状，略向内弯曲；质硬而脆；断面较平坦，角质样；气微，味微苦。蜜百合表面黄色或深黄色，偶有焦斑；略带黏性；味甜。

【炮制作用】 百合性寒，归心、肺经。功效：养阴润肺，清心安神。

生百合性寒，长于清心安神。用于热病后余热未清之虚烦惊悸、失眠多梦、精神恍惚。

蜜百合可增强润肺止咳作用。用于肺虚燥咳、肺痨咳嗽、痨嗽咳血，以及肺阴亏损、虚火上炎。

4. 桑白皮

【来源】 为桑科植物桑 *Morus alba* L. 的干燥根皮。秋末叶落至次春发芽前采挖根部，刮去黄棕色粗皮，纵向剖开，剥取根皮，晒干。

【炮制方法】

桑白皮 取原药材，除去杂质，洗净，润透，切丝，干燥。

蜜桑白皮 取炼蜜，加入适量开水稀释，淋入净桑白皮丝中，拌匀，闷润至蜜被吸尽后，置于温度适宜的热锅内，用文火炒至表面深黄色、不粘手时，取出，晾凉。

每 100kg 净桑白皮，用炼蜜 25kg。

【成品性状】 桑白皮呈卷曲丝条状；外表面类白色或淡黄白色；内表面黄白色或灰黄色，有细纵纹；切面纤维性；体轻，质韧；气微，味微甜。蜜桑白皮表面深黄色，略有光泽；味甜。

【炮制作用】 桑白皮性寒，归肺经。功效：泻肺平喘，利水消肿。

生桑白皮长于泻肺行水。用于水肿，尿少，面目、肌肤浮肿，肺热痰多的喘咳。

蜜桑白皮可缓和寒泻之性，性寒偏润，可润肺止咳。用于肺虚咳喘。

学习任务 7　醋炙

1. 延胡索

【来源】 为罂粟科植物延胡索 *Corydalis yanhusuo* W. T. Wang 的干燥块茎。夏初茎叶

枯萎时采挖，除去须根，洗净，置于沸水中煮至恰无白心时，取出，晒干。

【炮制方法】

延胡索　取原药材，除去杂质，洗净，润透，切厚片，干燥。或用时捣碎。本品含延胡索乙素（$C_{21}H_{25}NO_4$）不得少于0.04%。

醋延胡索

（1）醋炙　取净延胡索或延胡索片，用定量米醋拌匀，闷润至米醋被吸尽后，置于温度适宜的热锅内，用文火炒干，取出，晾凉。

（2）醋煮　取净延胡索（个货），置煮制容器内，加定量米醋和适量清水（以平药面为宜），浸润至透，用文火煮至透心、液汁被吸尽，取出，晾至六成干，切厚片，干燥；或晒干后捣碎。

每100kg净延胡索，用米醋20kg。

醋延胡索含延胡索乙素（$C_{21}H_{25}NO_4$）不得少于0.04%。

【成品性状】　延胡索为不规则的圆形厚片或颗粒状；外表皮黄色或黄褐色，有不规则细皱纹；切面黄色，角质样，具蜡样光泽；气微，味苦。醋延胡索表面及切面黄褐色；质较硬；味苦，微具醋香气。

【炮制作用】　延胡索性温，归肝、脾经。功效：活血，行气，止痛。

生延胡索止痛的有效成分不易煎出，影响其临床疗效，故多用醋炙品。

醋延胡索行气止痛作用增强。广泛应用于身体各部位的多种疼痛证候，如胸胁、脘腹疼痛，胸痹心痛，经闭痛经，产后瘀阻等。

2. 三棱

【来源】　为黑三棱科植物黑三棱 *Sparganium stoloniferum* Buch.-Ham 的干燥块茎。冬季至次年春采挖，洗净，削去外皮，晒干。

【炮制方法】

三棱　取原药材，除去杂质，浸泡，闷润至透，切薄片，干燥。

醋三棱　取净三棱片，用定量米醋拌匀，闷润至米醋被吸尽后，置于温度适宜的热锅内，用文火炒至色变深，取出，晾凉。

每100kg净三棱片，用米醋15kg。

【成品性状】　三棱为类圆形薄片；外表皮灰棕色；切面灰白色或黄白色，粗糙，有多数明显的细筋脉点；质坚实；气微，味淡，嚼之微有麻辣感。醋三棱切面黄色或灰棕色，偶见焦黄斑；微有醋香气。

【炮制作用】　三棱性平，归肝、脾经。功效：破血行气，消积止痛。

生三棱为血中气药，长于破血行气、消积止痛。用于血滞经闭、产后瘀滞腹痛、癥瘕积聚、食积痰滞、脘腹胀痛、慢性肝炎或迁延性肝炎。

醋三棱主入血分，其破瘀散结、止痛作用增强。用于瘀滞经闭腹痛、癥瘕积聚、胸痹心痛、胁下胀痛。

3. 青皮

【来源】　为芸香科植物橘 *Citrus reticulata* Blanco 及其栽培变种的干燥幼果或未成熟果实的果皮。5～6月收集自落的幼果，晒干，习称"个青皮"；7～8月采收未成熟的果实，在果皮上纵剖成四半至基部，除净瓤瓣，晒干，习称"四花青皮"。

【炮制方法】

青皮　取原药材，除去杂质，洗净，闷润，切丝或厚片，晒干。本品含橙皮苷

($C_{28}H_{34}O_{15}$）不得少于 4.0%。

醋青皮 取净青皮丝或片，用定量米醋拌匀，闷润至米醋被吸尽后，置于温度适宜的热锅内，用文火炒至微黄色时，取出，晾凉。本品含橙皮苷（$C_{28}H_{34}O_{15}$）不得少于 4.0%。

每 100kg 净青皮，用米醋 15kg。

【成品性状】 青皮为类圆形厚片或不规则丝状；表面灰绿色或黑绿色，密生多数油室；切面黄白色或淡黄棕色，有时可见瓤囊 8~10 瓣、淡棕色；气香，味苦、辛。醋青皮色泽加深；略有醋香气，味苦、辛。

【炮制作用】 青皮性温，归肝、胆、胃经。功效：疏肝破气，消积化滞。

生青皮性烈，辛散力强，长于破气消积。用于饮食积滞、胃脘痞闷胀痛、癥积痞块。

醋青皮可缓和辛烈之性、消除发汗作用，以免克伐正气；并引药入肝，增强疏肝止痛、消积化滞作用。用于胁肋胀痛、疝气疼痛、乳癖、乳痈、食积气滞之脘腹胀痛。

4. 香附

【来源】 为莎草科植物莎草 *Cyperus rotundus* L. 的干燥根茎。秋季采挖，燎去毛须，置于沸水中略煮或蒸透后晒干，或燎后直接晒干。

【炮制方法】

香附 取原药材，除去毛须及杂质，碾碎，或润透，切厚片，干燥。本品含挥发油不得少于 10mL/kg。

醋香附

（1）醋炙 取净香附颗粒或片，用定量米醋拌匀，闷润至米醋被吸尽后，置于温度适宜的热锅内，用文火炒干，取出，晾凉。本品含挥发油不得少于 8mL/kg。

（2）醋煮蒸 取净香附（个货），置于煮至容器内，加入定量米醋和与米醋等量的水，用文火煮至醋液被吸尽后，再蒸 5h，闷片刻，取出，稍晾，切薄片，干燥；或干燥后，碾成绿豆大颗粒。

每 100kg 净香附，用黄酒 20kg。

【成品性状】 香附为不规则颗粒或厚片；外表皮棕褐色或黑褐色，有时可见环节；切面色白或黄棕色，经蒸煮者切面黄棕色或红棕色；质硬；内皮层环纹明显；气香，味苦。醋香附外表黑褐色；切面浅棕色或深棕色；微有醋香气，味微苦。

【炮制作用】 香附性平，归肝、脾、三焦经。功效：疏肝解郁，理气宽中，调经止痛。

生香附能上行胸膈，外达肌肤，长于理气解郁。用于肝郁气滞，胸胁胀痛，疝气疼痛，乳房胀痛；脾胃气滞，脘腹痞满，胀满疼痛；月经不调，经闭痛经。

醋香附专入肝经，可增强疏肝止痛作用，并能消积化滞。用于伤食腹痛、血瘀气滞、寒凝气滞、脘腹疼痛。

学习任务 8 盐炙

1. 泽泻

【来源】 为泽泻科植物泽泻 *Alisma orientale* (Sam.) Juzep. 的干燥块茎。冬季茎叶开始枯萎时采挖，洗净，干燥，除去须根及粗皮。

【炮制方法】

泽泻 取原药材，除去杂质，稍浸，润透，切厚片，干燥。本品含 23-乙酰泽泻醇 B

($C_{32}H_{50}O_5$) 不得少于 0.05%。

盐泽泻 取净泽泻片，用适量食盐水拌匀，闷润至盐水被吸尽后，置于温度适宜的热锅内，用文火炒干，取出，晾凉。本品含 23-乙酰泽泻醇 B（$C_{32}H_{50}O_5$）不得少于 0.04%。

每 100kg 净泽泻片，用食盐 2kg。

【成品性状】 泽泻为类圆形或椭圆形厚片；外表皮黄白色或淡黄棕色，可见细小突起的须根痕；切面黄白色，粉性，有多数细孔；气微，味微苦。盐泽泻表面淡黄棕色或黄褐色，偶见焦斑；味微咸。

【炮制作用】 泽泻性寒，归肾、膀胱经。功效：利水渗湿，泄热，化浊降脂。

生泽泻长于利水、泄热。用于小便不利、水肿胀满、泄泻尿少、痰饮眩晕、热淋涩痛，亦可用于高脂血症。

盐泽泻能引药下行，增强滋阴、泄热、利尿作用，且利尿而不伤阴。用于小便淋涩、遗精淋漓、腰部肿痛。

2. 小茴香

【来源】 为伞形科植物茴香 *Foeniculum vulgare* Mill. 的干燥成熟果实。秋季果实初熟时采割植株，晒干，打下果实，除去杂质。

【炮制方法】

小茴香 取原药材，除去杂质及残梗，筛去灰屑。本品含反式茴香脑（$C_{10}H_{12}O$）不得少于 1.4%。

盐小茴香 取净小茴香，用适量食盐水拌匀，闷润至盐水被吸进后，置于温度适宜的热锅内，用文火炒至微黄色、有香气逸出时，取出，晾凉。本品含反式茴香脑（$C_{10}H_{12}O$）不得少于 1.3%。

每 100kg 净小茴香，用食盐 2kg。

【成品性状】 小茴香为双悬果，呈圆柱形，有的稍弯曲；表面黄绿色或淡黄色，两端略尖，顶端残留有黄棕色突起的花柱基，基部有时有细小的果梗；分果呈长椭圆形，背面有纵棱 5 条，接合面平坦而较宽；横切面略呈五边形，背面的四边约等长；有特异香气，味微甜、辛。盐小茴香微鼓起，色泽加深，偶有焦斑；香气浓，味微咸。

【炮制作用】 小茴香性温，归肝、肾、脾、胃经。功效：散寒止痛，理气和胃。

生小茴香辛散之性较强，长于理气、温胃止痛。用于胃寒呕吐、小腹冷痛、脘腹胀痛。

盐小茴香辛散之性缓和，专行下焦，长于温肾祛寒、疗疝止痛。用于疝气疼痛、睾丸坠痛及肾虚腰痛。

3. 黄柏

【来源】 为芸香科植物黄皮树 *Phellodendron chinense* Schneid. 或黄檗 *Phellodendron amurense* Rupr. 的干燥树皮。前者习称"川黄柏"，后者习称"关黄柏"。剥取树皮后，除去粗皮，晒干。

【炮制方法】

黄柏 取原药材，抢水洗净，润透，切丝，干燥。川黄柏含小檗碱以盐酸小檗碱（$C_{20}H_{17}NO_4 \cdot HCl$）计不得少于 3.0%，含黄柏碱以盐酸黄柏碱（$C_{20}H_{23}NO_4 \cdot HCl$）计不得少于 0.34%。关黄柏含盐酸小檗碱（$C_{20}H_{17}NO_4 \cdot HCl$）不得少于 0.60%，含盐酸巴马汀（$C_{21}H_{21}NO_4 \cdot HCl$）不得少于 0.30%。（下述盐黄柏同）。

盐黄柏 取净黄柏丝，用适量食盐水拌匀，闷润至盐水被吸尽后，置于温度适宜的热锅内，用文火炒干，取出，晾凉。

每100kg净黄柏丝，用食盐2kg。

【成品性状】 黄柏呈丝条状。川黄柏外表面黄褐色或黄棕色；内表面暗黄色或淡棕色，具纵棱纹；切面纤维性，呈裂片状分层，深黄色；味极苦。关黄柏外表面黄绿色或淡棕黄色，内表面黄色或黄棕色；切面鲜黄色或黄绿色，有的呈片状分层；气微，味极苦。盐黄柏表面深黄色，偶有焦斑；味极苦、微咸。

【炮制作用】 黄柏性寒，归肾、膀胱经。功效：清热燥湿，泻火除蒸，解毒疗疮。

生黄柏枯燥，性寒而沉，长于清热燥湿、解毒疗疮。用于湿热泻痢、黄疸尿赤、带下阴痒、热淋涩痛、脚气痿躄、骨蒸痨热、盗汗、遗精、疮疡肿毒、湿疹湿疮。

盐黄柏可缓和苦燥之性，不伤脾胃，并能引药入肾，长于滋阴降火。用于阴虚火旺、骨蒸潮热、盗汗、遗精、痿痹、咳嗽咯血。

4. 补骨脂

【来源】 为豆科植物补骨脂 *Psoralea corylifolia* L. 的干燥成熟果实。秋季果实成熟时采收果序，晒干，搓出果实，除去杂质。

【炮制方法】

补骨脂　取原药材，除去杂质。本品含补骨脂素（$C_{11}H_6O_3$）和异补骨脂素（$C_{11}H_6O_3$）的总量不得少于0.07%。

盐补骨脂　取净补骨脂，用适量食盐水拌匀，闷润至盐水被吸尽后，置于温度适宜的热锅内，用文火炒至微鼓起、有香气逸出时，取出，晾凉。本品含补骨脂素（$C_{11}H_6O_3$）和异补骨脂素（$C_{11}H_6O_3$）的总量不得少于0.07%。

每100kg净补骨脂，用食盐2kg。

【成品性状】 补骨脂呈肾形，略扁；表面黑色、黑褐色或灰褐色，具细微网状皱纹；顶端圆钝，有一小突起；凹侧有果梗痕；质硬，果皮薄，与种子不易分离；种子1枚，有油性；气香，味辛、微苦。盐补骨脂表面黑色或黑褐色，微鼓起；气微香，味微咸。

【炮制作用】 补骨脂性温，归肾、脾经。功效：温肾助阳，纳气平喘，温脾止泻；外用消风祛斑。

生补骨脂辛热而燥，温肾作用强，长于温补脾肾、止泻痢。多用于脾肾阳虚，五更泄泻；外治银屑病、白癜风、扁平疣、斑秃。

盐补骨脂可缓和辛窜温燥之性，避免伤阴，并能引药入肾，增强补肾纳气作用。用于肾阳不足之阳痿遗精、遗尿尿频、腰膝冷痛、肾虚作喘。

学习任务9　砂烫

1. 鳖甲

【来源】 为鳖科动物鳖 *Trionyx sinensis* Wiegmann 的干燥背甲。全年均可捕捉，以秋、冬两季为多。捕捉后杀死，置于沸水中烫至背甲上的硬皮能剥落时，取出，剥取背甲，除去残肉，晒干。

【炮制方法】

鳖甲　取原药材，置于蒸锅内，用沸水蒸45min，取出，放入热水中，立即用硬刷除去皮肉，洗净，干燥；或用清水浸泡，不换水，至皮肉筋膜与甲骨容易分离时取出，洗净，日晒夜露至无腥臭味，干燥；或用酶解法去皮肉筋膜，取净鳖甲，干燥。

醋鳖甲 将净砂置于锅内，用武火加热，待砂呈轻松滑利状态时，投入大小分档的净鳖甲，翻炒至质酥、表面淡黄色时，取出，筛去砂，趁热投入醋液中浸淬，捞出，干燥。用时捣碎。

每100kg净鳖甲，用米醋20kg。

【成品性状】 鳖甲呈椭圆形或卵圆形；外表面黑褐色或墨绿色，略有光泽，具细网状皱纹和灰黄色或灰白色斑点，中间有一条纵棱；内表面类白色，中部有突起的脊椎骨，两侧各有肋骨8条，伸出边缘；质坚硬；气微腥，味淡。醋鳖甲淡黄色至深黄色；质酥脆；略有醋气。

【炮制作用】 鳖甲性微寒，归肝、肾经。功效：滋阴潜阳，退热除蒸，软坚散结。

生鳖甲质地坚硬，并有腥臭气，长于养阴清热、潜阳息风。用于阴虚发热，骨蒸痨热；阴虚阳亢，头晕目眩；虚风内动，手足瘛疭。

砂烫醋淬后，质变酥脆，易于粉碎和煎出有效成分，并能矫臭矫味；醋淬还增强入肝消积、软坚散结的作用。用于癥瘕积聚、月经停闭。

2. 骨碎补

【来源】 为水龙骨科植物槲蕨 *Drynaria fortunei* (Kunze) J. Sm. 的干燥根茎。全年均可采挖，除去泥沙，干燥，或再燎去茸毛（鳞片）。

【炮制方法】

骨碎补 取原药材，除去杂质，洗净，润透，切厚片，干燥。本品含柚皮苷（$C_{27}H_{32}O_{14}$）不得少于0.50%。

烫骨碎补 将净砂置于锅内，用武火加热，待砂呈轻松滑利状态时，投入净骨碎补或片，翻炒至鼓起，取出，筛去砂，放凉，撞去毛。

【成品性状】 骨碎补为扁平长条状或不规则的厚片；表面深棕色至黑褐色；常残留细小棕色的鳞片，有的可见圆形的叶痕，切面红棕色，有淡黄色的维管束点状排列成环；体较轻，质坚脆；气微，味淡、微涩。烫骨碎补体膨大鼓起；表面棕褐色或焦黄色；切面棕褐色；质轻、酥松；气微，味淡、微涩。

【炮制作用】 骨碎补性温，归肾、肝经。功效：疗伤止痛，补肾强骨；外用消风祛斑。

生骨碎补密被绒毛，不易除净，且质地坚硬而韧，不利于粉碎和煎煮，临床多用炮制品。

砂烫后易于除净绒毛，且质酥易碎，易于粉碎和煎出有效成分，以补肾强骨、续伤止痛为主。用于跌扑闪挫、筋骨折伤、肾虚腰痛、筋骨痿软、耳鸣耳聋、牙齿松动；外治斑秃、白癜风。

3. 炮姜

【来源】 为姜科植物姜 *Zingiber officinale* Rosc. 的干燥根茎。冬季采挖，除去须根和泥沙，晒干或低温干燥。趁鲜切片晒干或低温干燥者称为"干姜片"。

【炮制方法】 将净砂置于锅内，用中火加热，待砂呈轻松滑利状态时，取干姜置于温度适宜的热锅内，用中火炒至鼓起、表面棕褐色，取出，干燥。

【成品性状】 本品呈不规则膨胀的块状，具指状分枝。表面棕黑色或棕褐色。质轻泡。断面边缘处显棕黑色，中心棕黄色，细颗粒性，维管束散在。气香、特异，味微辛、辣。

【炮制作用】 干姜辛热，燥烈之性较强，长于温中回阳，且可温肺化饮；炮姜苦温，辛散作用大减，可温经止血、温中止痛，善于温中止泻，兼能止血。所以，古人有"生姜走而不守，干姜能走能守，炮姜守而不走"之说。

4. 鸡内金

【来源】 为雉科动物家鸡 *Gallus gallus domesticus* Brisson 的干燥沙囊内壁。杀鸡后，取出鸡肫，立即剥下内壁，洗净，干燥。

【炮制方法】

鸡内金 取原药材，除去杂质，洗净，干燥，捣碎。

炒鸡内金 将净砂置于锅内，用中火加热，待砂呈轻松滑利状态时，投入大小一致的净鸡内金，翻炒至发泡卷曲、酥脆时，取出，筛去砂，放凉；或取净鸡内金，置于温度适宜的热锅内，用中火炒至鼓起、呈暗黄褐色至焦黑色时，取出，干燥。

【成品性状】 鸡内金为不规则的卷片；表面黄色、黄绿色或黄褐色，薄而半透明，具明显的条状皱纹；质脆，易碎；断面角质样，有光泽；气微腥，味微苦。炒鸡内金发泡卷曲；质酥脆；暗黄褐色或焦黄色；具焦香气。

【炮制作用】 鸡内金性平，归脾、胃、小肠、膀胱经。功效：健胃消食，涩精止遗，通淋化石。

生鸡内金长于攻积、通淋化石。用于石淋涩痛、泌尿系结石和胆道结石。

炒鸡内金质地酥脆，便于粉碎，并能增强健脾消积的作用。用于消化不良、食积不化、肝虚泄泻、小儿疳积。

学习情境 2
中药提取车间

中药提取主要包括中药有效成分的提取、提取液的分离、纯化、浓缩、干燥等工艺过程。按照 GMP 的标准实施生产，在安全生产、环境保护、节能减排等方面都有较高的要求。而且，中药提取车间工艺流程较长，管路多而复杂，具有较高的劳动强度。

学习项目 4
人参中皂苷的提取、分离与鉴定

 学习目标

基本知识目标：
1. 了解皂苷的含义、分布和生物活性；
2. 掌握皂苷的理化性质；
3. 掌握皂苷和苷元的提取分离原理及方法；
4. 熟悉皂苷的色谱检识原理及方法。

基本技能目标：
1. 能够正确安装与使用回流提取设备和减压过滤装置；
2. 能正确使用化学检识法和色谱法鉴别不同类型的皂苷；
3. 能按天然药物中皂苷成分的性质，提出合理的提取分离步骤和方案；
4. 能利用各种资源查阅信息并进行加工处理。

品德品格目标：
1. 具有社会责任感和职业精神，能够在技能实践中理解并自觉遵守职业道德和规范履行责任；
2. 具有安全、健康、环保的责任理念，良好的质量意识，以及应对危机与突发事件的基本能力；
3. 有团队合作精神，有独立或合作学习与工作的能力；
4. 培养正确、及时、简明记录实验原始数据的习惯。

学习任务 1　人参中皂苷的提取

一、提取方法的选择

1. 提取方法

（1）皂苷的提取　皂苷多以苷的形式存在，亲水性较强，因此常用不同浓度的乙醇或甲醇作为溶剂提取。提取液减压浓缩后，将残渣溶于适量水，必要时先用石油醚、苯等亲脂性有机溶剂萃取，除去油脂、色素等亲脂性杂质，然后再用正丁醇对水溶液进行萃取，则皂苷转溶于正丁醇，而糖类等亲水性杂质留在水中，最后回收正丁醇，得粗制总皂苷。此法被认为是皂苷提取的通法。

也可以将醇提液减压回收溶剂后，通过大孔吸附树脂，先用少量水洗去糖和其他水溶性成分，然后再用30%～80%甲醇或乙醇梯度洗脱，最后将洗脱液减压蒸干，得粗制总皂苷。

此外，还可以先用石油醚或汽油将药材进行脱脂处理，去除油脂、色素，再用乙醇或甲醇为溶剂加热提取，冷却提取液，由于多数皂苷难溶于冷乙醇或冷甲醇，从而析出沉淀。

（2）皂苷元的提取　皂苷元极性小，易溶于苯、三氯甲烷、石油醚等极性小的有机溶剂，而不溶或难溶于水。一般可先提取皂苷，然后将粗皂苷加酸水解后，再用极性较小的有机溶剂提取；也可直接将药材加酸水解，使皂苷生成皂苷元，再用有机溶剂提取。

2. 选择依据

皂苷一般可溶于水，易溶于热水、含水稀醇、热甲醇和热乙醇，几乎不溶或难溶于乙醚、苯等亲脂性有机溶剂。皂苷在含水正丁醇或戊醇中有较大溶解度，因此正丁醇或戊醇常作为从水溶液中提取皂苷的溶剂，从而与糖类、蛋白质等亲水性大的成分分离。

人参（Panax ginseng C. A. Mey.）为五加科人参属植物，其根、茎、叶、花、果实均含有人参皂苷，是传统名贵中药，具有大补元气、补脾益肺、生津安神的功效。人参中含皂苷、多糖和挥发油等多种化学成分，其中人参皂苷为人参的主要有效成分之一。

人参总皂苷有吸湿性，易溶于水、甲醇、乙醇，可溶于正丁醇、乙酸乙酯、乙酸，不溶于乙醚、苯。一般对酸不稳定（人参皂苷Ro除外），弱酸下即可水解。传统上人参采用粉末入药或渗漉提取，现代多采用不同浓度乙醇回流提取。

二、仪器、药品

1. 仪器

①750A高速多功能粉碎机；②回流装置；③减压过滤装置；④电炉子；⑤恒温水浴锅；⑥烧杯（1000mL、500mL、100mL）。

2. 药品

①人参粗粉50g；②95%乙醇；③乙醚；④正丁醇。

三、工作程序

提取人参皂苷的工作程序如图4-1所示。

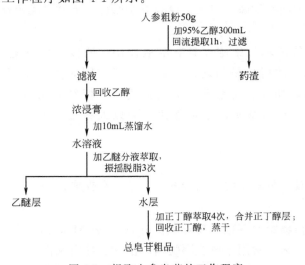

图4-1　提取人参皂苷的工作程序

> 注意事项：
> 1. 粉碎人参时，不宜过细，否则煎煮时易发生焦糊现象，影响提取的效果。
> 2. 提取时温度不宜过高，提取液保持微沸状态即可。
> 3. 在进行萃取时，要注意正确的萃取方法。
> 4. 所用萃取液要集中回收，不可倒入下水池中。

四、知识拓展

（一）基本知识

皂苷广泛存在于自然界，在单子叶植物和双子叶植物中均有分布。皂苷常见于百合科、薯蓣科、石竹科、远志科、玄参科、豆科、五加科等植物中。许多重要的天然药物如三七、人参、甘草、柴胡等的主要成分都是皂苷。皂苷除来源于植物外，近年来在海洋生物中如海参、海星和动物体内也发现并分离出一些高活性的皂苷。

皂苷是一类结构比较复杂的苷类化合物，由皂苷元和糖、糖醛酸或其他有机酸组成。由于它的水溶液振摇后能产生大量持久性、似肥皂样的泡沫，故名皂苷。按照皂苷元的化学结构将皂苷分成两大类：甾体皂苷和三萜皂苷。

1. 甾体皂苷

甾体皂苷具有降血压、降血糖、抗菌、抗癌、防治心脑血管疾病及免疫调节等活性，是一类由螺甾烷类化合物与糖结合而成的苷类，此类皂苷元均为含 27 个碳原子的甾体衍生物。

2. 三萜皂苷

三萜皂苷是由三萜皂苷元和糖组成的苷类。三萜皂苷元是三萜类衍生物，由 30 个碳原子组成。

（二）性质

皂苷分子量较大，一般不易结晶，多为无色或白色无定形粉末，而皂苷元大多为完好的结晶。皂苷多数具有苦而辛辣味，对人体黏膜有刺激性，尤其鼻黏膜最敏感，吸入含皂苷的药材粉末即引起喷嚏。

因为大多数皂苷能破坏红细胞而具有溶血作用，所以一般含皂苷的药物不易供静脉注射用，其水溶液肌内注射也易引起组织坏死，口服则无溶血作用。但并不是所有的皂苷都能产生溶血作用，如人参总皂苷则无溶血现象，但经分离后，其中以人参三醇及齐墩果酸为苷元的人参皂苷有显著的溶血作用，而以人参二醇为苷元的人参皂苷则有抗溶血作用。

（三）实例

下面介绍几种比较常见的植物中皂苷的理化性质和提取方法：

1. 穿山龙

穿山龙为薯蓣科植物穿龙薯蓣（*Discorea nipponica* Makino）的干燥根茎。穿山龙有祛风湿、止痛的功效，临床上常用于风湿腰腿痛的治疗。穿山龙根茎含有大量的薯蓣皂苷（结构式如图 4-2 所示），是制药工业中合成甾体激素和甾体避孕药的重要原料。

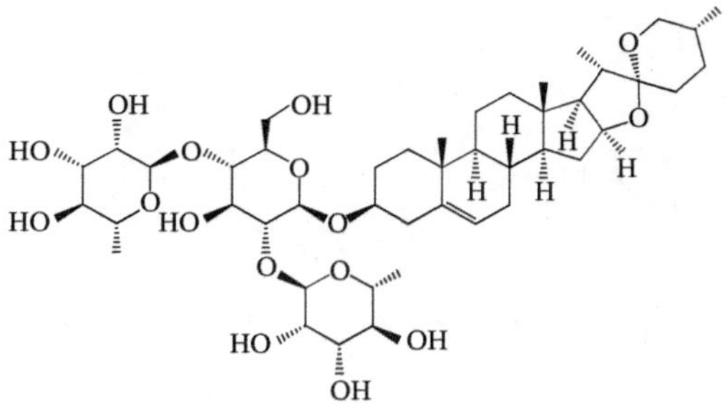

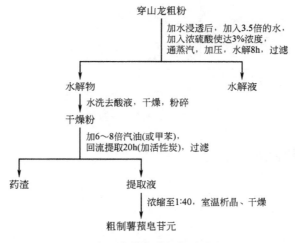

图 4-2　薯蓣皂苷结构式

薯蓣皂苷元在汽油（或甲苯）中溶解度较大，采用汽油（或甲苯）为溶剂进行提取，再利用其在甲醇或丙酮中溶解度相差悬殊的性质进行精制。提取流程如图 4-3 所示。

图 4-3　薯蓣皂苷元提取流程

2. 甘草

甘草为豆科植物甘草（*Glycyrrhiza uralensis* Fisch）等的干燥根及根茎，具有补脾益气、润肺止咳、缓急止痛、调和诸药等功效。临床上用于治疗咽喉肿痛，缓解药毒。近年来研究表明，甘草还具有较强的抗炎、抗溃疡等作用。

甘草中主要有效成分为甘草皂苷，又称为甘草酸，含量约为 7%～10%，因其具有甜味，所以可用于食品工业作甜味剂。

甘草中的甘草酸以钾或钙盐形式存在（甘草酸二钾盐结构式如图 4-4 所示。），易溶于水。甘草酸呈酸性，在酸性条件下水溶性下降可析出沉淀得到甘草酸粗品。提取流程图如图 4-5 所示。

五、思考题

1. 萃取时如果产生乳化现象应该怎么做？
2. 根据皂苷的性质，除用醇提法外，尚可用哪些提取方法？

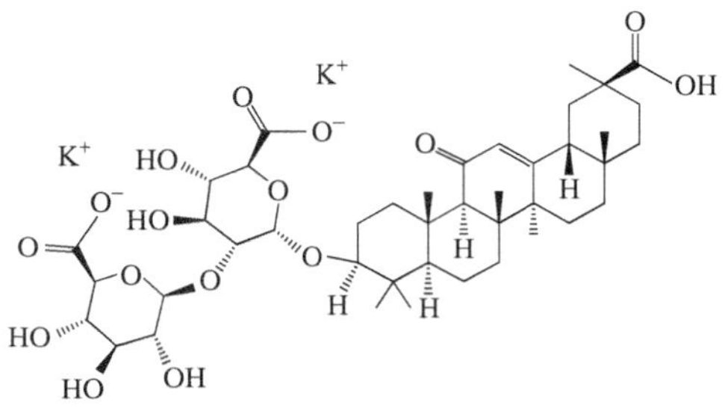

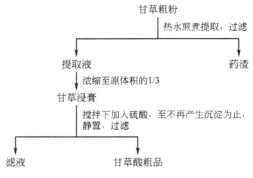

图 4-4 甘草酸二钾盐结构式

图 4-5 甘草酸提取流程

六、成果展示及评价

1. 成果展示
① 提取方法的选择；
② 提取皂苷粗品的展示。

2. 评价标准
① 选择的方法是否合理；
② 选择的反应器、实验装置的正确程度；
③ 实训操作是否规范，安全、环保措施是否得当；
④ 产品质量、收率情况；
⑤ 实验记录书写情况。

学习任务 2　人参中皂苷的分离

一、分离方法的选择

1. 分离方法

（1）重结晶法　重结晶是将晶体溶于溶剂或熔融以后，又重新从溶液或熔体中结晶的过程。重结晶可以使不纯净的物质获得纯化，或使混合在一起的盐类彼此分离。它适用于产品与杂质性质差别较大、产品中杂质含量小于5%的体系。

（2）溶剂沉淀法　利用皂苷可溶于醇，难溶于乙醚、丙酮等溶剂的性质，先将粗总皂苷溶于少量甲醇或乙醇，然后逐滴加入乙醚或丙酮至浑浊，放置产生沉淀，过滤得极性较大的皂苷；母液继续滴加乙醚或丙酮，至析出沉淀得极性较小的皂苷。通过反复处理，可初步将不同类型的皂苷分离。

（3）铅盐沉淀法　将粗皂苷溶于乙醇溶液，加入过量20%~30%中性醋酸铅，使酸性皂苷沉淀完全，过滤；滤液再加20%~30%碱性醋酸铅，中性皂苷可沉淀出，过滤；然后将沉淀分别溶于水或稀醇中，按常法脱铅，脱铅后将滤液减压浓缩，残渣溶于乙醇，滴加乙醚至产生沉淀，即可获得提纯的酸性皂苷和中性皂苷。

（4）色谱法　用以上方法分离，除少数皂苷可获得单体成分外，一般只能除去大部分杂质，获得相对纯的总皂苷，若需更进一步分离出单体，一般会采用色谱法。

① 分配色谱法　由于皂苷极性较大，用分配柱色谱分离效果较好。常用水饱和的硅胶或氧化铝作为支持剂，以三氯甲烷-甲醇-水等极性较大的溶剂系统进行梯度洗脱。

② 吸附色谱法　此法适用于分离亲脂型皂苷元。吸附剂常用硅胶；洗脱剂常用混合溶剂，如苯-三氯甲烷-水系统，按极性由小到大依次洗脱。若采用反向硅胶分离皂苷可取得较好的效果。

③ 高效液相色谱法　此法是目前分离皂苷最常用的方法。常采用反相色谱柱，用甲醇-水或乙腈-水等溶剂系统作为流动相，分离和纯化皂苷效果良好。

④ 大孔树脂吸附法　此法是近年来常用于分离极性较大化合物的一种方法，特别适用于皂苷的初步分离。先用水洗去糖类杂质，再用乙醇梯度洗脱，得到不同组分的皂苷混合物；初步分离后还需进一步用硅胶柱色谱或高效液相色谱分离得皂苷单体。

2. 选择依据

在分离过程中，根据皂苷的极性或溶解性不同选择相应的方法，或综合运用多种方法，达到分离的目的。

二、仪器、药品

1. 仪器

①电子秤；②减压过滤装置；③鼓风干燥机；④烧杯（1000mL、500mL、100mL）。

2. 药品

①甲醇；②丙酮。

三、工作程序

1. 溶剂沉淀法

溶剂沉淀法分离人参皂苷的程序如图4-6所示。

2. 色谱法

色谱法分离人参皂苷的程序如图4-7所示。

> 注意事项：
> 1. 采用第一种方法可提取出精制总皂苷，采用第二种方法可提取出多种皂苷单体。
> 2. 在使用色谱法时，要注意各种洗脱剂的配比。
> 3. 实验结束后注意有机溶剂的回收。

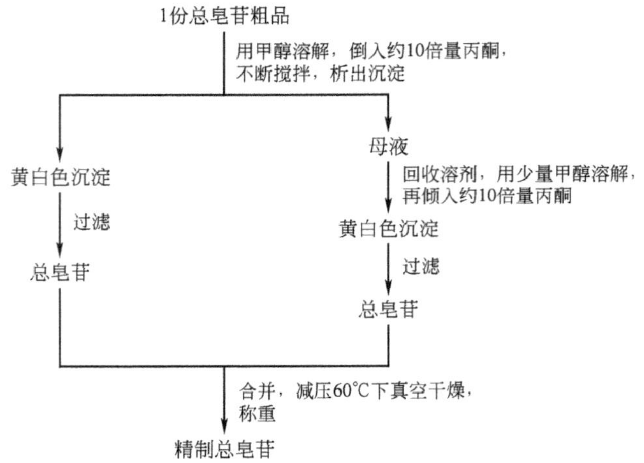

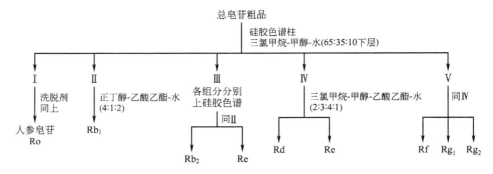

图 4-6 溶剂沉淀法分离人参皂苷的程序

图 4-7 色谱法分离人参皂苷的程序

四、知识拓展

(一) 色谱分离法

色谱分离法是一种分离、纯化和鉴定化合物的现代理化分离分析方法。如果天然药物的提取物中含有一些结构相似、性质相近的化学成分，用一般分离方法无法获得分离，那么，使用色谱分离法往往能获得较好的分离效果。下面介绍几种比较常用的色谱分离方法：

1. 大孔吸附树脂法

本法是一种利用大孔吸附树脂具有的吸附性能及分子筛作用，使分子量及吸附能力不同的混合物中各成分获得分离的方法。

大孔吸附树脂是一种化学结构与离子交换树脂类似却不含交换基团，具有大孔结构的有机高聚物吸附剂。形态多为白色球形颗粒，粒度通常在 20~60 目，根据聚合物不同，可分为非极性、中极性和极性三大类型。

操作步骤如下：

(1) 预处理　常用的树脂有以下几种型号：D-101、DA-201、GDX-105、CAD-40、XAD-4 等。经过预处理，可除去新购树脂内残余的致孔剂、分散剂和一些未聚合的单体等。

(2) 装柱、上样　选取好树脂，湿法装柱。装柱后，选择适宜的溶剂配制一定pH的试样溶液，按湿法上样操作。

(3) 洗脱　常用的洗脱剂有水、甲醇、乙醇、丙酮、乙酸乙酯等，流速一般控制在0.5～5mL/min为宜。根据实际情况，也可采用不同极性的洗脱剂进行梯度洗脱。

(4) 树脂柱的清洗　树脂柱使用后，其表面或内部一定会有许多非吸附性成分或吸附性杂质残留，必须清洗以去除。

(5) 树脂再生　使用后的树脂可经处理后再生。若选用了非水溶性的有机溶剂作为洗脱剂，用甲醇反复冲洗树脂柱即可；若选用了水溶性的洗脱剂，则用蒸馏水反复冲洗干净即可；若树脂经多次使用后，颜色加深，吸附能力下降，则可用3%盐酸或3%氢氧化钠依次浸泡12h，在用蒸馏水洗至中性即可。树脂不用时，应浸泡于甲醇（或乙醇）中以湿态贮存，临用前用蒸馏水洗净醇液即可。

此法已广泛应用于工业生产中，也用于维生素、抗生素的分离提纯，并使水溶性天然药物化学成分的提纯得以大大简化，近年来多用于皂苷及其他苷类化合物的分离，获得较好的分离效果。

2. 硅胶色谱法

硅胶色谱法是利用作为固定相的硅胶对混合物中各种成分吸附能力强弱的不同，使各成分得到相互分离的方法。一般情况下，试样与硅胶的比例可为（1∶30）～（1∶60）；若试样较难分离，可选用（1∶500）～（1∶1000）。

操作步骤如下：

(1) 色谱柱的选择　实验室常用的色谱柱的内径与柱长之比常在（1∶10）～（1∶20）之间，如图4-8所示。如果分离两种或两种以上性质相近的混合物，可选用细长的色谱柱；需要从溶液中吸去某种成分或滤除不溶物及使用活性炭脱色时滤除细微的活性炭颗粒等，则可选用粗短的色谱柱。

(2) 装柱　将色谱柱清洗干净，干燥。在色谱柱管底部铺一层脱脂棉，再加上一层约0.5cm的石英砂，然后采用湿法装柱。装柱后，一般硅胶的高度为色谱柱高度的3/4，柱体内不能出现气泡、疏密不均或裂缝。

(3) 上样　对于易溶于洗脱剂的试样，可用洗脱剂溶解试样制成高浓度试样溶液，采用湿法加样；对于难溶于洗脱剂的试样，则先将试样溶于适量甲醇、丙酮等低沸点的极性溶剂中，再用少量硅胶拌匀，在旋转蒸发仪上小心蒸干溶剂或水浴挥干溶剂，置干燥器中吸除残留的溶剂和水分，然后将此吸着试样的硅胶均匀地加在色谱柱中硅胶的上面，最后在上样后的硅胶柱上面盖上一层约0.5cm厚的石英砂。

(4) 洗脱　洗脱剂的选用一般参照薄层色谱，同时注意用梯度洗脱的方法，逐渐提高洗脱能力，使成分得到分离。

(5) 硅胶再生　一般可用甲醇或乙醇洗涤，挥干溶剂后活化即可；或用5～10倍体积的1%氢氧化钠煮沸0.5h，趁热过滤，用蒸馏水洗3次，再以3～6倍5%盐酸煮沸0.5h，用蒸馏水洗至中性，活化处理即可使用。

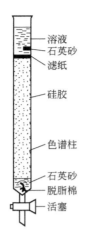

图 4-8 色谱柱装置

3. 凝胶色谱法

此法是以凝胶作为固定相,选择适当的溶剂进行洗脱,使混合物中分子量不同的化合物得到分离的方法。

凝胶是具有多孔性网状结构的高分子化合物。常用的凝胶种类有:葡聚糖凝胶、葡聚糖凝胶 LH-20。下面以葡聚糖凝胶 LH-20 为例,介绍凝胶色谱法。

葡聚糖凝胶 LH-20 不仅可用于分离水溶性化合物,还可以用于分离一些难溶于水或具有一定程度亲脂性的化合物(如黄酮、蒽醌、香豆素等)。受凝胶颗粒中网孔半径的限制,被分离试样中比网孔小的化合物可自由进入凝胶颗粒内部;而比网孔大的则不能,只能通过凝胶颗粒间的间隙。随着移动相的流动,大分子化合物阻力较小、流速较快,先被洗脱;小分子阻力较大、流速较慢,则后被洗脱,从而使试样中大小化合物获得分离。凝胶色谱法分离机制见图 4-9。

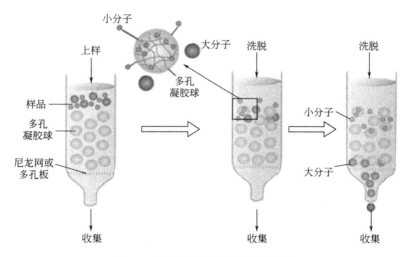

图 4-9 凝胶色谱法分离机制示意图

操作步骤如下：
(1) 装柱　选择合适的凝胶种类、规格，采用湿法装柱。
(2) 上样　配制适宜浓度的试样溶液（体积要小），用滴管沿柱壁缓缓注入，加完后，将旋塞打开，使试样完全进入柱中，再关闭旋塞。
(3) 洗脱　常选用水、酸、碱、盐、缓冲溶液和各种有机溶剂等作为洗脱剂。
(4) 再生　当凝胶经多次使用后，通常在50℃左右用含2%氢氧化钠和4%氯化钠的混合液浸泡，再用水洗净，使其再生。

（二）实例

1. 穿山龙中薯蓣皂苷元的精制

根据薯蓣皂苷元的性质，采用重结晶的方法进行精制操作，工作流程如图4-10所示。

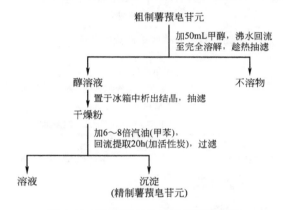

图4-10　精制薯蓣皂苷元的工作流程

2. 甘草中甘草酸、甘草次酸的精制

从甘草中提取的甘草酸不易精制，一般通过制成钾盐后，才能得到精制品。甘草次酸是甘草皂苷的苷元，具体工作流程如下：
(1) 甘草酸单钾盐的制备　流程如图4-11所示。
(2) 甘草次酸的制备　流程如图4-12所示。

五、思考题

1. 说明溶剂沉淀法精制人参总皂苷的原理。
2. 除了采用溶剂法和硅胶柱色谱法分离人生皂苷，还可以采用什么方法？

六、成果展示及评价

1. 成果展示

① 分离方法的选择；
② 提取人参皂苷的展示。

2. 评价标准

① 选择的方法是否合理；

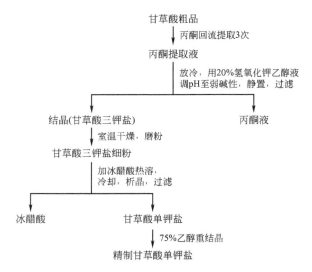

图 4-11 甘草酸单钾盐的制备流程

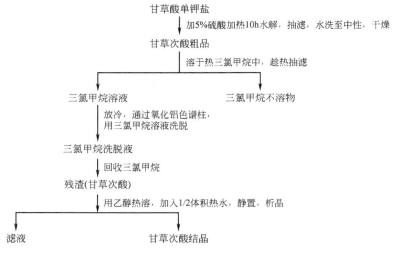

图 4-12 甘草次酸的制备流程

② 实训操作是否规范，安全、环保措施是否得当；
③ 产品质量、收率情况；
④ 实验记录书写情况。

学习任务 3　人参中皂苷的鉴定

一、人参皂苷的理化鉴定

1. 工作任务

① 掌握人参皂苷理化鉴定的原理和方法。
② 记录好鉴定结果（如沉淀、显色等）。

2. 任务实施依据

根据皂苷的性质可采用物理和化学方法进行皂苷与蛋白质及甾体皂苷与三萜皂苷的鉴定。主要方法有泡沫实验和呈色反应。

3. 仪器、药品

（1）仪器

①恒温水浴锅；②电炉子；③烧杯（50mL，2个）；④量筒（10mL）；⑤试管；⑥移液器；⑦电子天平。

（2）药品

①人参皂苷（自制）；②冰醋酸；③醋酐；④三氯甲烷；⑤人参皂苷 Rb_1、Re、Rg_1 对照品；⑥甲醇；⑦乙酸乙酯。

4. 工作程序

（1）泡沫实验　取人参皂苷样品适量，溶于 2mL 蒸馏水，置于试管中，塞紧试管口后猛力振摇，试管内液体则产生大量的持久性的似蜂窝状泡沫（显示有皂苷）。

注意：含蛋白质和黏液质的水溶液虽也能产生泡沫，但不持久，放置很快消失。

（2）显色反应

① 醋酸-浓硫酸反应过程如图 4-13 所示。

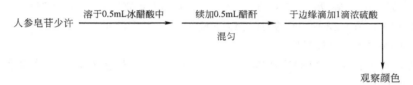

图 4-13　醋酸-浓硫酸反应过程

② 三氯甲烷-浓硫酸反应过程如图 4-14 所示。

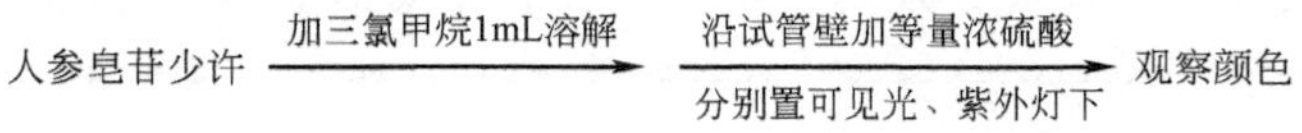

图 4-14　三氯甲烷-浓硫酸反应过程

注意事项：

1. 使用酸、碱溶液时要戴好防护手套，注意安全操作。
2. 有机溶剂使用后要进行集体回收，不可倒入下水池中。
3. 真实作好实验记录。

---

5. 清场

清洗好烧杯、量筒等仪器，拔掉电源插头，清理实验台和水池，关闭水、电源。

二、人参总皂苷的薄层色谱鉴定

1. 工作任务

① 掌握薄层色谱法鉴定人参皂苷的原理和方法。

② 记录好鉴定结果（如显色、R_f 值等）。

2. 任务实施依据

皂苷的色谱检识方法常用的有薄层色谱法、纸色谱法。本节我们选择的是薄层色谱法。用于分离皂苷和皂苷元常选用硅胶、氧化铝作吸附剂。皂苷的极性较大，用分配薄层色谱效果较好。

3. 仪器、药品

（1）仪器

①硅胶 G 板；②展开槽；③电子天平；④紫外灯（365nm）；⑤烧杯；⑥量筒（50mL、10mL）；⑦烘箱；⑧喷瓶。

（2）药品

①人参总皂苷（自制）；②人参皂苷 Rb_1、Re、Rg_1 对照品；③三氯甲烷；④甲醇；⑤乙酸乙酯；⑥10％硫酸乙醇溶液：10mL 浓硫酸加 90mL 无水乙醇，混匀。

4. 工作程序

吸附剂：硅胶-CMC 薄层板。

样品溶液：精制总皂苷，加甲醇制成 1mL 含 2mg 的样品溶液。

对照品溶液：取人参皂苷 Rb_1、Re、Rg_1 对照品，加甲醇制成 1mL 含 2mg 的对照品溶液。

展开剂：①氯仿-甲醇-水（65∶35∶10）在 10℃ 以下放置后的下层溶液；②氯仿-乙酸乙酯-甲醇-水（15∶40∶22∶10）在 10℃ 以下放置后的下层溶液。

显色剂：10％硫酸乙醇溶液。

显色方式：10％硫酸乙醇溶液喷雾后，105℃ 加热至斑点显色清晰，分别置日光和紫外光（365nm）下检视。

照薄层色谱法进行实验，分别用毛细管吸取样品溶液和对照品溶液，点于同一硅胶 G 薄层板上（可多次点板），置展开剂蒸气预饱和好的展开槽内，展开，取出，晾干，喷显色剂，置紫外光（365nm）下检视，观察、记录、计算比移值 R_f 并分析实验结果。

> 注意事项：
> 1. 展开剂应提前配制好，倒入展开槽内饱和一段时间待用。
> 2. 展开剂不宜过多，不能没过薄层板的基线，否则会影响展开结果。
> 3. 点样位置应距离薄层板底边 1～1.5cm 范围内，展开后溶液前沿不能跑出薄层板。
> 4. 真实作好实验记录。

5. 清场

① 展开剂为有机溶剂，不可倒入水池中，须统一收集到废液瓶中。

② 清洗好烧杯、量筒和展开槽等仪器，清理实验台和水池，关闭水、电源。

三、知识拓展

（一）呈色反应

1. 乙酸酐-浓硫酸反应

试样溶于乙酸酐中，加入冰冷的乙酸酐-浓硫酸（20∶1）数滴，可出现黄→红→紫→

蓝→绿等颜色变化，最后可褪去。甾体皂苷颜色变化快，最后呈蓝绿色；而三萜皂苷只能呈红或紫色，不出现绿色。用此法可初步区别甾体皂苷和三萜皂苷。

2. 三氯乙酸反应

将供试液滴在滤纸上，喷25%三氯乙酸乙醇溶液，甾体皂苷在加热到60℃时即可显示红色，三萜皂苷必须加热到100℃才能显示颜色。

3. 三氯甲烷-浓硫酸反应

试样溶于三氯甲烷，加入浓硫酸后，三氯甲烷层呈红色或蓝色、硫酸层呈现绿色荧光。

4. 五氯化锑反应

五氯化锑属于Lewis酸，试样与五氯化锑三氯甲烷溶液显蓝紫色。用三氯化锑结果相同。

5. 冰醋酸-乙酰氯反应

试样溶于冰醋酸中，加乙酰氯数滴及氯化锌数粒，稍加热，呈现淡红色或紫色。

上述鉴别皂苷的试验和呈色反应中干扰因素较多，专属性较差，所以应用时应综合分析。

（二）色谱检识法

1. 薄层色谱法

此法是一种在平面载板上均匀涂布适宜的固定相形成薄层，将欲分离的试样于薄层板上点样，随着移动相溶剂的移动展开，使混合物中各成分获得分离的方法。

常用于薄层色谱的固定相有氧化铝、硅胶、聚酰胺等吸附剂，硅藻土、纤维素等支持剂。薄层色谱所用的展开剂可根据被分离物质的溶解性、酸碱性、极性等性质，以及溶剂的极性，结合考虑所选吸附剂的吸附性能，选择单一溶剂或混合溶剂。

操作步骤如下：

具体的操作步骤包括制板、点样、展开、显色和测定比移值等五个部分。

（1）制板　薄层板常用玻璃板、塑料膜或铝箔，使用前先用适当的方法进行必要的处理，必须达到载板表面光滑、清洁、平整的要求。制备的薄层板有软板和硬板两种，但硬板比较常用，是将吸附剂加黏合剂或溶剂调成糊状后涂铺于载板上制成。如硅胶G-CMC-Na板是由1g硅胶G加3mL 0.2%~0.5% CMC-Na水溶液调成糊状涂铺载板制成，硬度较大，不易脱落。

铺板的方法有倾注法、平铺法和机械涂铺法等。涂铺完成后的薄层板要求无气泡、厚度均匀（一般为0.25~0.5mm），需放置水平台面自然干燥后，在100~105℃活化30~60min，保存备用。

（2）点样　点样前在距离底边1.0~1.5cm处画一基线，用毛细管（定性分析）或微量注射器（定量分析）吸取试样溶液，于基线上点加试样，试样点直径应不大于3mm。若需要在同一块板上点多个试样，则样点间的距离应在1.5~2cm之间。注意点样时用力要轻，不可刺破薄层。

（3）展开　薄层色谱展开需要在密闭的展开槽内进行，可根据薄层板的大小选择不同式样的展开槽。具体操作时，预先用展开剂将密闭的展开槽饱和30min，然后将薄层板点样一端浸入展开剂中0.5cm深处（注意勿使展开剂浸泡点样斑点），开始展开。待展开剂上行迁移到规定高度时取出，放置于通风处，使展开剂自然挥干，或用热风吹干和红外线快速干燥烘箱烘干亦可。

（4）显色　展开结束后，显色对于物质的鉴定十分重要。天然药物所含各种成分的显色条件各不相同，通常可先在日光下观察，标出色斑并确定其位置，然后在紫外光（波长254nm或365nm）下观察和标记，必要时可采用显色剂进行显色。显色剂可采用喷雾法直接喷洒于板上，立即可显色或稍加热后显色；也可采用碘蒸气法等。

（5）测定比移值　试样经色谱分离并显色后，分离所得物质在薄层色谱上的斑点位置可用比移值来表示。比移值R_f的计算公式如下：

$$R_f = \frac{原点至色谱斑点中心的距离}{原点至溶液前沿的距离}$$

2. 纸色谱法

除薄层色谱法外，鉴别皂苷比较常用的色谱检识法还有纸色谱法。

本法是一种以滤纸为支持剂，滤纸上吸附的水（或根据实际分离的需要，经适当处理后滤纸上吸附的溶液）为固定相，用一定的溶剂系统为移动相进行展开，而使试样中各组分达到分离的方法。

操作步骤如下：
（1）点样　与薄层色谱法基本相似。
（2）展开　一般纸色谱法展开的器具有纸色谱管、市售的色谱圆缸或具盖的标本瓶等。
（3）显色　与薄层色谱法的显色基本相同。
（4）测定比移值　应用公式计算比移值。

对于亲水性强的皂苷，可直接用水作固定相，展开剂的极性也相应增大。常用水饱和的正丁醇、乙酸乙酯等混合溶剂，如乙酸乙酯-吡啶-水（2∶1∶2，上层）。这种以水为固定相的纸色谱法的缺点是不易得到集中的斑点，因此，对于亲水性强的皂苷，硅胶色谱法较纸色谱法的效果好。

亲脂性皂苷和皂苷元，一般多用甲酰胺为固定相，用甲酰胺饱和的三氯甲烷、苯或它们的混合溶液作展开剂，如三氯甲烷-四氢呋喃-吡啶（10∶10∶2，下层，预先用甲酰胺饱和）。

纸色谱法常用25％三氯乙酸乙醇溶液、15％三氯化锑等作显色剂。

四、思考题

1. 如何鉴别中药中的皂苷？如何区别甾体皂苷与三萜皂苷？
2. 在薄层鉴别中，为什么展开槽内需要预先用展开剂进行饱和？

五、成果展示及评价

1. 成果展示

① 理化鉴别的显色；

② 薄层色谱板的展示。

2. 评价标准

① 是否出现显色反应，显色是否正确；
② 薄层板展开后是否有斑点，R_f值的计算；
③ 实训操作是否规范，安全、环保措施是否得当；
④ 实验记录书写情况。

学习项目 5
槐米中芦丁的提取、分离与鉴定

 学习目标

基本知识目标：
1. 掌握黄酮类化合物提取、分离方法的基本原理；
2. 理解黄酮类化合物的结构特征、分类及理化性质；
3. 了解黄酮类化合物的结构鉴定方法；
4. 掌握芦丁的提取、分离、鉴定的原理及方法。

基本技能目标：
1. 能够写出黄酮类化合物各类型的基本母核结构；
2. 能运用黄酮类化合物的性质，学会黄酮类化合物的提取分离方法；
3. 能对常见含黄酮类化合物成分的天然药物进行检识；
4. 能独立完成芦丁的提取、分离和鉴定的实验内容。

品德品格目标：
1. 具有安全、健康、环保的责任理念，良好的质量意识；
2. 具有应对危机与突发事件的基本能力；
3. 有团队合作精神，有独立或合作学习与工作的能力；
4. 培养正确、及时、简明记录实验原始数据的习惯。

学习任务 1　槐米中芦丁的提取

一、提取方法的选择

1. 提取方法

芦丁，又称芸香苷，属黄酮类化合物，在植物的花、叶、果实等组织中，一般多以苷的形式存在；而在木质部坚硬组织中，则多为游离苷元形式存在。常用的提取方法有下列几种：

（1）溶剂提取法

① 醇提取法　乙醇和甲醇是最常用的提取溶剂，黄酮苷与苷元均可溶出。醇提取液中有时因伴存较多杂质而影响后续步骤中黄酮类的结晶析出。如植物叶子的醇浸液中，常含有叶绿素、胡萝卜素等脂溶性色素，可用石油醚萃取除去这类杂质。

② 水提取法　用热水可以提取黄酮苷类，但此法的提取液常伴有较多的多糖、蛋白质等水溶性大的杂质，影响精制与分离，纯化处理时可将溶液浓缩后加入多倍量的浓醇，将水

溶性杂质沉淀除去。

③ 系统溶剂提取法　由于植物体内黄酮类化合物存在的形式和化学类型不同，实验室常用极性由小到大的溶剂依次将同样极性顺序的黄酮类分别提取出来。例如，可先用石油醚或正己烷脱脂，然后用苯提取含多个甲氧基的黄酮苷元；用三氯甲烷、乙醚、乙酸乙酯等可以提取出大多数的黄酮苷元；再用丙酮、乙醇、甲醇等提取多羟基黄酮苷元；最后用稀醇、沸水提取黄酮苷类。

（2）碱溶酸沉法　黄酮类化合物大多具有酚羟基，故常用饱和石灰水溶液[$Ca(OH)_2$]、5% Na_2CO_3 溶液及稀 NaOH 溶液等碱水进行提取，借此与其他不溶于碱水的化合物分离；再将碱水提取液调成酸性，黄酮类化合物即可沉淀析出。

当药材中含有鞣质和大量含羧基的果胶、黏液质等水溶性杂质时，如花、果类药材，宜用石灰水溶液进行提取，因石灰水可使上述杂质生成钙盐沉淀而不被溶出，有利于黄酮类化合物的纯化处理。

2. 选择依据

黄酮类苷元一般难溶或不溶于水，易溶于甲醇、乙醇、乙酸乙酯、乙醚等有机溶剂和稀碱液中。黄酮苷一般易溶于热水、甲醇、乙醇、乙酸乙酯等极性较大的溶剂中，难溶于三氯甲烷、乙醚、苯等极性小的溶剂。黄酮类化合物分子中多具有酚羟基，显一定酸性，可溶于碱液中。利用黄酮类化合物的酸性，以及酸性差异所造成的与碱成盐能力的不同，可进行该类成分的提取、分离。

槐米是豆科植物槐（*Sophora japonica* L.）的干燥花蕾，能凉血止血、清肝泻火。其主要有效成分为芦丁，含量可高达 12%～20%。

芦丁结构如图 5-1 所示，是槲皮素-3-*O*-芸香糖苷。在冷水中的溶解度为 1∶10000，沸水中 1∶200，冷乙醇 1∶650，沸乙醇 1∶60，可溶于丙酮、乙酸乙酯、吡啶及碱液中，不溶于氯仿、乙醚、苯及石油醚。

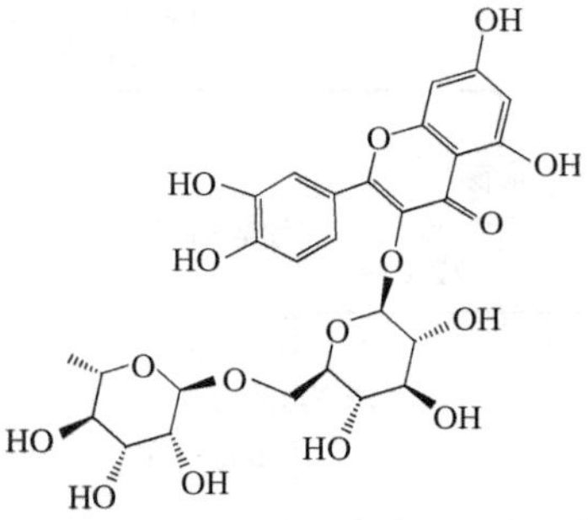

图 5-1　芦丁结构式

芦丁水解后得槲皮素，在热乙醇中的溶解度为 1∶23，冷乙醇中 1∶300，可溶于甲醇、丙酮、乙酸乙酯、吡啶与乙酸等，不溶于水、三氯甲烷、乙醚、苯与石油醚等。

芦丁分子中具有酚羟基，显弱酸性，能与碱成盐而溶于碱液中，加酸酸化后又可沉淀析出，因此可用碱溶酸沉法提取芦丁。

二、仪器、药品

1. 仪器

①电子天平；②烧杯（1000mL，2个）；③电炉子；④回流装置；⑤减压过滤装置；

⑥研钵。

2. **药品**

①槐米50g；②甲醇；③盐酸（6mol/L）；④石灰乳（1～1.5g CaO 与 10mL 蒸馏水研磨而成）。

三、工作程序

1. **碱提酸沉提取法**

碱提酸沉提取法提取芦丁的流程如图 5-2 所示。

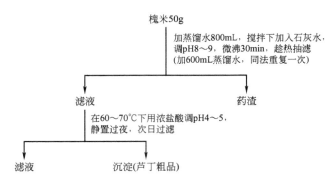

图 5-2　碱提酸沉提取法提取芦丁的流程

2. **甲醇提取法**

甲醇提取法提取芦丁的流程如图 5-3 所示。

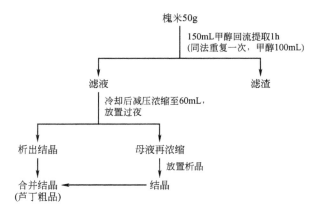

图 5-3　甲醇提取法提取芦丁的流程

> 注意事项：
> 1. 用碱溶酸沉法提取芦丁时，要注意酸碱度的控制。pH 过高（即加石灰乳过多），芦丁会与钙离子形成螯合物而析出沉淀，降低芦丁产率；pH 过低，则芦丁会形成氧盐溶解而降低产品收率。
> 2. "在 pH8～9 的条件下微沸 30min"，在整个过程中都要保证 pH8～9。

四、知识拓展

(一) 基本知识

黄酮类化合物广泛存在于自然界,其数量之多居于天然酚性化合物之首。多数分布于双子叶植物及裸子植物中,如芸香科、唇形科、豆科、伞形科、银杏科与菊科。在植物体内主要以与糖结合成苷的形式存在,部分以游离形式存在。因大部分呈黄色并具有酮基,故称之为黄酮。黄酮类化合物生物活性多样,如芸香苷具有调节血管渗透性的类似维生素 P 样作用,黄芩苷已制成注射剂用于抗菌消炎,牡荆素有抑制肿瘤细胞的作用,儿茶素和水飞蓟素可治疗慢性肝炎,银杏双黄酮更以其良好的防治心脑血管疾病作用受到国内外肯定。

黄酮类化合物的主要结构类型(图 5-4)分为六类:黄酮和黄酮醇类;二氢黄酮和二氢黄酮醇类;异黄酮和二氢异黄酮类;查耳酮类;花色素类;黄烷醇类。

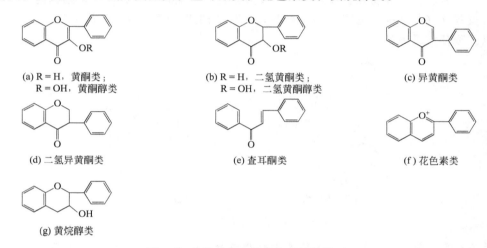

图 5-4 黄酮类化合物的主要结构类型

(二) 性质

1. 性状

黄酮类化合物苷元常为结晶性固体,黄酮苷类多为无定型粉末。

一般黄酮类化合物都有颜色,其颜色的深浅与取代基中是否存在交叉共轭体系及助色团(—OH、—OCH$_3$)的类型、数目以及位置有关。一般情况下,黄酮、黄酮醇及其苷类多显灰黄至黄色;查耳酮为黄至橙黄色;二氢黄酮、二氢黄酮醇则不显色;异黄酮类显微黄色。花色素及其苷类能显现各种鲜艳的颜色,其颜色随 pH 不同而改变,一般 pH<7 时显红色,pH=8.5 时显紫色,pH>8.5 时显蓝色。

二氢黄酮、二氢黄酮醇、二氢异黄酮、黄烷醇中,因含手性碳原子而具有旋光性;黄酮、黄酮醇、查耳酮、异黄酮中无手性碳原子,不具有旋光性。苷类化合物由于在结构中引入糖分子,含手性碳原子,故苷类化合物有旋光性,且多为左旋。

2. 溶解性

黄酮类化合物的溶解性在一般情况下,黄酮苷元以脂溶性为主,黄酮苷以水溶性为主。黄酮、黄酮醇、查耳酮等平面型分子,因分子间排列紧密,分子间引力较大,更难溶于水;

而二氢黄酮、二氢黄酮醇为近似半椅式结构,破坏了分子的平面性,使分子排列不紧密,分子间引力降低,有利于水分子进入,水溶性较大;异黄酮类化合物受立体结构的阻碍,分子平面性降低,水溶性增大;花色素类虽为平面型结构,但因以离子形式存在,具有盐的通性,亲水性较强,水溶性也较大。

3. 酸碱性

大多数黄酮类化合物显酸性,酸性强的可溶于碳酸钠水溶液,有的甚至可溶于碳酸氢钠水溶液;酸性弱的只能溶于氢氧化钠溶液。

(三)实例

1. 黄芩

黄芩为唇形科植物黄芩（*Scutellaria baicalensis* Georgi）的干燥根。具有清热燥湿、泻火解毒、止血、安胎等功效。黄芩中的主要成分为黄酮类化合物,已确定结构的有30多种,主要有黄芩苷（其结构式见图5-5）、黄芩素（其结构式见图5-5）、汉黄芩苷、汉黄芩素等,其中以黄芩苷含量最高。

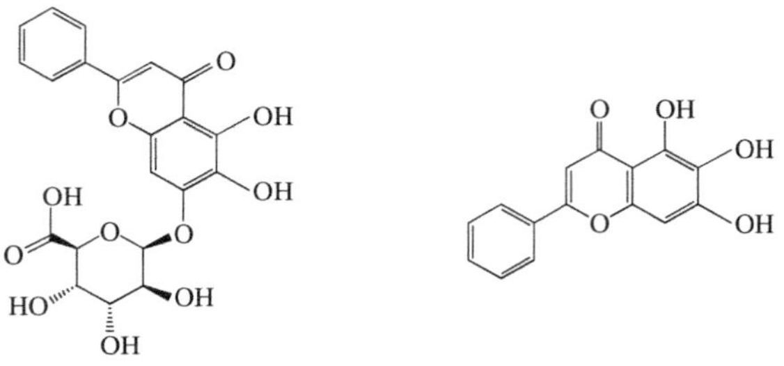

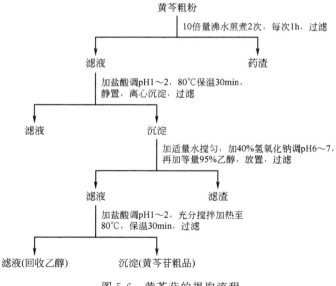

(a) 黄芩苷结构式　　　　(b) 黄芩素结构式

图 5-5　黄芩苷与黄芩素的结构式

黄芩苷为淡黄色针状结晶,在黄芩中含量高达 4%～5.2%。黄芩苷几乎不溶于水,也难溶于大多有机溶剂,易溶于吡啶等碱性溶液。提取流程如图5-6所示。

```
                    黄芩粗粉
                       │ 10倍量沸水煎煮2次,每次1h,过滤
              ┌────────┴────────┐
             滤液              药渣
              │ 加盐酸调pH1～2,80℃保温30min,
              │ 静置,离心沉淀,过滤
       ┌──────┴──────┐
      滤液          沉淀
                     │ 加适量水搅匀,加40%氢氧化钠调pH6～7,
                     │ 再加等量95%乙醇,放置,过滤
              ┌──────┴──────┐
             滤液          滤渣
              │ 加盐酸调pH1～2,充分搅拌加热至
              │ 80℃,保温30min,过滤
       ┌──────┴──────┐
   滤液(回收乙醇)   沉淀(黄芩苷粗品)
```

图 5-6　黄芩苷的提取流程

黄芩苷是黄芩素结构中的 C-7 羟基与葡萄糖醛酸结合而成，黄芩苷在植物体内多以镁盐的形式存在，所以能用沸水提取。但水溶性杂质较多，将提取液酸化，黄芩苷等总黄酮苷沉淀析出，初步与杂质分离。酸化时需加热至 80℃保温 30min，使析出的沉淀细粒合并成大颗粒下沉，易于过滤。

2. 银杏叶

银杏叶为银杏科植物银杏（*Ginkgo biloba* L.）的干燥叶，秋季叶尚绿时采收，及时干燥。具有敛肺、平喘、活血化瘀、止痛等功效。用于肺虚咳喘，亦可用于治疗冠心病、心绞痛、高脂血症等。

银杏叶中主要含有黄酮类化合物、萜类内酯及白果内酯等，这些成分是银杏叶治疗心血管疾病的主要有效成分。银杏叶中黄酮类化合物含量较高，约有 0.5%～1% 主要以苷的形式存在。结构类型既有单黄酮类，如山奈素、槲皮素等；亦有双黄酮类，如银杏双黄酮（银杏素）、儿茶素等。双黄酮类结构式如图 5-7 所示。

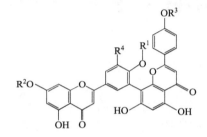

图 5-7　双黄酮类结构式

穗花杉双黄酮（阿曼托黄素）　　$R^1=R^2=R^3=R^4=H$
去甲银杏双黄酮（白果黄素）　　$R^1=CH_3$；$R^2=R^3=R^4=H$
银杏双黄酮（银杏素）　　　　　$R^1=R^2=CH_3$；$R^3=R^4=H$

从银杏叶中提取黄酮类化合物，目前国内多采用乙醇提取法，其流程如图 5-8 所示。

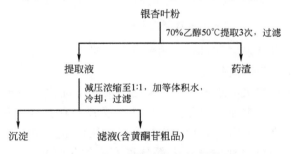

图 5-8　黄酮类化合物的提取流程

银杏叶中黄酮有效成分能溶于高浓度乙醇，故采用 70% 乙醇热提。提取液浓缩加水后，可沉淀不溶于水的杂质，即可得到银杏叶中的黄酮苷粗品。

五、思考题

1. 槐米提取芦丁的过程中应注意哪些问题？
2. 为什么碱提取时选择了石灰乳而未选用其他碱性试剂（如氢氧化钠、氢氧化钾等）？

六、成果展示及评价

1. 成果展示

① 提取方法的选择；
② 提取芦丁粗品的展示。

2. 评价标准

① 选择合适的提取方法；
② 选择的反应器、实验装置的正确程度；
③ 实训操作是否规范，安全、环保措施是否得当；
④ 产品质量、收率情况；
⑤ 实验记录书写情况。

学习任务 2　槐米中芦丁的分离

一、分离方法的选择

1. 分离方法

（1）pH 梯度萃取法　本法适用于酸性不同的黄酮苷元的分离。根据黄酮苷元中酚羟基数目及位置不同其酸性也不同的性质，将混合物溶于有机溶剂（如乙醚）后，依次用5%碳酸氢钠、5%碳酸钠、0.2%氢氧化钠及4%氢氧化钠水溶液萃取，而达到分离的目的，一般规律大致如图 5-9 所示。

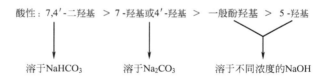

图 5-9　pH 梯度萃取法的一般规律

值得注意的是，萃取时采用不同碱液的碱性顺序需由弱至强，方能将黄酮化合物由强至弱依次萃取出来，从而达到分离的目的。

（2）活性炭吸附法　本法适用于黄酮类化合物的精制纯化及初步分离。在含有黄酮类化合物的甲醇粗提取液中，分次加入活性炭，搅拌、静置，直至黄酮苷全部吸附在活性炭上，然后滤去水溶性杂质，收集吸附黄酮苷的炭粉，依次用沸水、沸甲醇、7%苯酚-水溶液进行洗脱。对各部分洗脱液进行定性检查，大部分黄酮苷类化合物可用7%苯酚-水洗下；然后将洗脱液减压浓缩，用乙醚振摇除去残留的苯酚，余下水层减压浓缩，即得较纯的黄酮苷类化合物。

（3）柱色谱法

① 硅胶柱色谱法　此法应用范围较广，主要适用于分离异黄酮、二氢黄酮、二氢黄酮醇、高度甲基化（或乙酰化）的黄酮及黄酮醇类化合物。分离黄酮苷元常用三氯甲烷-甲醇混合溶剂作洗脱剂；分离黄酮苷时，可用三氯甲烷-甲醇-水或乙酸乙酯-丙酮-水作为洗脱剂。

② 聚酰胺柱色谱法 聚酰胺对各种黄酮类化合物（包括苷和苷元）均有较好的分离效果，由于其承载容量大，还可用于制备性分离，是目前较为理想的分离黄酮类化合物的方法。

黄酮类化合物从聚酰胺柱上洗脱时，有如下规律：

a. 苷元相同，洗脱先后顺序一般是：三糖苷＞双糖苷＞单糖苷＞苷元。

b. 母核上增加酚羟基，洗脱速度相应减慢。

c. 分子中酚羟基数目相同时，酚羟基位置也有影响。处于羰基间位或对位的酚羟基，吸附力大于羰基邻位的酚羟基（形成分子内氢键），故后者将先被洗脱。

d. 分子中芳香核、共轭双键多则易被吸附，故黄酮、查耳酮往往比相应的二氢黄酮难于洗脱。

e. 不同类型的黄酮类化合物，洗脱顺序为异黄酮＞二氢黄酮＞黄酮＞黄酮醇。

（4）金属盐配合物分离法 根据黄酮类化合物分子结构中某些特定官能团，如酚羟基、邻二酚羟基或 3-OH、5-OH 能与铝盐、铝盐试剂产生沉淀，用于分离和纯化。如黄酮类化合物中具有邻二酚羟基，可被醋酸铅沉淀；一般酚羟基可与碱式醋酸铅产生沉淀。分别滤取沉淀、脱铅，即可分离。

2. 选择依据

利用芦丁在冷热水中或有机溶剂中溶解度的差异，可对其进行精制纯化。

二、仪器、药品

1. 仪器

①电子秤；②烧杯（1000mL、500mL、100mL）；③电炉子；④减压过滤装置；⑤鼓风干燥箱。

2. 药品

①乙醚；②丙酮。

三、工作程序

1. 冷热水法

冷热水法分离芦丁的流程如图 5-10 所示。

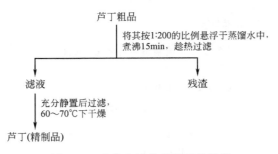

图 5-10　冷热水法分离芦丁的流程

2. 有机溶剂法

有机溶剂法分离芦丁的流程如图 5-11 所示。

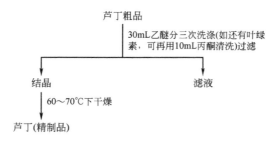

图 5-11　有机溶剂法分离芦丁的流程

注意事项：
1. 趁热过滤时要注意安全操作，防止烫伤。
2. 干燥芦丁精制品要注意温度的控制，不可超过70℃，否则会使芦丁变质。
3. 实验结束后注意有机溶剂的回收。

四、知识拓展

下面介绍两种其他黄酮类化合物精制纯化的方法。

1. 黄芩苷的精制

黄芩苷不易被酸水解，但能被植物体内的黄芩酶水解，生成黄芩素。黄芩素为黄色针状结晶，易溶于甲醇、乙醇、丙酮、乙酸乙酯，微溶于三氯甲烷、乙醚。根据此性质，利用乙醇重结晶法可对粗品黄芩苷进行精制纯化，工作流程如图 5-12 所示。

重结晶的乙醇用量大约为黄芩苷粗品重量的 6～8 倍，可分多次洗涤。

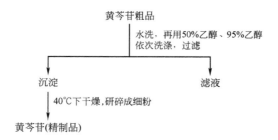

图 5-12　精制黄芩苷的工作流程

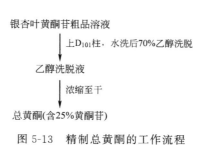

图 5-13　精制总黄酮的工作流程

2. 银杏叶总黄酮的精制

利用学习任务1中制备出的银杏叶黄酮苷粗品溶液,采用大孔树脂柱法继续进行下一步的精制纯化,具体工作流程如图5-13所示。

五、思考题

1. 说明精制芦丁的两种方法的原理。
2. 试设计一种其他方法精制芦丁。

六、成果展示及评价

1. 成果展示
① 分离方法的选择;
② 芦丁精制品的展示。

2. 评价标准
① 选择的方法是否合理;
② 实训操作是否规范,安全、环保措施是否得当;
③ 产品质量、收率情况;
④ 实验记录书写情况。

学习任务3 槐米中芦丁的鉴定

一、芦丁的性质鉴定

1. 工作任务
① 掌握芦丁性质鉴定的原理和方法。
② 记录好鉴定结果(如沉淀、显色等)。

2. 任务实施依据

芦丁属黄酮类化合物,分子中含有糖结构,可用Molish反应和盐酸-镁粉反应进行鉴定。

3. 仪器、药品

(1) 仪器
①试管;②电子天平;③移液器;④电炉子。

(2) 药品
①芦丁(自制);②乙醇;③10% α-萘酚乙醇液;④浓硫酸;⑤镁粉;⑥浓盐酸。

4. 工作程序

(1) 莫氏(Molish)反应 取芦丁数毫克,置于小试管中,加2mL乙醇溶解,再加10% α-萘酚乙醇液1mL,振摇使之溶解,然后沿试管壁加浓硫酸约2mL,静置,观察两液层界面变化,呈紫红色环者示分子中含糖结构。

(2) 盐酸-镁粉反应 取芦丁数毫克,置于小试管中,加2mL乙醇热溶,加镁粉少许,滴加浓盐酸,溶液由黄色逐渐变红者示有黄酮类化合物存在。

> 注意事项:
> 1. 使用浓酸溶液时要戴好防护手套,注意安全操作。
> 2. 真实作好实验记录。

5. 清场

① 清理好试管等实验用品,拔掉电源插头,清理实验台和水池,关闭水、电源。

② 将药品放回药品柜,清理实训室地面卫生。

二、芦丁的色谱鉴定

1. 工作任务

① 掌握纸色谱法和薄层色谱法鉴定芦丁的原理和方法。

② 记录好鉴定结果(如显色、R_f 值等)。

2. 任务实施依据

纸色谱法和薄层色谱法是鉴定黄酮类化合物的常用方法。将试样与对照品在同一条件下展开,然后观察二者斑点的位置和颜色是否一致,即可确定试样的真伪。

(1) 纸色谱法 纸色谱法适合于分离检识各种天然的黄酮类化合物及其苷类的混合物。黄酮类化合物苷元一般宜用极性相对较小的"醇性"溶剂展开,如正丁醇-冰醋酸-水(4∶1∶5,上层,BAW);检识黄酮苷类宜用极性相对较大的"水性"溶剂展开,如含盐酸或醋酸的水溶液等。苷和苷元混合物的分离和检识常采用双向纸色谱法,第一向通常用极性小的"醇性"展开剂展开,第二向用极性大的"水性"展开剂展开。

(2) 薄层色谱法

① 硅胶薄层色谱 硅胶薄层色谱用于分离检识弱极性黄酮类化合物较好。分离检识黄酮苷元常用的展开剂有甲苯-甲酸甲酯-甲酸(5∶4∶1),也可根据待分离检识的成分极性大小,适当地调整甲苯和甲酸的比例。此外,还有苯-甲醇(95∶5)、苯-甲醇-乙酸(35∶5∶5)、三氯甲烷-甲醇(8.5∶1.5)等。

② 聚酰胺薄层色谱 聚酰胺薄层色谱适用范围广,特别适合分离检识含游离酚羟基的黄酮类化合物及其苷类。由于聚酰胺对黄酮类化合物吸附能力较强,因而展开剂需要较强的极性,在大多数展开剂中含有醇、酸和水。鉴定苷元常用的展开剂有三氯甲烷-甲醇(94∶6)、三氯甲烷-甲醇-丁酮(12∶2∶1)等。鉴定黄酮苷类需要极性更强的展开剂,常用的展开剂有甲醇-水(1∶1)、丙酮-水(1∶1)、丙酮-95%乙醇-水(2∶1∶2)等。

3. 仪器、药品

(1) 仪器

①新华滤纸;②硅胶 G 板;③展开槽;④紫外灯;⑤烧杯;⑥量筒(50mL、10mL);⑦烘箱;⑧喷瓶。

(2) 药品

①芦丁(自制);②芦丁对照品;③正丁醇;④乙酸;⑤乙醇;⑥氯仿;⑦甲醇;⑧甲酸;⑨三氯化铝。

4. 工作程序

（1）芦丁的纸色谱检识

样品溶液：自制1%芦丁醇溶液。

对照品溶液：1%芦丁标准品醇溶液。

展开剂：正丁醇-冰醋酸-水（4∶1∶5）上层溶液。

显色剂：①可见光下观察色斑，紫外灯下观察荧光斑点；②喷雾三氯化铝乙醇溶液，紫外灯下观察荧光斑点。

（2）芦丁的薄层色谱检识

吸附剂：硅胶G板，105～110℃活化1h。

样品溶液：自制1%芦丁醇溶液。

对照品溶液：1%芦丁标准品醇溶液。

展开剂：氯仿-甲醇-甲酸（15∶5∶1）。

显色剂：①可见光下观察色斑，紫外灯下观察荧光斑点；②喷雾三氯化铝乙醇溶液，紫外灯下观察荧光斑点。

> 注意事项：
> 1. 展开剂应提前配制好，倒入展开槽内饱和一段时间待用。
> 2. 展开剂不宜过多，不能没过薄层板的基线，否则会影响展开结果。
> 3. 点样位置应距离薄层板底边1～1.5cm范围内，展开后溶液前沿不能跑出薄层板。
> 4. 计算R_f值，真实作好实验记录。

5. 清场

① 展开剂为有机溶剂，不可倒入水池中，须统一收集到废液瓶中。

② 清洗好烧杯、量筒和展开槽等仪器，清理实验台和水池，关闭水、电源。

三、知识拓展

通过化学检识和色谱检识可以初步鉴定黄酮类化合物，要对黄酮类化合物进行进一步结构测定，常运用各种光谱方法。

1. 紫外-可见光谱法

紫外-可见分光光度法是鉴定黄酮类化合物结构的一种重要手段。一般测定程序为：

① 测定供试样品在甲醇溶液中的光谱。

② 测定供试样品在甲醇溶液中加入各种诊断试剂后的光谱。

③ 如供试样品为苷类，可进行水解或甲醚化后水解，然后再测定苷元或其衍生物的光谱。

多数黄酮类化合物在200～400nm范围内有两个主要吸收带，带Ⅰ在300～400nm区间，是由B环桂皮酰基系统的电子跃迁引起的吸收；带Ⅱ在220～280nm之间，是由于A环苯甲酰基系统所致。黄酮类化合物的类型不同，其带Ⅰ或带Ⅱ的峰位、峰形和峰强不同。因此，根据每类黄酮类化合物在甲醇中的紫外光谱特征，可以推测它们的结构类型，见表5-1。

表 5-1 黄酮类化合物 UV 吸收光谱的主要特征（甲醇）

结构类型	峰位/nm		峰形
	带 Ⅰ	带 Ⅱ	
黄酮	304～350	240～280	Ⅰ、Ⅱ皆强
黄酮醇	352～385	240～280	Ⅰ、Ⅱ皆强
异黄酮	310～330（肩峰）	245～270	Ⅰ弱Ⅱ强
二氢黄酮（醇）	300～330（肩峰）	270～295	Ⅰ弱Ⅱ强
查耳酮	340～390	220～270	Ⅰ强Ⅱ弱

例如，黄酮类和异黄酮类的 UV 光谱（甲醇）区别如图 5-14(a) 和（b) 所示。

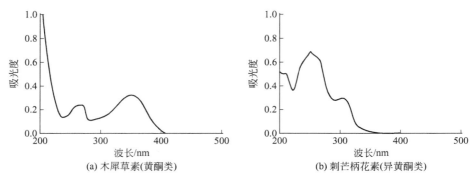

(a) 木犀草素(黄酮类)　　(b) 刺芒柄花素(异黄酮类)

图 5-14　黄酮类和异黄酮类 UV 光谱（甲醇）

2. 氢核磁共振谱

氢核磁共振谱（^{1}H NMR）现已成为黄酮类化合物结构分析的一种重要方法。根据氢质子共振吸收峰的化学位移（峰位）、耦合常数（峰形）和峰面积（峰强）等特征参数，获取黄酮类化合物的结构信息，如母核类型及取代基种类、位置和数目等。

黄酮类化合物中，A 环、B 环及取代基质子化学位移的大小顺序一般为：酚羟基质子＞B 环质子＞A 环质子＞糖上质子及甲氧基质子＞甲基质子。

四、思考题

1. 纸色谱法鉴定芦丁时有哪些注意事项？
2. 在薄层鉴别芦丁的实验中，还可以采用其他什么展开剂系统？

五、成果展示及评价

1. 成果展示

① 性质鉴别的显色；
② 色谱法鉴别展示。

2. 评价标准

① 是否出现显色反应，显色是否正确；
② 色谱法展开后是否有斑点，R_f 值的计算；
③ 实训操作是否规范，安全、环保措施是否得当；
④ 实验记录书写情况。

学习项目 6
黄连中小檗碱的提取、分离与鉴定

学习目标

基本知识目标:
1. 掌握生物碱的结构、理化性质(碱性、溶解性、检识)、提取分离和鉴定方法;
2. 了解生物碱的含义、分布和生物活性;
3. 掌握盐析法提取分离天然药物中有效成分的原理及方法。

基本技能目标:
1. 能正确使用高速多功能粉碎机;
2. 能正确使用超声波提取机;
3. 能正确使用化学检识法和色谱法鉴别生物碱;
4. 能按天然药物中生物碱成分的性质,提出合理的提取分离步骤和方案;
5. 能利用各种资源查阅信息并进行加工处理。

品德品格目标:
1. 具有社会责任感和职业精神,能够在技能实践中理解并自觉遵守职业道德和规范履行责任;
2. 具有安全、健康、环保的责任理念,良好的质量意识,以及应对危机与突发事件的基本能力;
3. 有团队合作精神,有独立或合作学习与工作的能力;
4. 培养正确、及时、简明记录实验原始数据的习惯。

学习任务 1 黄连中小檗碱的提取

一、提取方法的选择

1. 提取方法

小檗碱,属生物碱类化合物。生物碱在生物体内以多种形式存在,在提取生物碱时,要考虑生物碱的性质和存在形式,选用适宜的提取溶剂和方法。除个别具有挥发性的生物碱(如麻黄碱)可用水蒸气蒸馏法提取外,大多数生物碱用溶剂提取法。

(1)酸水提取法 常用 0.2%～1%的硫酸、盐酸和乙酸等为溶剂,选用浸渍法或渗漉法提取。但此法因体积较大、浓缩困难、水溶性杂质多等缺点,可采用以下三种方法做进一步处理。

① 离子交换树脂提取法 生物碱盐在水中可解离出生物碱阳离子，能和阳离子交换树脂发生离子交换反应，生物碱阳离子被交换到树脂上。将酸水提取液通过强酸性阳离子交换树脂柱，使酸水中生物碱阳离子与树脂上的阳离子进行交换，而杂质随溶液流出柱；树脂用氨水碱化，使生物碱从树脂上游离出来，再将树脂用有机溶剂回流洗脱；洗脱液浓缩后即可得到游离的总生物碱。

② 有机溶剂萃取法 酸水提取液用碱液（如氨水和石灰水）碱化，使生物碱盐转变为生物碱，再用亲脂性有机溶剂（三氯甲烷和乙醚等）萃取，合并萃取液，回收有机溶剂即可得到总生物碱。

③ 沉淀法 酸水提取液加碱液碱化，使生物碱在水中游离而沉淀析出。

(2) 醇类溶剂提取法 生物碱及其盐都可溶于甲醇和乙醇。甲醇的溶解性能比乙醇好，但毒性较大，除实验室和特殊要求，生产中多数选用乙醇为生物碱的提取溶剂。

(3) 亲脂性溶剂提取法 生物碱以盐的形式存在于生物组织中。在用亲脂性溶剂提取时，先用碱水将药材粗粉润湿，既可使药材吸水膨胀，又能使生物碱游离，再用亲脂性有机溶剂回流和连续回流提取。

2. 选择依据

生物碱按其溶解性可分为脂溶性生物碱和水溶性生物碱。脂溶性生物碱易溶于亲脂性有机溶剂（如乙醚和苯），特别易溶于三氯甲烷等，可溶于甲醇、乙醇、丙酮，溶于酸水溶液，不溶或难溶于水和碱水溶液；而生物碱盐一般易溶于水，可溶于甲醇、乙醇，难溶于亲脂性有机溶剂。

黄连为毛茛科植物黄连（*Coptis chinensis* Franch.）、三角叶黄连（*Coptis deltoidea* C. Y. Cheng et Hsiao）或云连（*Coptis teeta* Wall.）的干燥根茎。黄连具有清热燥湿、泻火解毒的功效。

黄连中的有效成分主要是小檗碱、黄连碱、甲基黄连碱等，均为异喹啉类原小檗碱型生物碱，其中以小檗碱含量最高（约10%）。小檗碱又称黄连素，为黄色针状结晶，是一种季铵生物碱，具有抗菌作用。小檗碱（结构式如图6-1所示）能缓溶于冷水（1:20），易溶于热水和热乙醇，难溶于丙酮、三氯甲烷、苯。盐酸小檗碱微溶于冷水，易溶于热水，不溶于冷乙醇、三氯甲烷和乙醚。

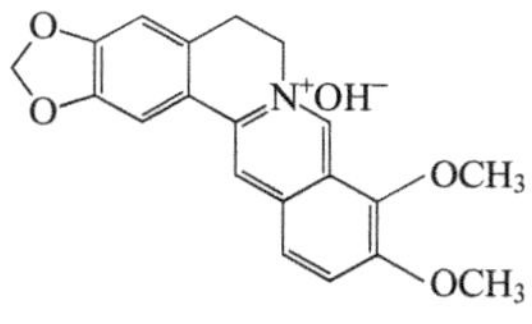

图6-1 小檗碱结构式

因此，在选取小檗碱的提取方法时，可利用小檗碱盐的溶解性，首先挑选出合适的提取溶剂，再参考溶剂的毒性、易燃性、价格和回收难易程度等因素，最后选择出相对合理的提取方法。

二、仪器、药品

1. 仪器

①750A高速多功能粉碎机；②减压过滤装置；③电炉子；④研钵；⑤烧杯（1000mL、

500mL、100mL）。

2. 药品

① 黄连粗粉 50g。

② 0.5%硫酸溶液：取浓硫酸 2.5mL，配制成 500mL 稀硫酸溶液（将浓硫酸缓缓加入蒸馏水中，一边加一边搅拌）。

③ 石灰乳：1～1.5g 氧化钙与 10mL 蒸馏水研磨而成。

④ 盐酸：36%～38%浓度。

⑤ 氯化钠。

三、工作程序

小檗碱的提取流程如图 6-2 所示。

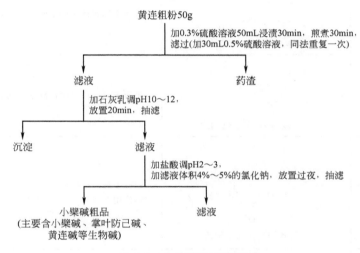

图 6-2　小檗碱的提取流程

注意事项：

1. 粉碎黄连时，不宜过细，否则煎煮时易发生焦糊现象，影响提取的效果。

2. 煎煮时，首先用大火煮沸，然后一直保持微沸状态即可（煎煮法也可用超声波法代替）。

3. 在提取小檗碱时，要注意酸碱度的控制。pH 过高或过低都会降低产率。

4. 提取用的稀硫酸浓度应控制在 0.2%～0.3%，使黄连中的小檗碱全部转化为硫酸盐而溶解。如果硫酸浓度过高，小檗碱会转化为硫酸氢盐，从而降低溶解度，影响提取效率。

四、知识拓展

（一）基本知识

生物碱是存在于自然界中的一类含氮的碱性有机化合物，大多数有复杂的环状结构，呈碱性，与酸结合成盐，有显著的生物活性。已知生物碱种类很多，约在 10000 种左右，主要分布在植物界，多分布在高等植物中，尤其是双子叶植物，如毛茛科、防己科、罂粟科和茄科等；单子叶植物中分布较少，如百合科和石蒜科等；裸子植物中分布更少，如麻黄科等；低等植物中极个别植物存在，如麦角。在植物体内，大多数生物碱与共存的有机酸（如酒石酸和草酸等）结合成生物碱盐；少数生物碱与无机酸（硫酸和盐酸等）结合成盐；还有的生物碱呈游离状态；极少数生物碱以酯、苷和氮氧化物的形式存在。

（二）结构

生物碱化学结构的主要类型见表6-1。

表6-1　生物碱的主要结构类型及实例

结构类型	代表化合物	来源与用途
有机胺类生物碱	麻黄碱（ephedrine）结构式	来源于麻黄科植物草麻黄中。具有平喘作用
吡啶类生物碱	槟榔碱（arecoline）结构式	来源于棕榈科植物槟榔中。具有驱绦虫作用
莨菪烷类生物碱	莨菪碱和阿托品结构式	来源于茄科植物白曼陀罗中。均具有解痉、镇痛和解毒作用
异喹啉类生物碱	罂粟碱结构式	来源于罂粟科植物罂粟中。具有解痉作用
	小檗碱结构式	来源于毛茛科植物黄连、芸香科植物黄柏、小檗科植物阔叶十大功劳和小檗科植物细叶小檗中。具有抗菌消炎作用
	吗啡结构式	来源于罂粟科植物罂粟中。具有镇痛作用

续表

结构类型	代表化合物	来源与用途
吲哚类生物碱	利血平结构式	来源于夹竹桃科植物萝芙木中。具有降压作用
其他类生物碱	咖啡因结构式	来源于茜草科植物小果咖啡、山茶科植物茶中。具有兴奋中枢神经的作用
	奎宁结构式	来源于茜草科植物金鸡纳树及其同属植物的树皮中。具有抗疟的作用

(三) 性质

1. 性状

大多数生物碱为结晶形固体或非结晶形粉末，少数生物碱在常温下为液体，液体生物碱分子中大多不含氧或氧原子结合成酯键。液体生物碱在常压下可以蒸馏；个别固体生物碱具有挥发性，可利用水蒸气蒸馏法提取；极少数生物碱具有升华性。多数生物碱有苦味，少数生物碱有其他味道。绝大多数生物碱为无色或白色，只有少数生物碱具有较长共轭体系结构的生物碱呈现不同颜色。

2. 旋光性

生物碱的旋光性易受 pH 和溶剂等因素影响。如烟碱在中性条件下为左旋光性，在酸性条件下为右旋光性。

生物碱的生理活性和旋光性密切相关。通常左旋光体生理活性强于右旋光体。

3. 碱性

(1) 碱性的产生及强度表示　生物碱分子中的氮原子具有孤对电子，能接受质子或给出电子而显碱性。生物碱的碱性强度可用酸式离解指数 pK_a 和碱式离解指数 pK_b 表示。它们之间的关系是：

$$pK_a = pK_w - pK_b = 14 - pK_b$$

pK_a 值越大，碱性越强。可根据 pK_a 值将生物碱分为弱碱性生物碱（$pK_a 2\sim 7$）、中强碱性生物碱（$pK_a 7\sim 11$）、强碱性生物碱（$pK_a > 11$）。化合物结构中的碱性基团与 pK_a 值大小顺序一般是：季氨基＞N-烷杂环＞脂肪氨基＞芳氨基≈N-芳杂环＞酰氨基≈吡咯基。

（2）碱性与分子结构的关系　生物碱的碱性强弱和氮原子的杂化方式、诱导效应、共轭效应、空间效应以及分子内氢键形成等因素有关。

① 氮原子的杂化方式　生物碱分子中氮原子上孤对电子对的杂化方式有三种形式，即 sp^3、sp^2、sp。在这三种杂化方式中，p 电子成分比例越大，越易供电子，则碱性越强，因此其碱性为 $sp^3 > sp^2 > sp$。

② 诱导效应　如果生物碱分子结构中氮原子附近存在供电基团（如烷基）能使氮原子电子云密度增加，而使其碱性增强。

③ 共轭效应　氮原子孤电子对处于 p-π 共轭体系时，由于电子云密度平均化趋势可使其碱性减弱。

④ 空间效应　虽然质子的体积较小，但是生物碱中的氮原子质子化时，仍受到空间效应的影响，使其碱性增强或减弱。

⑤ 分子内氢键的形成　生物碱氮原子孤电子对接受质子生成共轭酸，如在其附近存在羟基、羰基等取代基团时，并且有利于和生物碱共轭酸分子中的质子形成氢键缔合，从而增加了共轭酸的稳定性，而使碱性增强。

4. 溶解性

生物碱分子中如有酚羟基和羧基等酸性基团，称为两性生物碱。这类生物碱既可溶于酸水，也可溶于碱水。在碱水中其结构可开环形成羧酸盐而溶于水中。

（四）实例

1. 防己

防己为防己科植物粉防己（*Stephania tetrandra* S. Moore）的干燥根。具有利水消肿、祛风止痛的功效。防己中含多种生物碱，主要是粉防己碱、防己诺林碱和轮环藤酚碱。防己总碱具有镇痛作用。

粉防己碱又称汉防己甲素、汉防己碱，为无色针状结晶，不溶于水、石油醚，易溶于乙醚、乙醇、三氯甲烷等有机溶剂。防己诺林碱又称汉防己乙素、去甲汉防己碱，为六面体粒状结晶，在苯中的溶解度小于粉防己碱，可利用此性质与其互相分离。粉防己碱与防己诺林碱的结构式如图 6-3 所示。

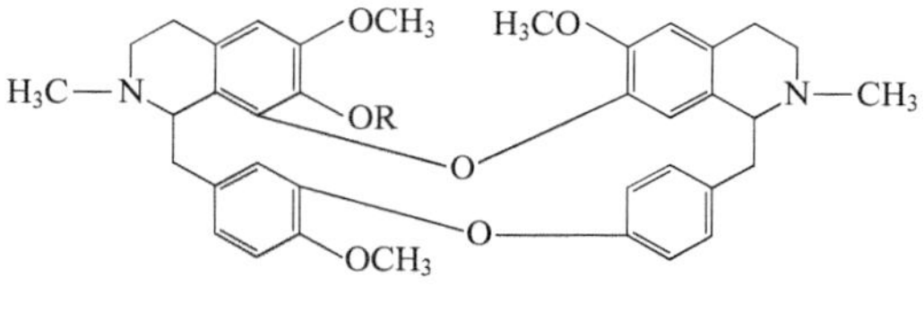

图 6-3　粉防己碱与防己诺林碱结构式

粉防己碱，$R = CH_3$；防己诺林碱，$R = H$

利用大多数生物碱或生物碱盐均能溶于醇的通性，提取防己中总生物碱常采用醇-酸水-有机溶剂提取法。先用甲醇或乙醇采用回流或连续回流提取法提取总生物碱，再用适量酸水使生物碱成盐溶出，之后再经过过滤、碱化、有机溶剂萃取和浓缩得亲脂性防己总碱（详见图 6-4）。

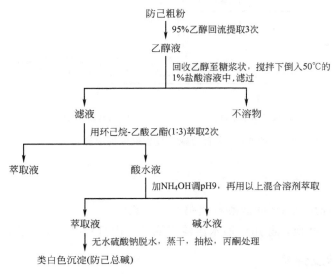

图 6-4　防己中总生物碱的提取流程

2. 洋金花

洋金花为茄科植物白曼陀罗（*Datura metel* L.）的干燥花。具有平喘、止咳、镇痛、解痉的功效，用于哮喘咳嗽、脘腹冷痛、风湿痹痛及外科麻醉。洋金花中含生物碱 0.3%～0.43%，其中东莨菪碱［结构式如图 6-5(a) 所示］约占 85%，莨菪碱［结构式如图 6-5(b) 所示］和阿托品约占 15%，三种生物碱都有解痉、镇痛、解有机磷中毒和散瞳作用，东莨菪碱还具有镇痛麻醉作用。

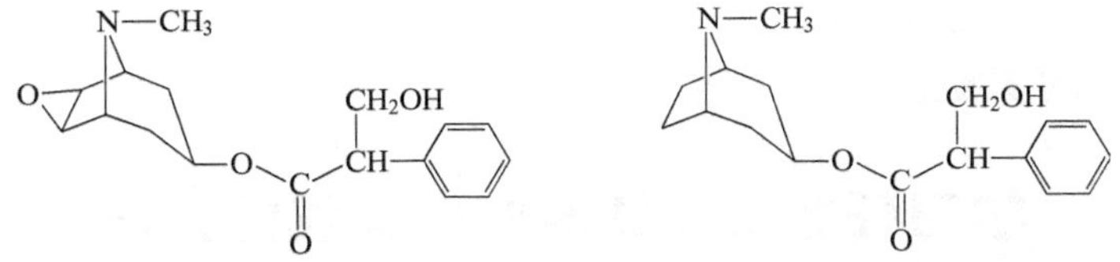

(a) 东莨菪碱结构式　　　　(b) 莨菪碱结构式

图 6-5　东莨菪碱和莨菪碱的结构式

东莨菪碱为黏稠状液体，可溶于水，易溶于乙醇、三氯甲烷和丙酮，难溶于四氯化碳、苯。临床用氢溴酸东莨菪碱为白色结晶，易溶于水，可溶于乙醇，不溶于乙醚。莨菪碱为四方细针状结晶（乙醇），阿托品为莨菪碱的外消旋体，呈长斜方棱柱状结晶（丙酮），难溶于水和乙醚。

两者都具有碱性，所以提取时可采用酸水液-阳离子交换树脂提取法。交换后树脂用碱液碱化后，再用有机溶剂（如甲醇、乙醚等）进行洗脱，最后回收有机溶剂得两种生物碱（详见图 6-6）。

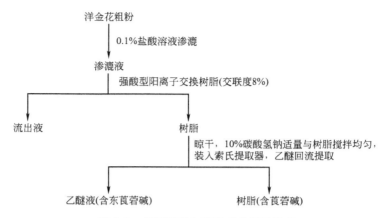

图 6-6　东莨菪碱与莨菪碱的提取流程

五、思考题

1. 浸出液可以选用 0.5％的盐酸替代吗？为什么？
2. 根据小檗碱的性质，除用硫酸水溶液提取外，尚可用哪些提取方法？

六、成果展示及评价

1. 成果展示

① 提取方法的选择；
② 小檗碱粗品的展示。

2. 评价标准

① 选择合适的提取方法；
② 选择的反应器、实验装置是否正确；
③ 实训操作是否规范，安全、环保措施是否得当；
④ 产品质量、收率情况；
⑤ 是否真实书写实验记录。

学习任务 2　黄连中小檗碱的分离

一、分离方法的选择

1. 分离方法

通过上一次任务，黄连经过提取后得到了总生物碱，是多种生物碱的混合物，想要得到小檗碱就需要进一步分离精制。一般生物碱的分离方法是：先将总生物碱进行初步分离，然后再根据溶解性、酸碱性和极性差异进行单体分离。具体可分为以下几种：

（1）总生物碱的分离　根据生物碱溶解性和碱性的差异，将总生物碱初步分离成弱碱性生物碱、中强碱性生物碱和水溶性生物碱三大部分，再将前两部分根据生物碱中是否有酚羟基分为酚性和非酚性两类（分离流程如图 6-7 所示）。

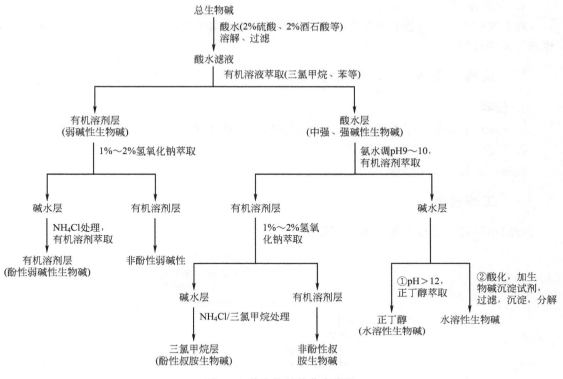

图 6-7　总生物碱的分离流程

(2) 单体生物碱的分离

① 利用生物碱碱性的差异进行分离　总生物碱中各单体生物碱的碱性之间存在着一定的差异，可在不同的条件下分离，称为pH梯度法。操作方法有两种。一种是将总生物碱溶于酸水，加适量的碱液后，用有机溶剂萃取，则碱性较弱的生物碱先游离而转溶于有机溶剂层中，与碱性较强的生物碱分离；加入碱水时，pH由低到高逐渐增加，生物碱依碱性由弱到强逐渐游离。另一种是将总生物碱溶于亲脂性有机溶剂，用适量的酸水萃取，则碱性较强的生物碱先成盐而溶于酸水溶液中，与碱性较弱的生物碱分离；加酸液时，pH由高到低依次萃取，生物碱可按碱性由强到弱先后成盐依次被萃取出而分离；再将酸水溶液碱化，转溶于有机溶剂，即可获得生物碱单体。

② 利用生物碱或生物碱盐溶解度的差异进行分离　由于结构的差异，使生物碱在溶剂中的溶解度不同，可利用此性质进行分离。有些生物碱盐比生物碱易于结晶，可利用生物碱与不同酸生成的盐在溶剂中溶解度的差异进行分离。

③ 利用生物碱特殊功能基的差异进行分离　两性生物碱在碱性条件下成盐溶于水，而一般生物碱在此条件下游离难溶于水，过滤后可与一般生物碱分离。将碱水溶液调pH 8～9，两性生物碱沉淀析出。具有内酯或内酰胺结构的生物碱，可在碱性水溶液中加热皂化开环生成溶于水的羧酸盐，酸化后环合，与不具有这类结构的化合物分离。

④ 利用色谱法进行分离　结构相似的生物碱用色谱法分离，选用氧化铝和硅胶作吸附剂，用苯、三氯甲烷和乙醚等有机溶剂为洗脱剂。对于组分较多的生物碱，需反复操作才能达到较好的分离效果。

2. 选择依据

在分离过程中,可根据天然产物的性质的不同选择相应的方法,或综合运用多种方法,达到分离的目的。

二、仪器、药品

1. 仪器

①减压过滤装置;②电炉子;③鼓风干燥机;④烧杯(1000mL、500mL、100mL)。

2. 药品

盐酸:36%~38%浓度。

三、工作程序

盐酸小檗碱的分离流程如图6-8所示。

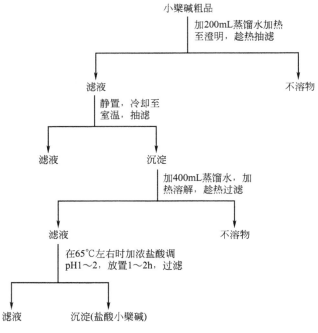

图6-8 盐酸小檗碱的分离流程

注意事项:

1. 精制盐酸小檗碱过程中,煮沸后的溶液应趁热迅速抽滤,以免溶液冷却而析出盐酸小檗碱结晶,造成提取率降低。
2. 在提取小檗碱时,要注意酸碱度的控制。pH过高或过低都会降低产率。
3. 要注意电炉子和减压过滤装置的安全使用。

四、知识拓展

盐酸小檗碱的分离主要是利用了生物碱盐溶解度的差异,下面再介绍几种其他植物中生物碱分离方法。

1. 防己

利用粉防己碱、防己诺林碱及轮环藤酚碱的溶解性和极性差异进行分离。将总生物碱溶于稀酸水，碱化后用苯萃取出粉防己碱，再用丙酮进行重结晶，即可得粉防己碱（详见图6-9）。

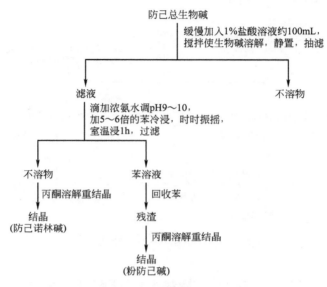

图6-9　粉防己碱的分离流程

2. 洋金花

采用酸水液-阳离子交换树脂提取法提取洋金花中的总生物碱后，用不同pH的碱水碱化树脂，东莨菪碱盐在较弱碱性条件下游离，而莨菪碱盐在较强碱性条件下游离；再根据莨菪碱和东莨菪碱的碱性强弱差异造成的与离子树脂交换能力的不同，配合溶剂提取法，可使二者得到分离（详见图6-10）。

五、思考题

1. 精制盐酸小檗碱过程中，为什么煮沸后的溶液应趁热迅速抽滤？
2. 除了利用生物碱盐溶解度的差异进行小檗碱的分离，还可以采用什么方法？

六、成果展示及评价

1. 成果展示

① 分离方法的选择；
② 小檗碱精制品的展示。

2. 评价标准

① 选择的方法是否合理；
② 实训操作是否规范，安全、环保措施是否得当；
③ 产品质量、收率情况；
④ 实验记录书写情况。

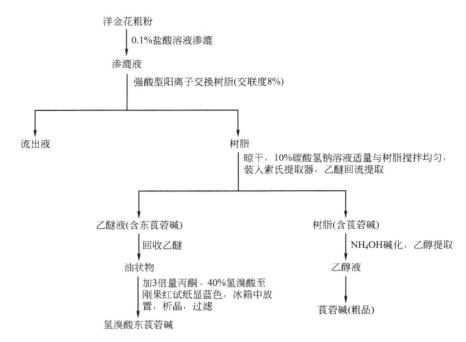

图 6-10　莨菪碱和东莨菪碱的分离流程

学习任务 3　黄连中小檗碱的鉴定

一、小檗碱的理化鉴定

1. 工作任务

① 掌握小檗碱理化鉴定的原理和方法。

② 记录好鉴定结果（如沉淀、显色等）。

2. 任务实施依据

从天然药物中提取分离得到的生物碱单体化合物，要进行物理和化学方法鉴定。物理方法主要根据生物碱的形态、颜色和熔点等物理常数鉴定；化学方法可通过生物碱沉淀反应和显色反应进行鉴定。

3. 仪器、药品

（1）仪器

①减压过滤系统；②电炉子；③烧杯（100mL，2个）；④量筒（50mL）。

（2）药品

① 盐酸小檗碱：自制。

② 10％NaOH：10g 氢氧化钠溶于 90mL 蒸馏水中。

③ 丙酮。

④ 稀硫酸：3mL 浓硫酸稀释成 50mL 溶液。

⑤ 漂白粉：次氯酸钙。

4. 工作程序

（1）丙酮加成反应　反应流程如图 6-11 所示。

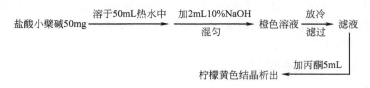

图 6-11　丙酮加成反应流程

（2）漂白粉显色反应　反应流程如图 6-12 所示。

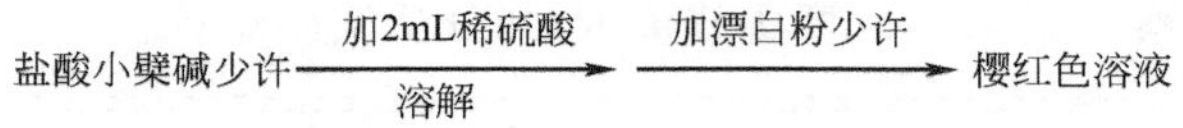

盐酸小檗碱少许 —加2mL稀硫酸/溶解→ 加漂白粉少许 → 樱红色溶液

图 6-12　漂白粉显色反应流程

注意事项：
1. 配制酸、碱溶液时要戴好防护手套，注意安全操作。
2. 要注意电炉子和减压过滤装置的安全使用。
3. 真实作好实验记录。

---

5. 清场

① 清洁好试管等实验用品，拔掉电源插头，清理实验台和水池，关闭水、电源。
② 将药品放回药品柜，清理实训室地面卫生。

二、盐酸小檗碱的薄层色谱鉴定

1. 工作任务

① 掌握薄层色谱法鉴定盐酸小檗碱的原理和方法。
② 记录好鉴定结果（如显色、R_f 值等）。

2. 任务实施依据

生物碱的色谱检识方法常用的有薄层色谱法、纸色谱法、高效液相色谱法、气相色谱法等。本节我们选择的是薄层色谱法。

薄层色谱法中生物碱常选用氧化铝作吸附剂，以三氯甲烷为基本溶剂作展开剂。溶剂系统的极性必须与生物碱的极性相适应，才能获得较理想的分离效果。

如选用硅胶作吸附剂，通常需要在加碱的条件下才能获得集中斑点。加碱的方法有三种：第一种方法是在湿法制板时，用 0.1～0.5mol/L 的氢氧化钠溶液代替水，使硅胶薄层显碱性；第二种方法是向展开剂中加入一定量的二乙胺或氨水；第三种方法是在展开槽中放一盛有氨水的小杯。三种方法都可使生物碱的薄层色谱在碱性环境中进行，从而获得满意的分离效果。

3. 仪器、药品

（1）仪器

①硅胶 G 板；②电炉子；③展开槽；④紫外灯（365nm）；⑤烧杯（100mL、10mL）；

⑥ 量筒（50mL、10mL）。

（2）药品

① 盐酸小檗碱（自制）：加乙醇制成每1mL含0.5mg的溶液，作为样品溶液。
② 盐酸小檗碱标准品：加乙醇制成每1mL含0.5mg的溶液，作为对照品溶液。
③ 展开剂：三氯甲烷-甲醇（9:1）。
④ 显色剂：改良碘化铋钾试剂。

4. 工作程序

照薄层色谱法试验，分别用毛细管吸取样品溶液和对照品溶液，点于同一硅胶G薄层板上（可多次点板），置氨蒸气预饱和好的展开槽内，展开，取出，晾干，置紫外灯（365nm）下检视，观察、记录，计算比移值R_f并分析实验结果。

> 注意事项：
> 1. 展开剂应提前配制好，倒入展开槽内饱和一段时间待用。
> 2. 展开剂不宜过多，不能没过薄层板的基线，否则会影响展开结果。
> 3. 点样位置应距离薄层板底边1～1.5cm范围内，展开后溶液前沿不能跑出薄层板。
> 4. 计算R_f值，真实作好实验记录。

5. 清场

① 展开剂为有机溶剂，不可倒入水池中，须统一收集到废液瓶中。
② 清洗好烧杯、量筒和展开槽等仪器，清理实验台和水池，关闭水、电源。

三、知识拓展

1. 沉淀反应

生物碱在酸性水溶液或稀醇溶液中能和某些试剂生成难溶于水的复盐或分子络合物的反应称为生物碱沉淀反应，这些试剂被称为生物碱沉淀试剂。利用沉淀反应可检查生物碱的有无。在生物碱的定性鉴别时，这些试剂可用于试管定性反应和平面色谱的显色剂；检查提取分离是否完全；也可用于生物碱的分离和精制。

生物碱沉淀反应要在酸性水溶液或稀醇溶液中进行。在反应前应排除蛋白质、鞣质等干扰成分才能得到较可靠的结果。因为沉淀试剂对各种生物碱的灵敏度不同，所以每种生物碱需选用多种生物碱沉淀试剂。有少数生物碱与某些沉淀试剂并不能产生沉淀，如麻黄碱。因此，在下结论时需慎重。

生物碱沉淀试剂的种类很多，见表6-2。

表6-2 常用的生物碱沉淀试剂

试剂名称	化学组成	反应现象及产物
碘-碘化钾（Wagner试剂）	$KI-I_2$	棕色或褐色沉淀（$B \cdot I_2 \cdot HI$）
碘化铋钾（Dragendorff试剂）	$BiI_3 \cdot KI$	红棕色沉淀（$B \cdot BiI_3 \cdot HI$）
碘化汞钾（Mayer试剂）	$HgI_2 \cdot 2KI$	生成类白色沉淀，若加过量试剂，沉淀又被溶解（$B \cdot HgI_2 \cdot 2HI$）

续表

试剂名称	化学组成	反应现象及产物
硅钨酸（Bertrand 试剂）	$SiO_2 \cdot 12WO_3$	浅黄色或灰白色沉淀（$4B \cdot SiO_2 \cdot 12WO_3 \cdot 2H_2O$）
苦味酸（Hager 试剂）	2,4,6-三硝苯酚	晶形沉淀（反应必须在中性溶液中）
雷氏铵盐（硫氰酸铬铵）	$NH_4[Cr(NH_3)_2(SCN)_4]$	生成难溶性复盐，有一定晶型、熔点或分解点 $\{BH^+[Cr(NH_3)_2(SCN)_4]\}$

注：B 代表生物碱分子（一元盐基）。

2. 显色反应

一些生物碱单体能与某些试剂反应，生成具有特殊颜色的产物，不同结构的生物碱产生不同的颜色，这种试剂称为生物碱的显色剂。常用的生物碱显色剂见表 6-3。因为显色反应要求生物碱的纯度较高，所以显色反应主要用于检识个别生物碱。

表 6-3 常用的生物碱显色剂

试剂名称	化学组成	生物碱及反应结果
Fröhde 试剂	1%钼酸钠或 5%钼酸铵的浓硫酸溶液	乌头碱呈黄棕色；咖啡呈紫色转棕色；可待因呈暗绿色至淡黄色
Mandelin 试剂	1%钒酸铵的浓硫酸溶液	阿托品呈红色；奎宁呈橙色；咖啡呈蓝紫色；可待因呈蓝色；士的宁呈蓝紫色到红色
Marquis 试剂	浓硫酸中含有少量甲醛	咖啡呈橙色至紫色；可待因呈洋红色至黄棕色

四、思考题

1. 在薄层色谱鉴别中，为什么展开槽内需要预先用氨饱和？
2. 用不同展开剂系统展开样品及标准品溶液将出现什么结果？为什么？

五、成果展示及评价

1. 成果展示
① 理化鉴别的沉淀、显色；
② 薄层板展示。

2. 评价标准
① 是否出现沉淀、显色反应；
② 薄层板展开后是否有斑点；
③ 实训操作是否规范，安全、环保措施是否得当；
④ 实验记录书写情况。

学习项目 7
大黄中游离蒽醌的提取、分离与鉴定

学习目标

基本知识目标：
1. 掌握蒽醌的基本结构、理化性质（溶解性、酸碱性、显色反应）、提取分离和鉴定方法；
2. 了解蒽醌的分布、生物活性；
3. 了解蒽醌的结构鉴定。

基本技能目标：
1. 熟练掌握蒽醌成分提取分离的基本操作技能；
2. 学会用化学检识法和色谱法鉴别蒽醌的基本技术；
3. 能按天然药物中蒽醌成分的性质，提出合理的提取分离步骤和方案。

品德品格目标：
1. 具有安全、健康、环保的责任理念，良好的质量意识；
2. 具有应对危机与突发事件的基本能力；
3. 有团队合作精神，有独立或合作学习与工作的能力；
4. 培养正确、及时、简明记录实验原始数据的习惯。

学习任务 1　大黄中游离蒽醌的提取

一、提取方法的选择

1. 提取方法

蒽醌是醌类化合物的四种类型之一。由于蒽醌类化合物在植物体内存在形式的多样性和各种类型溶解度的差异，其提取方法也多种多样。常用以下几种方法：

（1）溶剂提取法　一般先选用醇提法，以甲醇、乙醇作为溶剂进行提取，可以把蒽醌苷和苷元都提取出来，浓缩后再依极性或酸碱性不同，利用 pH 梯度萃取法进行初步分离。

（2）酸水解法　若只需要提取游离蒽醌，则先加稀硫酸处理，可使存在的蒽醌苷类水解为游离蒽醌类，同时将羟基、羧基蒽醌盐类置换游离出来；然后用有机溶剂（如苯、氯仿、乙醚等）提取。

（3）碱溶酸沉法　具有羧基、酚羟基的蒽醌类化合物，因显酸性，可先用碱液使其成盐溶于水而提取，再加酸酸化后因游离而沉淀析出。

2. 选择依据

游离蒽醌类化合物极性较小,为亲脂性化合物,可溶于苯、乙醚、三氯甲烷、乙酸乙酯、乙醇、甲醇中,微溶或不溶于水。与糖结合成苷后极性增大,易溶于甲醇、乙醇中,在热水中也可溶解,但在冷水中溶解度较小,不溶或难溶于苯、乙醚、三氯甲烷等亲脂性有机溶剂。蒽醌的碳苷在水中的溶解度很小,也难溶于亲脂性有机溶剂,易溶于吡啶。羟基蒽醌苷及苷元,因具有酚羟基,可溶于碱性溶液中,加酸酸化后又可析出沉淀,常用于提取分离。

大黄是蓼科植物掌叶大黄(*Rheum palmatum* L.)、唐古特大黄(*Rheum tanguticum* Maxim. ex Balf.)和药用大黄(*Rheum officinale* Baill.)的干燥根及根茎。大黄具有攻积滞、清湿热、泻火、凉血、祛瘀、解毒等功效。

大黄中含有多种游离羟基蒽醌及其苷类,总含量2%~5%,具体成分见表7-1。根据大黄中蒽醌类成分的溶解性,可采用酸水解法进行提取。

表7-1 大黄中的主要游离蒽醌成分

主要游离蒽醌名称			结晶及熔点/℃
大黄酸(rhein)	$R^1 = H$	$R^2 = COOH$	黄色针晶(升华法),321~322
大黄素(emodin)	$R^1 = CH_3$	$R^2 = OH$	橙黄色针晶(乙醇),256~257
大黄酚(chrysophanol)	$R^1 = H$	$R^2 = CH_3$	橙黄色片状结晶(苯),198
大黄素甲醚(physcion)	$R^1 = OCH_3$	$R^2 = CH_3$	砖红色针晶,203~207
芦荟大黄素(aloe-emodin)	$R^1 = H$	$R^2 = CH_2OH$	橙黄色针晶(甲苯),223~224

二、仪器、药品

1. 仪器
①电子天平;②量筒;③烧杯;④回流装置;⑤减压过滤装置;⑥恒温水浴锅。

2. 药品
①大黄粗粉50g;②20%硫酸溶液;③乙酸乙酯。

三、工作程序

总蒽醌苷元的提取流程如图7-1所示。

> **注意事项:**
> 1. 游离蒽醌的提取要注意控制温度,回流不宜太剧烈。
> 2. 加酸和乙酸乙酯回流的时间一定要足够,保证能够将苷类水解。
> 3. 配制和使用硫酸溶液时要注意安全,佩戴好防护手套和眼罩。

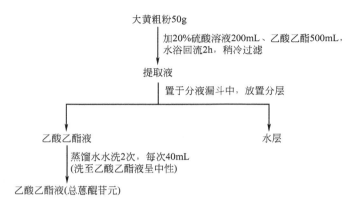

图 7-1 总蒽醌苷元的提取流程

四、知识拓展

(一) 基本知识

在自然界中,蒽醌类成分及其衍生物、不同还原程度的产物数量较多,分布较广,生物活性亦较强,还是一类重要的天然色素。大部分蒽醌存在于高等植物中,如蓼科、茜草科、芸香科、鼠李科、豆科、紫葳科、马鞭草科、玄参科及百合科;地衣类和霉菌(曲霉菌以及青霉菌)中蒽醌也较多,在动物及细菌中偶有发现。在植物中主要分布在根、皮、叶及芯材中,多和糖结合成苷或以游离形式存在。常见含蒽醌类有效成分的天然药物有大黄、何首乌、番泻叶、虎杖、决明子、芦荟、茜草等。蒽醌类化合物具有泻下、抑菌、利尿、止血、抗癌等作用。实验研究表明,蒽醌苷的泻下作用大于蒽醌苷元,而蒽醌苷元的抑菌作用大于蒽醌苷。

蒽醌类成分的基本结构式如图 7-2 所示。

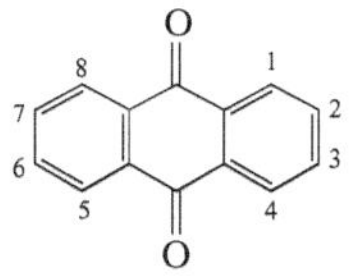

图 7-2 蒽醌类成分的基本结构式
1,4,5,8 位为 α 位;2,3,6,7 位为 β 位

根据氧化型、还原型以及聚合型的不同,蒽醌类化合物的结构类型及实例见表 7-2。

表 7-2 蒽醌类化合物结构类型及实例

结构类型	代表化合物	来源与用途
1. 羟基蒽醌类 (1) 大黄素型 羟基分布于两侧的苯环上	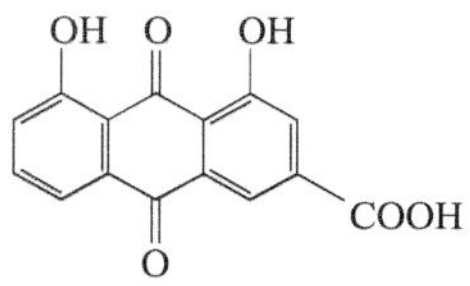 大黄酸(rhein)结构式	来源于蓼科植物掌叶大黄、药用大黄及唐古特大黄的根及根茎。具有抗菌、泻下、抗肿瘤、利尿、免疫抑制等作用

续表

结构类型	代表化合物	来源与用途
（2）茜草素型 羟基分布于一侧的苯环上	茜草素（alizarin）结构式	来源于茜草科植物茜草（*Rubia cordifolia* L.）的干燥根及根茎。具有凉血、祛瘀、止血、通经的功效
2. 蒽酚与蒽酮类 蒽酚、蒽酮是蒽醌的还原产物	柯亚素（chrysarobin）结构式 大黄酚蒽酮 （chrysophanic acid anthrone）结构式	来源于鼠李科植物长叶冻绿（*Rhamnus crenata* Sieb. et Zucc.）的根或根皮。具有杀菌、止痒的功效。也存在于新鲜的大黄药材中，贮存 2 年以上检测不出蒽酚和蒽酮
3. 二蒽酮类 多为 C-10～C-10′	番泻苷 A 结构式	来源于豆科植物狭叶番泻（*Cassia angustifolia* Vahl.）或尖叶番泻（*Cassia acutifolia* Delile.）的干燥叶。具有泻下作用

（二）性质

1. 性状

蒽醌类化合物多为黄色至橙红色固体；助色团引入越多，颜色越深；具有固定的熔点。游离蒽醌多有完好的结晶形状，但自然界中多数以蒽醌苷存在，较难得到完好的结晶体。蒽醌类化合物多具有荧光，并且在不同 pH 下，荧光的颜色也不同。

2. 升华性

游离蒽醌类化合物一般具有升华性，常压下加热可升华而不分解，常用于鉴别。如大黄酚与大黄素甲醚升华温度是 124℃左右，芦荟大黄素是 185℃左右，大黄素是 206℃左右，大黄酸是 210℃左右。一般升华的温度随酸性的增强而升高。

3. 酸碱性

（1）酸性　蒽醌类化合物结构中多具有酚羟基、羧基，因此具有酚的一般性质，呈弱酸性，但酸性强弱与分子中存在的酚羟基、羧基的数目及结合位置有关，其酸性强弱规律如下：

① 具有羧基的蒽醌类化合物酸性较强，具有芳香酸的一般性质，可溶于碳酸氢钠水溶液。

② β-羟基蒽醌的酸性大于α-羟基蒽醌。这是因为α-羟基蒽醌中α-羟基上的氢和相邻的羰基上有孤对电子的氧容易形成分子内氢键，降低了质子的解离度，而使酸性减弱；而β-羟基受羰基吸电子效应的影响，使羟基上氧的电子云密度降低，对质子的吸引能力降低，质子的解离度增大，因此酸性较强。含β-羟基的蒽醌可溶于碳酸钠溶液，而含α-羟基的蒽醌只能溶于一定浓度的氢氧化钠溶液。

③ 酚羟基数目增多则酸性增强。羟基蒽醌的酸性一般随羟基的数目增多而增大，如3,6-二羟基蒽醌酸性大于3-羟基蒽醌；但处于相邻二羟基蒽醌的酸性比只有一个羟基的蒽醌酸性还弱，这是由于相邻羟基产生氢键缔合的影响，如1,2-二羟基蒽醌的酸性小于3-羟基蒽醌。

综上所述：

酸性顺序：—COOH＞2个以上β-OH＞1个β-OH＞2个α-OH＞1个α-OH

依次可溶于：5％NaHCO₃水溶液　　5％Na₂CO₃水溶液　　1％NaOH水溶液　　5％NaOH水溶液

（2）碱性　蒽醌类化合物羰基上的氧原子有微弱的碱性，能溶于浓酸液中成盐，再转成阳碳离子，同时伴有显著的颜色变化。如大黄酚为暗黄色，溶于浓硫酸中转为红色；大黄素由橙红色变为红色；其他羟基蒽醌在浓硫酸中一般呈现红至红紫色。

（三）实例

1. 番泻叶

番泻叶为豆科植物狭叶番泻（*Cassia angustifolia* Vahl.）或尖叶番泻（*Cassia acutifolia* Delile.）的干燥小叶。具有泻热行滞、通便、利水的作用。用于热结积滞、便秘腹痛、水肿胀满。狭叶番泻叶含番泻苷A、B、C、D，大黄酚，大黄素，大黄素甲醚等，小叶中含山柰酚；尖叶番泻叶含番泻苷A、B、C、D，大黄素，大黄素甲醚，大黄酚，嫩叶中含山柰酚。番泻叶主要活性成分是番泻苷A（结构式如图7-3所示）、番泻苷B、番泻苷C、番泻苷D，番泻叶提取物中主要成分是番泻苷A，其他成分含量很低。

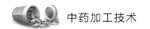

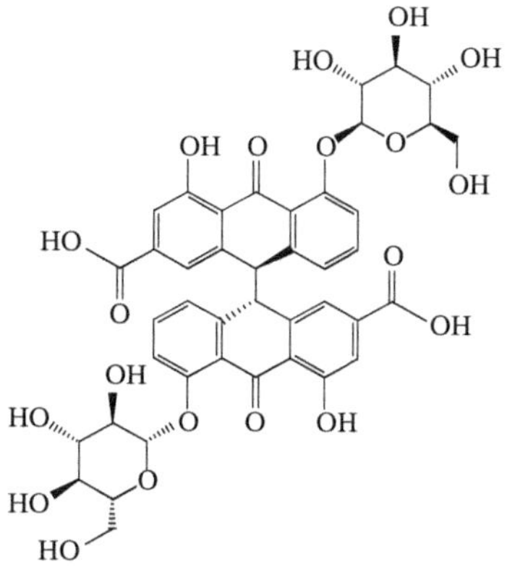

图7-3　番泻苷A结构式

番泻苷 A 为黄色长方形片状结晶，熔点 200～240℃。不溶于水、苯、乙醚和氯仿，但在与水相混的有机溶剂中的溶解度随含水量的增加而增大，溶剂中含水量达 30% 时溶解度最大；略溶于甲醇、乙醇、丙酮和二氧六环；溶于碳酸氢钠水溶液。在 80℃ 的碳酸氢钠溶液中能异构化成番泻苷 B。提取流程如图 7-4 所示。

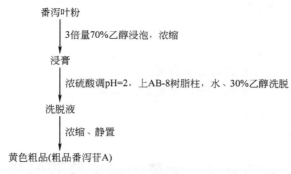

图 7-4　番泻苷 A 的提取流程

番泻苷 A 不溶于水、苯、乙醚和氯仿，但在与水混溶的有机溶剂中的溶解度随含水量的增加而增大，溶剂中含水量达 30% 时溶解度最大，所以首先选用 70% 的乙醇溶液进行提取。调 pH=2 使番泻苷 A 以游离的形式存在；利用 AB-8 型大孔凝胶树脂柱，用水进行洗脱，主要除去水溶性杂质。

2. 虎杖

虎杖为蓼科植物虎杖（*Polygonum cuspidatum* Sieb. et Zucc.）的根及根茎，别名阴阳莲、花斑竹。味苦，性微寒。能清热解毒、祛风利湿、利尿通淋、祛痰、止咳、通经等。主要用于湿热黄疸、风湿痹痛、淋浊带下、经闭、烫伤。虎杖中含有较多的羟基蒽醌类成分及二苯乙烯类成分，其中主要有大黄素、大黄、大黄素-6-甲醚、大黄素 3-D-葡萄糖苷及白藜芦醇等。

从虎杖中提取游离蒽醌，目前多采用乙醇提取法，其流程图如图 7-5 所示。

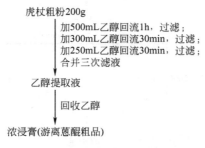

图 7-5　游离蒽醌的提取流程

羟基醌类化合物及二苯乙烯类成分，均可溶于乙醇中，故可用乙醇将它们提取出来。提取液回收乙醇，即可得游离蒽醌的粗品。

五、思考题

1. 简述本次实验应用的基本原理。
2. 写出大黄中 5 种游离蒽醌化合物的结构，比较它们的酸性、极性顺序。

六、成果展示及评价

1. 成果展示
① 提取方法的选择；
② 游离蒽醌粗品的展示。

2. 评价标准
① 选择合适的提取方法；
② 选择的反应器、实验装置的正确程度；
③ 实训操作是否规范，安全、环保措施是否得当；
④ 产品质量、收率情况；
⑤ 实验记录书写情况。

学习任务 2　大黄中游离蒽醌的分离

一、分离方法的选择

1. 分离方法

（1）pH 梯度萃取法　游离蒽醌类成分结构中因含有酸性基团种类、数量、位置的不同，酸性强弱有明显的差异，可溶于不同强度的碱溶液，从而通过萃取而进行分离。一般将游离蒽醌类衍生物溶于三氯甲烷、乙醚、苯等有机溶剂中，用不同浓度的碳酸氢钠、碳酸钠、氢氧化钠按 pH 由低到高的顺序依次萃取；再将碱水萃取液酸化，即可得到酸性强弱不同的游离羟基蒽醌类化合物（流程如图 7-6 所示）。

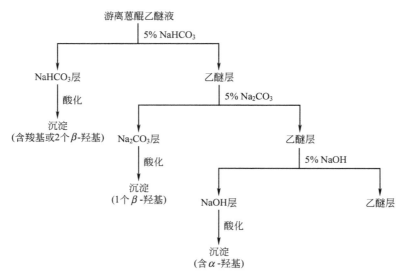

图 7-6　游离蒽醌的分离流程

（2）溶剂分步结晶法　利用化合物溶解度差异，将粗品溶于适宜的溶剂中，经处理得到先析出的结晶Ⅰ，分出结晶的母液浓缩后再析出结晶Ⅱ，滤取结晶Ⅱ后的母液浓缩后再析出结晶Ⅲ，如此一步步结晶可达到分离目的。分步结晶法得到的各个结晶纯度不高，尚需反复重结晶才可得到高纯度结晶。

（3）色谱法　用于分离游离蒽醌的色谱一般采用硅胶吸附色谱和聚酰胺色谱。

2. 选择依据

利用蒽醌类化合物结构中取代基种类、数量、位置的不同，其酸性强弱也不同的规律，可用碱性强弱不同的碱水，采用 pH 梯度萃取法分离酸性不同的蒽醌类化合物。

二、仪器、药品

1. 仪器

①电子秤；②烧杯；③电炉子；④分液漏斗；⑤减压过滤装置。

2. 药品

①5％ $NaHCO_3$；②HCl；③5％ Na_2CO_3；④0.25％ NaOH。

三、工作程序

pH 梯度萃取法分离蒽醌类化合物的流程如图 7-7 所示。

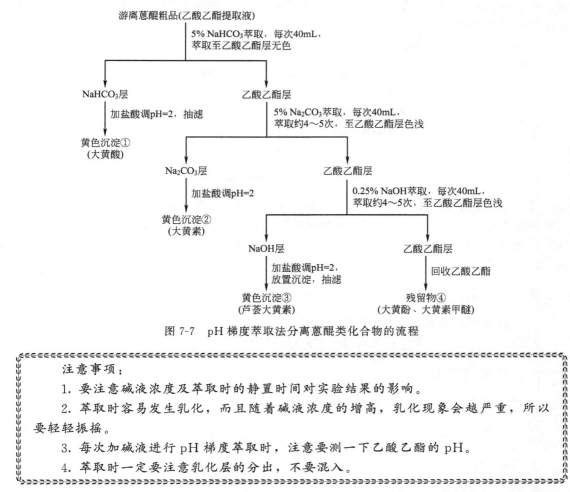

图 7-7　pH 梯度萃取法分离蒽醌类化合物的流程

注意事项：
1. 要注意碱液浓度及萃取时的静置时间对实验结果的影响。
2. 萃取时容易发生乳化，而且随着碱液浓度的增高，乳化现象会越严重，所以要轻轻振摇。
3. 每次加碱液进行 pH 梯度萃取时，注意要测一下乙酸乙酯的 pH。
4. 萃取时一定要注意乳化层的分出，不要混入。

四、知识拓展

1. 蒽醌类化合物的分离纯化

（1）游离蒽醌类与蒽醌苷的分离　游离蒽醌衍生物为脂溶性，易溶于极性小的有机溶剂，如三氯甲烷；而蒽醌苷类为水溶性，难溶于三氯甲烷等极性小的有机溶剂。故可用与水不相混溶的有机溶剂萃取而将两者分离。实际工作中，由于羟基蒽醌及其苷类在植物中通过酚羟基或羧基与一些金属离子（如镁、钾、钠等）结合成盐而存在，故应先加酸将其酸化使其游离后再进行分离。

（2）游离蒽醌衍生物的分离　分离游离蒽醌衍生物一般采取 pH 梯度萃取法、溶剂分步结晶法和色谱法；对于结构差别大的蒽醌混合物，造成各类蒽醌的极性差别较大，可利用不同极性的溶剂分别萃取分离。

（3）蒽醌苷类的分离　蒽醌苷类的分离一般采用色谱法。常用的色谱主要有硅胶吸附色谱、葡聚糖凝胶色谱及反向硅胶色谱等。

2. 其他蒽醌类化合物分离纯化的方法

（1）番泻苷 A 的精制　番泻苷 A 中的羧基，可与 $NaHCO_3$ 反应生成盐，此时番泻苷 A 的极性增强，先被洗脱出来；再调 pH=2 使番泻苷 A 以游离的形式不溶于水，静置析出。具体工作流程如图 7-8 所示。

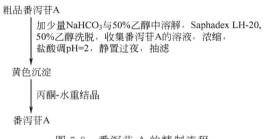

图 7-8　番泻苷 A 的精制流程

（2）虎杖中游离羟基蒽醌的精制　羟基蒽醌类易溶于乙醚等弱极性溶剂，白藜芦醇苷在乙醚中溶解度很小，利用它们对乙醚的溶解性差异使羟基蒽醌类与白藜芦醇苷分离，再利用各羟基蒽醌类结构上的不同所表现酸性不同，用 pH 梯度萃取法分离它们。具体工作流程如图 7-9 所示。

五、思考题

1. 萃取过程中如果出现严重乳化现象应该怎么解决？
2. 试设计另外一种方法分离精制游离蒽醌。

六、成果展示及评价

1. 成果展示

① 分离方法的选择；
② 游离蒽醌精制品的展示。

2. 评价标准

① 选择的方法是否合理；

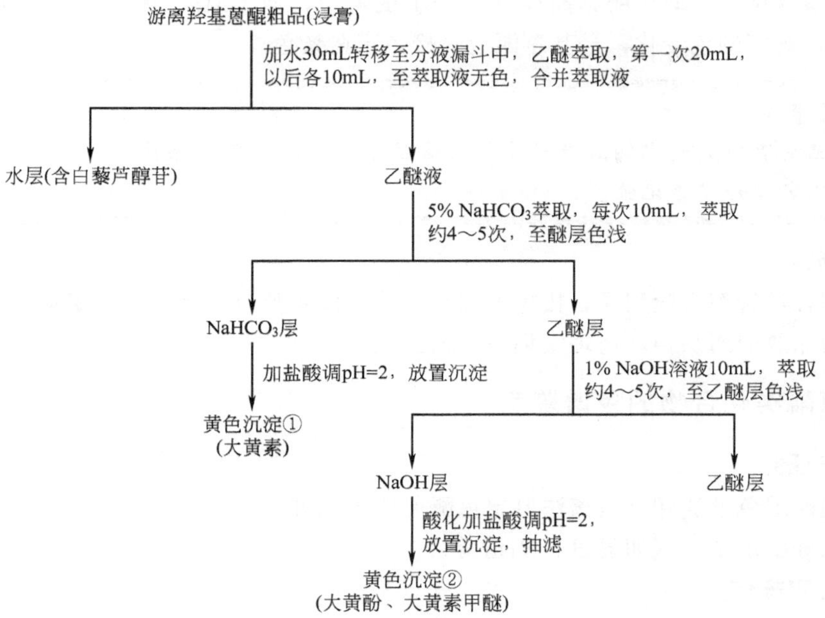

```
游离羟基蒽醌粗品(浸膏)
    │ 加水30mL转移至分液漏斗中，乙醚萃取，第一次20mL，
    │ 以后各10mL，至萃取液无色，合并萃取液
    ├──────────────┐
  水层             乙醚液
(含白藜芦醇苷)         │ 5% NaHCO₃萃取，每次10mL，萃取
                     │ 约4~5次，至醚层色浅
                ├──────────┐
             NaHCO₃层      乙醚层
                │ 加盐酸调pH=2，放置沉淀    │ 1% NaOH溶液10mL，萃取
                │                          │ 约4~5次，至乙醚层色浅
            黄色沉淀①                 ├──────────┐
            (大黄素)                NaOH层       乙醚层
                                     │ 酸化加盐酸调pH=2，
                                     │ 放置沉淀，抽滤
                                  黄色沉淀②
                                  (大黄酚、大黄素甲醚)
```

图 7-9　虎杖中游离羟基蒽醌的精制流程

② 实训操作是否规范，安全、环保措施是否得当；
③ 产品质量、收率情况；
④ 实验记录书写情况。

学习任务 3　大黄中游离蒽醌的鉴定

一、蒽醌类化合物的理化鉴定

1. 工作任务
① 掌握蒽醌类化合物理化鉴定的原理和方法。
② 记录好鉴定结果（如沉淀、显色等）。

2. 任务实施依据
游离蒽醌与结合蒽醌因都含酚羟基，所以具有一定酸性，能与不同的碱形成类盐物，故产生颜色反应。

3. 仪器、药品
（1）仪器
①试管；②电子天平；③移液器；④电炉子。
（2）药品
①蒽醌结晶（自制）；②乙醇；③10％氢氧化钠液；④0.5％醋酸镁乙醇溶液。

4. 工作程序
（1）碱液试验　取蒽醌结晶少许置于小试管中，加 1mL 乙醇溶解，加 10％氢氧化钠溶液数滴，观察颜色变化，羟基蒽醌应呈红色。

(2) 醋酸镁试验　取蒽醌结晶少许置于小试管中，加 1mL 乙醇溶解，滴加 0.5％醋酸镁乙醇溶液，观察颜色变化，羟基蒽醌应显橙色至蓝紫色。

> 注意事项：
> 1. 配制使用氢氧化钠溶液时要戴好防护手套，注意安全操作。
> 2. 真实作好实验记录。

5. 清场
① 清理好试管等实验用品，拔掉电源插头，清理实验台和水池，关闭水、电源。
② 将药品放回药品柜，清理实训室地面卫生。

二、蒽醌类化合物的色谱鉴定

1. 工作任务
① 掌握薄层色谱法和纸色谱法鉴定蒽醌的原理和方法。
② 记录好鉴定结果（如显色、R_f 值等）。

2. 任务实施依据
① **薄层色谱法**　薄层色谱的吸附剂常用硅胶、聚酰胺，展开剂多采用混合溶剂系统。

若游离蒽醌的极性较弱，可用亲脂性溶液系统展开，如苯-乙酸乙酯（75：25）、石油醚（30～60℃）-甲酸乙酯-甲酸（15：5：1，上层）、石油醚（30～60℃）-乙酸乙酯（8：2）等。对蒽醌苷类，常采用极性较大的溶剂系统，如乙酸乙酯-甲醇-乙酸（100：17：13）、丁醇-丙酮-水（10：2：1）等。

对蒽醌及其苷的混合物，还可采用单相二次展开，如先用水饱和的正丁醇展开至薄层板的中部，取出，挥干溶剂后再用正丁醇-乙酸-三氯甲烷-水-乙酸（10：10：3：4：1）展开二次。

蒽醌及其苷类本身具有颜色，在日光下多显黄色；在紫外光下显黄棕、红、橙色荧光；若再用氨熏或喷碱液，颜色会加深或变红。亦可用 0.5％醋酸镁甲醇溶液喷后于 90℃加热 5min，再观察颜色。几种常见的游离蒽醌薄层色谱的 R_f 值见表 7-3。

表 7-3　几种常见游离蒽醌薄层色谱的 R_f 值

蒽醌名称	硅胶板 苯-乙酸乙酯-乙酸(75：24：1)R_f 值	聚酰胺板 甲醇-苯(4：1)R_f 值
大黄酚	0.76	0.53
大黄素甲醚	0.75	0.42
大黄素	0.52	0.18
芦荟大黄素	0.36	0.53
大黄酸	0.24	0.03

② **纸色谱法**　游离蒽醌的纸色谱一般在中性溶剂系统中进行，常用水、乙醇、丙酮与石油醚、苯等饱和，如石油醚-丙酮-水（1：1：3，上层）、97％甲醇饱和的石油醚；也可用酸性溶剂系统，如正丁醇-乙酸-水（4：1：5，上层）；非水溶剂系统，如以 10％甲酰胺的乙醇液处理滤纸，石油醚-三氯甲烷（94：6）为展开剂，羟基蒽醌苷元可获得较好的色谱效

果。几种常见游离蒽醌纸色谱的 R_f 值见表 7-4。

表 7-4　几种常见游离蒽醌纸色谱的 R_f 值

蒽醌名称	石油醚-丙酮-水(1:1:3,上层)R_f 值	石油醚-97％甲醇(1:1,上层)R_f 值
大黄酚	0.98	0.98
大黄素甲醚	0.98	0.98
大黄素	0.56	0.30
芦荟大黄素	0.26	0.07
大黄酸	0.00	0.00

蒽醌苷类极性较强，需要选用极性较大的溶剂系统，如正丁醇-乙酸乙酯-水（4:3:3,上层）、三氯甲烷-甲醇-水（2:1:1,下层）。几种蒽醌苷类纸色谱 R_f 值见表 7-5。

表 7-5　几种蒽醌苷类纸色谱的 R_f 值

种类	大黄酚葡萄糖苷	大黄素甲醚葡萄糖苷	大黄素葡萄糖苷	芦荟大黄素葡萄糖苷	大黄酸葡萄糖苷
R_f 值	0.79	0.79	0.26	0.06	0.00

注：展开剂为三氯甲烷-甲醇-水（2:1:1,下层）。

3. 仪器、药品

（1）仪器

①新华滤纸；②硅胶 G 板；③展开槽；④烧杯；⑤量筒；⑥喷瓶。

（2）药品

①各蒽醌成分（自制）；②大黄酸对照品；③大黄素对照品；④芦荟大黄素对照品；⑤苯；⑥三氯甲烷；⑦甲醇；⑧乙酸乙酯；⑨甲苯；⑩氢氧化钾；⑪醋酸镁。

4. 工作程序

（1）薄层检识

吸附剂：硅胶 CMC-Na 薄层板。

样品：各蒽醌成分的 1％三氯甲烷溶液。

对照品：1％大黄酸对照品三氯甲烷溶液；1％大黄素对照品三氯甲烷溶液；1％芦荟大黄素对照品三氯甲烷溶液。

展开剂：苯-乙酸乙酯（8:2）；苯-甲醇（8:1）。

显色：氨熏后观察或喷 5％氢氧化钾溶液后观察。

（2）纸色谱检识

支持剂：新华色谱滤纸（中速、20cm×7cm）。

样品：各蒽醌成分的 1％三氯甲烷溶液。

对照品：1％大黄酸对照品三氯甲烷溶液；1％大黄素对照品三氯甲烷溶液；1％芦荟大黄素对照品三氯甲烷溶液。

展开剂：甲苯。

显色剂：0.5％醋酸镁甲醇溶液。

> 注意事项：
> 1. 展开剂应提前配制好，倒入展开槽内饱和一段时间待用。
> 2. 展开剂不宜过多，不能没过薄层板的基线，否则会影响展开结果。
> 3. 操作时要严格按照实训指导进行，切不可私自更改实验方法。
> 4. 计算 R_f 值，真实作好实验记录。

5. 清场

① 本实验的展开剂用到多种有机溶剂，且有部分有毒，在使用时要戴好护具，使用后不可倒入水池中，须统一收集到废液瓶中。

② 清洗好烧杯、量筒和展开槽等仪器，清理实验台和水池，关闭水、电源。

三、知识拓展

蒽醌类化合物的结构鉴定，一般是在与碱反应、醋酸镁反应初步确定为蒽醌化合物之后，再进行必要的化学试验和波谱分析才能做出判断。

1. 紫外光谱

羟基蒽醌的 UV 光谱主要由 a、b 两个部分引起。a 部分具有苯样结构（苯甲酰基）（如图 7-10 所示），可给出两组吸收峰；b 部分具有醌样结构（苯醌基）（如图 7-11 所示），也给出两组吸收峰。

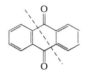
图 7-10　a 部分

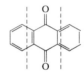
图 7-11　b 部分

此外，羟基蒽醌多在 230nm 附近有一强大的吸收峰，五个主要吸收峰如下：

第Ⅰ峰：230nm 左右。

第Ⅱ峰：240～260nm（由苯甲酰基结构引起）。

第Ⅲ峰：262～295nm（由对醌结构引起）。

第Ⅳ峰：305～389nm（由苯甲酰基结构引起）。

第Ⅴ峰：400nm 以上（由对醌结构中 C=O 引起）。

以上各吸收谱带的具体峰位、吸收强度与蒽醌母核上的取代基性质、数目及位置有关，大致规律如下：

① 第Ⅰ峰与羟基数目的关系　羟基蒽醌母核上羟基数目越多，则峰带Ⅰ越向长波方向移动，与羟基的位置无关。

② 第Ⅲ峰与 β-羟基的关系　峰带Ⅲ的峰位及吸收强度主要与 β-羟基有关。由于 p-π 共轭的原因，具有 β-羟基能通过蒽醌母核向羰基供电子，因而使吸收峰波长向长波方向移动，吸收强度也增加。

③ 第Ⅴ峰与 α-酚羟基的关系　峰带Ⅴ主要与 α-酚羟基数目有关。羟基数目越多，峰带Ⅴ的吸收峰波长向长波方向移动就越明显，规律见表 7-6。

表 7-6 羟基蒽醌类第 V 峰的 UV 吸收

α-酚羟基数目	λ_{max}/nm
0	356～362.5
1	400～420
2(1,5-二羟基)	418～440
2(1,8-二羟基)	430～450
2(1,4-二羟基)	470～500(靠 500nm 处有一肩峰)
3	485～530(2 至多个吸收)
4	540～560

2. 红外光谱

蒽醌类化合物 IR 光谱的主要特征为羰基吸收峰，以及双键和苯环的吸收峰。羟基蒽醌类化合物在红外区域有 $\nu_{C=O}$（1675～1653cm^{-1}）、ν_{OH}（3600～3130cm^{-1}）、ν_{Ar}（1600～1480cm^{-1}）的吸收。其中 $\nu_{C=O}$ 吸收峰与分子中 α-酚羟基的数量及位置具有较强的规律性，对推测结构中 α-酚羟基的取代情况有重要的参考价值。

（1）具有一个 α-羟基的蒽醌　IR 光谱有两个吸收峰：一个为未缔合的正常羰基峰，频率在 1675～1647cm^{-1} 区间；另一个是缔合的羰基峰，频率在 1637～1621cm^{-1}，两峰相距 24～38cm^{-1}。

（2）具有 2 个 α-羟基的蒽醌　1,8-二羟基蒽醌，有 2 个 C=O 峰，一个是正常的 C=O 峰，出现在 1678～1661cm^{-1}，吸收强度较低；另一个是缔合峰，出现在 1626～1616cm^{-1}，两峰相距 40～57cm^{-1}；1,4-二羟基或 1,5-二羟基蒽醌，只出现一个缔合 C=O 峰，但频率更低些，约 1645～1608cm^{-1}。

（3）有多个 α-羟基的蒽醌　具有 3 个 α-羟基的蒽醌，只出现一个缔合的吸收峰，频率为 1616～1592cm^{-1}；具有 4 个 α-羟基的蒽醌，只出现一个缔合的吸收峰，频率为 1592～1572cm^{-1}，并与苯环的 C=C 骨架吸收峰重叠，难以分辨。

羟基蒽醌的羟基伸缩振动谱带常随取代位置不同而有很大变化，一般 α-羟基因与相邻的羰基缔合，其吸收频率均在 3150cm^{-1} 以下。β-羟基振动频率比 α-羟基高得多，与相邻的羰基缔合，其吸收频率均在 3150cm^{-1} 以下。β-羟基振动频率比 α-羟基高得多，在 3600～3150cm^{-1} 区间，若只有一个 β-羟基（包括一个—CH$_2$OH）则大多数在 3300～3390cm^{-1} 之间有一个吸收峰；若在 3600～3150cm^{-1} 之间有几个吸收峰，则可能有两个以上的 β-羟基。

四、思考题

1. 在薄层鉴别各蒽醌的实验中，还可以采用什么展开剂系统？
2. 纸色谱法鉴定蒽醌时有哪些注意事项？

五、成果展示及评价

1. 成果展示

① 理化鉴别的显色；
② 色谱法鉴别展示。

2. 评价标准

① 是否出现显色反应，显色是否正确；

② 色谱法展开后是否有斑点，R_f 值的计算；

③ 实训操作是否规范，安全、环保措施是否得当；

④ 实验记录书写情况。

学习情境 3
中药制剂车间

随着现代制药技术的发展,中药剂型早已不再是单纯的汤剂和丸散膏丹,片剂、注射剂、气雾剂、散剂、膏剂、颗粒剂、胶囊剂、软胶囊剂、栓剂、口服液等剂型不断出现在中药制药的生产线上。现代 GMP 管理下的中药制药车间,生产各种中药制剂,具有优质高效的特点。

学习项目 8

六一散的制备

 学习目标

基本知识目标:
1. 散剂的定义、分类、特点;
2. 散剂的生产工艺流程;
3. 粉碎、筛分、混合的方法;
4. 粉碎、筛分、混合设备的结构、使用方法;
5. 散剂的质量检查项目。

基本技能目标:
1. 能根据散剂处方、工艺流程设计制备方案;
2. 能按规定程序进入操作间;
3. 能正确操作、维护粉碎设备;
4. 能正确操作、维护筛分设备;
5. 能正确操作、维护混合设备;
6. 能按规定清场。

品德品格目标:
1. 具有良好的职业道德和职业素养,具有遵守规范的意识,爱岗敬业,有社会责任感;
2. 具有良好的沟通与团队协作能力,自控能力;
3. 具有正确处理生产中突发事故的能力。

由于市场需要,现需要生产六一散。

【处方】 滑石粉 600g,甘草 100g。

【性状】 本品为浅黄白色的粉末;具甘草甜味,手捻有润滑感。

【功能与主治】 消暑利湿。内服用于暑热身倦、口渴泄泻、小便黄少;外治痱子刺痒。

【用法与用量】 调服或包煎服,一次 6～9g,一天 1～2 次;外用,扑撒患处。

学习任务 1 熟知散剂基本知识

一、散剂的含义与分类

散剂系指药物与适宜的辅料经粉碎、均匀混合制成的干燥粉末状制剂。可供内服与外用。散剂是传统剂型之一，虽化学药物的散剂越来越少，但中药散剂因其用药特点仍用于临床。《中国药典》（2015 年版）一部已收载 50 多种中药散剂，如七厘散、八味清新沉香散等。散剂除直接应用外，还可作为片剂、胶囊剂等的中间体，因此散剂的制备技术与要求在药剂上有着普遍的意义。

《中国药典》中将散剂分为口（内）服散剂和局部（外）用散剂。口服散剂一般溶于或分散于水或其他液体中服用，也可以直接用水送服。局部用散剂可供皮肤、口腔、咽喉、腔道等处应用；专攻治疗、预防和润滑皮肤的散剂也可称为撒布剂或散粉。

二、散剂的特点

散剂的主要优点是：
① 制备工艺简单，剂量容易控制；
② 比表面积大，容易分散，起效快，便于小儿服用；
③ 对外伤可起到保护、吸收分泌物、促进凝血和愈合的作用；
④ 与液体制剂相比，储存、运输、携带方便。

散剂的主要缺点是：因为药物粉碎后比表面积增大，臭味、刺激性、吸湿性等相应增大，挥发性成分容易散失，所以一些腐蚀性较强，遇光、湿、热容易变色的药物一般不宜制成散剂；剂量较大时不如片剂、胶囊剂、丸剂等容易服用。

三、散剂的质量要求

《中国药典》规定，散剂在生产和储存期间均应符合下列有关规定：
① 供制散剂的成分均应粉碎成细粉。除另有规定外，口服散剂应为细粉，局部用散剂为最细粉。
② 散剂应干燥、疏松、混合均匀、色泽一致。制备含毒性药、贵重药或药物剂量小的散剂时，应用配研法混匀并过筛。
③ 用于烧伤或严重创伤的外用散剂应无菌，须在清洁避菌环境下配制。
④ 散剂可单剂量包装，也可多剂量包（分）装，多剂量包装散剂应附分剂量的用具。含有毒性药的内服散剂应单剂量包装。
⑤ 散剂中可含有或不含辅料，根据需要可加入矫味剂、芳香剂和着色剂等。
⑥ 散剂应密闭储存；含挥发性药物或吸潮药物的散剂应密封储存。

学习任务 2 设计六一散的制备方案

根据下面散剂的工艺流程制订六一散的制备方案。
散剂制备的工艺流程及环境区域划分如图 8-1 所示。

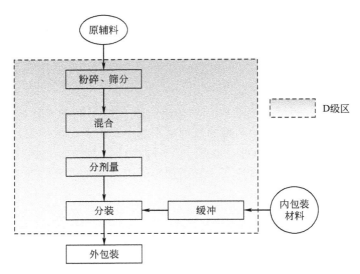

图 8-1　散剂制备工艺流程及环境区域划分

学习任务 3　制备六一散

子任务 1　粉碎、筛分

粉碎、过筛岗位职责如下：

① 进岗前按规定着装；进岗后做好厂房、设备清洁卫生，并做好操作前的一切准备工作。

② 根据生产指令按规定程序领取原辅料。

③ 严格按工艺规程，粉碎、过筛标准操作程序进行原辅料处理。

④ 生产完毕，按规定进行物料移交，并认真填写生产记录。

⑤ 工作期间，严禁串岗、脱岗，不得做与本岗位无关之事。

⑥ 工作结束或更换品种时，严格按本岗位清场 SOP 进行清场，经质检员检查合格后，挂标识牌。

⑦ 经常检查设备运转情况，注意设备保养，操作时发现故障及时上报。

一、生产前准备

1. 进入工作岗位

操作人员按《人员进出 D 级洁净区标准操作程序》进行净化更衣后进入工作岗位。

2. **检查工作场所、设备、工具、容器具**

（1）检查工作场所、设备、工具、容器具是否具有清场合格标志，核对其有效期；否则，按清场程序进行清场，并请 QA（质量保证）人员检查合格后，将清场合格证附于本批生产记录内，进入下一步操作。

（2）检查粉碎设备是否具有"完好"标志卡及"已清洁"标志；检查设备是否正常，检查齿盘螺栓有无松动；检查排风除尘系统是否正常。若有一般故障自己排除，自己不能排除的通知维修人员，正常后方可运行。

（3）检查设备筛网目数是否符合工艺要求。

（4）对计量器具进行检查，要求计量器具完好，性能与称量要求相符，有检定合格证且在检定有效期内，正常后进行下一步操作。

（5）检查操作间的进风口与回风口是否有异常。

（6）检查操作间的温度、相对湿度、压差是否符合要求，并记录在洁净区温度、相对湿度、压差记录表上。

3. 阅读批生产指令

仔细阅读批生产指令，根据生产指令填写领料单，凭领料单向仓库领取需要粉碎的药材放在设备旁。对所需粉碎的物料，在原料暂存室领用时要认真复核物料卡上的内容与生产指令是否相符，检查物料中有无金属等异物混入；否则不得使用。

4. 检查复核

复核所用物料是否正确、容器外标签是否清楚、内容与所用的指令是否相符，复核质量、件数是否相符。

5. 粉碎机开机前的准备工作

① 检查机器所有紧固螺钉是否全部拧紧，特别是活动齿的固定螺母一定要拧紧。
② 根据工艺要求选择适当筛板安装好。
③ 用手转动主轴盘车，应活动自如，无卡、滞现象。
④ 检查粉碎室是否清洁干燥，筛网位置是否正确。
⑤ 检查收粉布袋是否完好，粉碎机与除尘机管道连接是否密封。
⑥ 关闭粉碎室门，用手轮拧紧后，再用顶丝锁紧。

二、生产操作

1. 开机运行

① 先启动除尘机，确认工作正常。
② 按粉碎机启动开关，待主机运转正常平稳后即可加料粉碎。每次向料斗内加入物料时应缓慢均匀加入。

2. 粉碎操作

① 取下"已清洁"状态标志牌，换设备运行状态标志牌。
② 在接料口绑扎好接料袋。
③ 按粉碎机标准操作规程启动粉碎机进行粉碎。
④ 在粉碎机料斗内加入待粉碎物料，加入量不得超过料斗容量的2/3。
⑤ 粉碎过程中严格监控粉碎机电流，不得超过设备要求；粉碎机壳温度不得超过60℃，如有超过现象应立即停机，待冷却后，重新启动粉碎机。
⑥ 完成粉碎任务后，按粉碎机标准操作规程关停粉碎机。

注意：机器运转正常后，均匀加入被粉碎物料，不可加入物料后开机；粉碎完后须在粉碎机内物料全部排出后方可停机；有异常情况，应及时报告技术人员。

3. 质量控制点

① 物料严禁混有金属异物。

② 外观、色泽、粒度均匀，粉料粒度应符合要求。
③ 可通过更换不同孔径的筛板控制产品粒度。

三、生产结束

1. **停机操作**
① 停机时必须先停止加料，待 10min 后或不再出料后再停机。
② 停机时应先关主机，再关除尘机。

2. **装料**
打开接料口，先将料装入洁净的塑料袋内，再装入洁净的盛装容器内，容器内、外贴上标签，注明物料品名、规格、批号、数量、日期和操作者的姓名，称量后转交中间站管理员，存放于物料贮存间，填写请验单请验。

3. **收集尾料**
将生产所剩的尾料收集，标明状态，交中间站，并填写好操作记录。

4. **清洁设备**
① 设备的清洗，按各设备清洗操作规程操作，清洗前必须首先切断电源。
② 每班使用完毕后，必须彻底清理干净料斗、机腔和捕集袋内的物料，并清洗干净机腔、筛网和活动固定齿。
③ 凡能用水冲洗的设备，可用高压水枪冲洗，先用饮用水冲洗至无污水，然后再用纯化水冲洗 2 次。
④ 不能直接用水冲洗的设备，先扫除设备表面的积尘，凡是直接接触药物的部位可用纯水浸湿抹布擦抹直至干净，能拆下的零部件应拆下，其他部位用一次性抹布擦抹干净，最后用 75％乙醇擦拭晾干。
⑤ 凡能在清洗间清洗的零部件和能移动的小型设备尽可能在清洗间清洗、烘干。

5. **清场**
① 按《标准清场管理规程》搞好清场和清洗卫生。
② 为了保证清场工作质量，清场时应遵循先上后下、先外后里，一道工序完成后方可进行下道工序作业。
③ 清场后，填写清场记录，上报 QA 人员，经 QA 人员检查合格后挂清场合格证。
对本设备做最后的安全检查后，按进入程序的反方向离开。

子任务 2　混　　合

混合岗位职责如下：
① 上岗后按规定着装，做好生产间、设备清洁卫生及操作前准备。
② 严格按照生产指令按规定领取、核对原辅料，保证混合物料名称、数量、规格、质量准确无误；按工艺规程及混合机标准操作规程混合，挂生产标识牌，混合质量达到工艺要求。
③ 混合完毕，按规定进行物料移交，认真填写各种记录；严格按本岗位清场标准操作规程进行清场，经质检员检查合格后，挂清场标识牌。
④ 做到岗位生产状态标识、设备所处状态标识、清场状态标识清晰明了。

⑤ 工作期间严禁串岗、脱岗，不得做与本岗位无关的事情。
⑥ 注意设备保养，经常检查设备运转情况，操作时发现故障及时排除并上报。

一、生产前准备

1. 进入工作岗位

操作人员按《人员进出D级洁净区标准操作程序》进行净化更衣后进入工作岗位。

2. 检查工作场所、设备、工具、容器具

检查操作间、工具、容器、设备等是否有清场合格标志，并核对是否在有效期内；否则，按清场程序进行清场，并请QA人员检查合格后，将清场合格证附于本批生产记录内，进入下一步操作。

3. 检查设备

检查设备是否有"合格"标牌、"已清洁"标牌；并对设备状况进行检查，确认设备正常、各部件良好正常、各种连接和阀门完好并处于正确位置，确认设备处于可使用状态。

4. 领料

根据生产指令填写领料单，并向中间站领取物料，并核对品名、批号、规格、数量、质量无误后，进行下一步操作。

5. 消毒

按《混合设备消毒规程》对设备及所需容器、工具进行消毒。
挂本次运行状态标志，进入操作状态。

二、生产操作

1. 开机

① 开启总电源。
② 松开加料口卡箍，取下平盖，使用真空上料机进行加料，加料量不得超过额定装料量。
③ 加料后，盖上平盖，上紧卡箍，注意密封。
④ 所有人员、物品避开机器约1.5m以外。根据工艺要求，设定好混合时间及转速。
⑤ 启动混合机，进入工作状态。

注意：设备运行时，严禁进入混合桶运动区。在混合桶运动区范围处应设防护标记以免误入。

2. 混合操作

① 启动设备空转运行，声音正常后停机，加料，进行混合操作。
② 混合机必须保证混合运行足够的时间。
③ 已混合完毕的物料，盛装于洁净的容器中密封，交中间站，并称量、贴签，填写请验单，由化验室检测。每件容器均应附有物料状态标记，注明品名、批号、数量、日期、操作人等。

3. 质量控制点

混合设备的转速、混合物料的装量和混合时间、混合物的均匀度应符合要求。

三、生产结束

① 待混合机按照规定自动停机后，切断电源，打开出料口，出料。
② 将生产所剩物料收集，标明状态，交中间站。
③ 操作过程中，按规定及时完整地填写记录。
④ 按《设备清洁操作规程》对设备进行清洁。
⑤ 按《标准清场管理规程》清场。

学习任务4　粉碎、筛分、混合和散剂的质量检查

一、粉碎

粉碎是借助机械力将大块物料破碎成适宜大小的颗粒或细粉的操作。

（一）粉碎的目的

粉碎的主要目的是减小粒径，增加比表面积。其意义在于：有利于提高难溶性药物的溶出速度，提高其生物利用度，从而提高疗效；有利于各成分的混合均匀，便于加工制成多种剂型；有利于提高制剂质量，如提高混悬液的动力学稳定性；有助于从天然药物中提取有效成分；有利于中药材的干燥与贮存等。但粉碎时也可能使药物晶型受到破坏，引起药效下降；粉碎过程产生的热效应可使热不稳定药物发生降解；因表面积增大而使表面吸附空气增加，易氧化药物发生降解，这些现象都将影响制剂的质量及稳定性。

（二）粉碎的方法

1. 单独粉碎与混合粉碎

（1）单独粉碎　是指对同一种物料进行的粉碎操作。需单独粉碎的药物有氧化性药物与还原性药物，贵重药物及刺激性药物，毒性药物，某些难溶于水的矿物类药物和贝壳类药物。

（2）混合粉碎　即两种或两种以上的物料放在一起同时粉碎的操作。适用于处方中性质及硬度相似的群药的粉碎，这样既可避免一些黏性药物单独粉碎的困难，又可使粉碎与混合操作结合进行，提高效率。但在混合粉碎的药物中含有共熔成分时，能产生潮湿或液化现象，这些药物能否混合粉碎取决于制剂的具体要求。若处方中含大量的黏性药物，如大枣、熟地黄、龙眼肉等，可先将处方中其他干燥药物粉碎，然后取一部分粉末与此类药物混合掺研，使之成为不规则的碎块和颗粒，在60℃下充分干燥后再粉碎，此法叫串研法；若处方中含大量的油性药物，如杏仁、桃仁等，则应先将此类药物捣成糊状，再与已粉碎的其他药物掺研粉碎，此法称串油法。

2. 干法粉碎与湿法粉碎

（1）干法粉碎　是把药物经过适当干燥处理，使药物中的水分含量降至一定限度（一般应少于5%）再进行粉碎的方法。药物的干燥应根据药物的性质选用适宜的干燥方法，一般温度不宜超过80℃。药品生产中多采用干法粉碎。

（2）湿法粉碎　是指在药物中加入适量的水或其他液体进行研磨粉碎的方法。湿法粉碎可降低颗粒间的聚结、降低能量消耗、提高粉碎效率；可避免操作时粉尘飞扬，减轻对人体

的危害。故湿法粉碎适用于刺激性较强的药物或毒性药物的粉碎，如樟脑、冰片、薄荷脑等药物的粉碎。

3. 低温粉碎
低温粉碎是利用物料在低温时脆性增加、韧性与延伸性降低的性质，使物料在低温条件下进行粉碎的操作。适用于在常温下粉碎困难的物料，如树脂、树胶、干浸膏等的粉碎。

4. 循环（闭路）粉碎（图8-2）
在粉碎产品中若含有尚未充分粉碎的物料，通过筛分设备将粗颗粒分出再返回粉碎机继续粉碎。本法操作的动力消耗相对低，粒度分布均匀，适用于粒度要求比较高的粉碎。

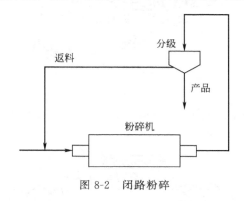

图8-2 闭路粉碎

5. 开路粉碎（图8-3）
物料只通过粉碎设备一次，即将产品排出。该法操作时，物料只通过粉碎机一次，工艺简单，操作方便，但粒度分布宽，适用于粗碎和粒度要求不高的粉碎。

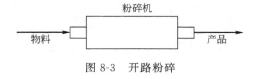

图8-3 开路粉碎

（三）粉碎常用设备

1. 研钵
研钵又称乳钵，一般用陶瓷、玻璃、金属和玛瑙制成。研钵由钵和杵棒组成，杵棒与钵内壁通过研磨、碰撞、挤压等作用力使物料粉碎、混合均匀。研钵主要用于少量物料的粉碎。

2. 冲击式粉碎机
冲击式粉碎机对物料的粉碎作用以冲击力为主，结构简单，操作、维护方便。典型的冲击式粉碎机有锤击式和冲击柱式两种。冲击式粉碎机适用于脆性、韧性物料，中碎、细碎、超细碎等粉碎，应用广泛，又称万能粉碎机，如图8-4所示。

3. 球磨机
球磨机（图8-5）是在圆柱形球磨缸内装入一定数量、不同大小的钢球或瓷球构成。使用时将物料装入圆筒内密盖后，由电动机带动旋转，物料经圆球的冲击和研磨作用而被粉碎、磨细。球磨机的粉碎效率较低、粉碎时间较长，但由于密闭操作，故适用于贵重物料的

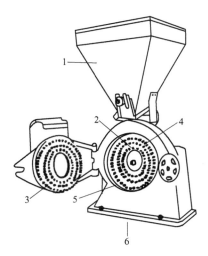

图 8-4 万能粉碎机

1—料斗；2—转盘；3—固定盘；4—冲击柱；5—筛圈；6—出料口

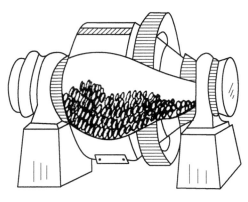

图 8-5 球磨机

粉碎、无菌粉碎。

4. 流能磨

流能磨又称气流粉碎机，是利用高压气流带动物料，产生强烈的撞击、冲击、研磨等作用而使物料粉碎，粉碎后的物料随高压气流由出口进入旋风分离器或袋滤器进行分离，较大颗粒沿器壁外侧重新进入粉碎室进行粉碎。流能磨常用的有圆盘型流能磨（图 8-6）和轮胎型流能磨，可进行粒度要求为 3~20μm 的超微粉碎，热敏性物料和低熔点物料的粉碎，以及无菌粉末的粉碎。

二、筛分

筛分是借助网孔大小将不同物料按粒度大小进行分离的操作。

（一）筛分的目的

通过筛分可对粉碎后的物料进行粉末分等，从而获得较均匀粒度的物料；同时筛分还有混合作用。此外，为提高粉碎效率，已达细度要求的物料也必须及时筛出以减少能量的

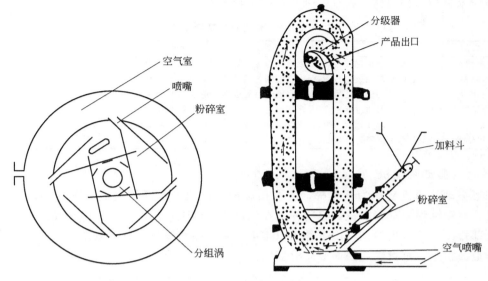

图 8-6 圆盘型流能磨

消耗。

(二) 筛分的方法

筛分的方法有手工筛分和机械筛分。

(三) 筛分常用设备

1. 药筛

(1) 药筛的规格 《中国药典》所用药筛，选用国家标准的 R40/3 系统，共规定了九种筛号，一号筛的筛孔内径最大，依次减小，九号筛的筛孔最小。目前制药工业上，习惯以目数来表示筛号及粉末的粗细，即以每英寸（2.54cm）长度有多少筛孔来表示。例如，每英寸长度有 100 孔的筛称作 100 目筛。工业用筛的规格与《中国药典》规定筛号的对照见表 8-1。

表 8-1 工业用筛的规格与《中国药典》规定筛号的对照表

筛号	筛孔内径（平均值）/μm	工业筛目号
一号筛	2000±70	10
二号筛	850±29	24
三号筛	355±13	50
四号筛	250±9.9	65
五号筛	180±7.6	80
六号筛	150±6.6	100
七号筛	125±5.8	120
八号筛	90±4.6	150
九号筛	75±4.1	200

(2) 粉末的等级 粉末的分等级是按通过相应规格的药筛而定的。2015 版《中国药典》

把固体粉末分为六种规格。粉末的分等标准见表 8-2。

表 8-2　粉末的分等标准

等级	分等标准
最粗粉	能全部通过一号筛,但混有能通过三号筛不超过 20% 的粉末
粗粉	能全部通过二号筛,但混有能通过四号筛不超过 40% 的粉末
中粉	能全部通过四号筛,但混有能通过五号筛不超过 60% 的粉末
细粉	能全部通过五号筛,并含能通过六号筛不少于 95% 的粉末
最细粉	能全部通过六号筛,并含能通过七号筛不少于 95% 的粉末
极细粉	能全部通过八号筛,并含能通过九号筛不少于 95% 的粉末

2. 圆形振动筛粉机

圆形振动筛粉机又称为旋振筛,主要由筛网、电机、重锤等组成(图 8-7)。使用时开动电机,启动圆形振动筛粉机,将物料加在筛网中心部位,筛网产生三维运动,筛网上的粗料由上部排出,筛分出的细料由下部出口排出。圆形振动筛粉机分离效率高,并且维修费用低、占地面积小、重量轻,因而被广泛应用。

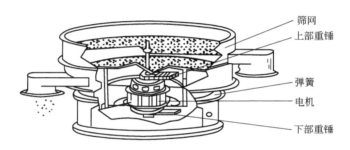

图 8-7　圆形振动筛粉机

此外还有悬挂式偏重筛粉机、封闭式偏重筛粉机等。

三、混合

混合是指将两种或两种以上物料相互掺和而达到均匀状态的操作。

(一)混合的目的

混合以含量均匀一致为目的,使处方组分均匀地混合、色泽一致,以保证剂量准确和用药安全。混合是制剂生产的基本操作,几乎所有的制剂生产都涉及混合操作。

(二)混合方法

1. 研磨混合

研磨混合系指将各组分物料置乳钵中共同研磨的混合操作。此技术适用于小量尤其是结晶性药物的混合,不适用于引湿性及爆炸性成分的混合。

2. 搅拌混合

搅拌混合系将各物料置适当大小容器中搅匀,多作初步混合之用。大量生产中常用混合机混合。

3. 过筛混合

过筛混合系将处方中各组分药粉先初步混合,再通过适宜的药筛一次或多次使之混匀。

由于较细、较重的粉末先通过筛网,故在过筛后仍须加以适当的搅拌混合。

(三)混合设备

制剂生产中的混合设备多以容器旋转或搅拌的方式实现物料均匀混合。常用的混合设备分为干混设备和湿混设备。干混设备为具有各种形状的混合容器的混合机,容器可做二维或三维运动;湿混设备包括槽形混合机、双螺旋锥形混合机等。

1. "V"形混合机

混合机由"V"形的筒构成,一般装在水平轴上并有支架,由传动装置带动绕轴旋转,如图8-8所示。密度相近的粉末,可采用"V"形混合机混合。"V"形混合机在旋转混合时,装在筒内的干物料随着混合筒转动,"V"形结构使物料反复分离、合一,用较短时间即可混合均匀。

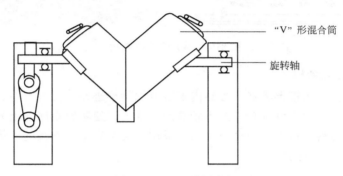

图8-8 "V"形混合机

2. 三维运动混合机

其主要由混合容器和机架组成。混合桶可做三维空间多方向摆动和转动,使桶中物料交叉流动与扩散,混合中无死角,均匀度高。本机适用于干燥粉末或颗粒的混合。三维运动混合机结构如图8-9所示。

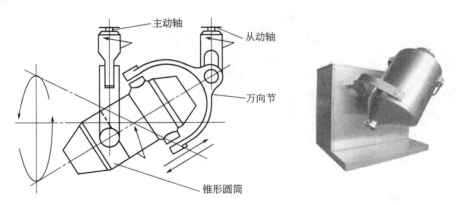

图8-9 三维运动混合机结构

3. 槽形混合机

槽形混合机又称为U形混合机,其主要部分为混合槽,槽内轴上装有与旋转方向成一定角度的"∞"形搅拌桨,可以正反向旋转,用以搅拌槽内的药粉。本机除可用以混合粉料外,亦可用于颗粒剂、片剂生产中软材的制备。槽形混合机搅拌效率较低、混合时间较长、操作时间较长，但操作简便、易于维修，目前仍在广泛应用。槽形混合机结构如图 8-10 所示。

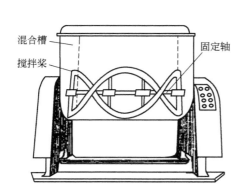
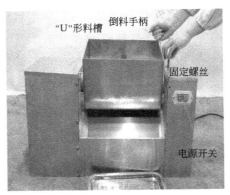

图 8-10　槽形混合机结构

4. 双螺旋锥形混合机

其混合容器为立式圆锥形容器，容器内安装有螺旋推进器。混合时左、右两个螺旋推进器既自转又绕锥形容器中心轴旋转，产生较高的切变力，使物料自底部上升的同时又在容器内旋转，迅速混匀物料。该设备混合效率高，适用于混合润湿、黏性的固体物料。双螺旋锥形混合机结构如图 8-11 所示。

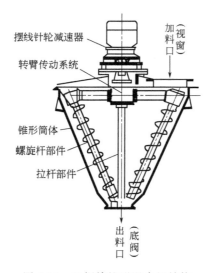

图 8-11　双螺旋锥形混合机结构

四、散剂的质量检查

《中国药典》2015 年版四部通则 0115 收载了散剂的质量检查项目，主要有以下几项：

1. 粒度

除另有规定外，化学药局部用散剂和用于烧伤或严重创伤的中药局部用散剂及儿科用散剂，照粒度和粒度分布测定法（通则 0982 单筛分法）测定。化学药散剂通过七号筛

（120目，125μm）的粉末重量以及中药散剂通过六号筛（100目，150μm）的粉末重量不得少于95%。

2. 外观均匀度

取供试品适量，置光滑纸上，平铺约5cm^2，将其表面压平，在明亮处观察，应色泽均匀、无花纹与色斑。

3. 干燥失重

除另有规定外，按照干燥失重测定法（通则0831）测定，在105℃干燥至恒重，减失重量不得过2.0%。

4. 水分

除另有规定外，中药散剂按照水分测定法（通则0832）测定，不得超过9.0%。

5. 装量差异

单剂量包装的散剂，依法检查，装量差异限度应符合规定（表8-3）。凡规定检查含量均匀度的散剂，一般不再进行装量差异检查。

表8-3 装量差异限度规定

平均装量或标示装量	装量差异限度（中药、化学药）	装量差异限度（生物制品）
0.1g及0.1g以下	±15%	±15%
0.1g以上至0.5g	±10%	±10%
0.5g以上至1.5g	±8%	±7.5%
1.5g以上至6.0g	±7%	±5%
6.0g以上	±5%	±3%

检查法：取散剂10包（瓶），除去包装；分别精密称定每包（瓶）内容物的质量，求出内容物的装量与平均装量。每包装量与平均装量（凡无含量测定的散剂，每包装量应与标示装量比较）相比应符合规定，超出装量差异限度的散剂不得多于2包（瓶），并不得有1包（瓶）超出装量差异限度1倍。

6. 装量

多剂量包装的散剂，按照最低装量检查法（通则0942）检查，应符合规定。

7. 无菌

用于烧伤或创伤的局部用散剂，按照无菌检查法（通则1101）检查，应符合规定。

8. 微生物限度

除另有规定外，按照微生物限度检查法（通则1107）检查，应符合规定。

学习项目 9

板蓝根颗粒剂的制备

 学习目标

基本知识目标:
1. 颗粒剂的定义、分类、特点;
2. 颗粒剂的生产工艺流程;
3. 制粒与制软材的方法;
4. 制粒、干燥设备的结构与使用方法;
5. 颗粒剂的质量检查项目。

基本技能目标:
1. 能根据颗粒剂处方、工艺流程设计制备方案;
2. 能按规定程序进入操作间;
3. 能正确操作、维护粉碎设备;
4. 能正确操作、维护筛分设备;
5. 能正确操作、维护制粒设备;
6. 能按规定清场。

品德品格目标:
1. 具有良好的职业道德和职业素养,具有遵守规范的意识,爱岗敬业,有社会责任感;
2. 具有良好的沟通与团队协作能力,自控能力;
3. 具有正确处理生产中突发事故的能力。

由于市场需要,现需要生产板蓝根颗粒剂。

【**处方**】 板蓝根 4.7kg,糊精 0.5kg,蔗糖 2.4kg。

【**性状**】 本品为浅棕黄色至棕褐色的颗粒;味甜、微苦。

【**功能与主治**】 清热解毒,凉血利咽。用于肺胃热盛所致的咽喉肿痛、口咽干燥;急性扁桃体炎见上述证候者。

【**用法与用量**】 开水冲服。一次 0.5~1 袋(5~10g),一天 3~4 次。

学习任务 1 熟知颗粒剂的基本知识

一、颗粒剂的含义

颗粒剂系指药物或药材提取物与适宜的辅料或药材细粉制成的干燥颗粒状制剂。凡单剂量颗粒压制成块状的习称块形冲剂。

二、颗粒剂的特点

颗粒剂既保持了汤剂作用迅速的特点,又克服了汤剂临用时煎煮不便的缺点;且味道可口、体积小,服用、贮藏及运输均较方便,深受患者欢迎。但颗粒剂易吸潮,必须注意包装和保存;含有多量糖,成本也较高。

三、颗粒剂的分类

颗粒剂一般按其溶解性能、形状进行分类。按溶解性能可分为可溶性颗粒剂、混悬性颗粒剂及泡腾颗粒剂。可溶性颗粒剂绝大多数为水溶性颗粒剂,如感冒退热颗粒剂、板蓝根颗粒剂等;有些颗粒剂辅料单用蔗糖粉的水溶性颗粒剂称"干糖浆";另外,还有酒溶性颗粒剂,如养血愈风酒颗粒剂,每包颗粒剂加一定量饮用酒,溶解后即成药酒。混悬性颗粒剂,如橘红颗粒剂、复脉颗粒剂等,加开水成混悬状,服用。泡腾颗粒剂,如山楂泡腾颗粒剂,其组成中除一般辅料外,还含有枸橼酸或酒石酸与适量的碳酸氢钠,遇水时产生二氧化碳气泡。按成品形状可分为颗粒状、块状颗粒剂,以前者应用最多;后者是将干燥的颗粒加润滑剂后,经压块机压制成一定重量的块状物,如刺五加颗粒剂。

学习任务 2 设计板蓝根颗粒剂的制备方案

根据板蓝根颗粒处方和颗粒剂工艺流程图设计板蓝根颗粒剂的制备方案。

一、生产工艺流程图

颗粒剂制备工艺流程如图 9-1 所示。

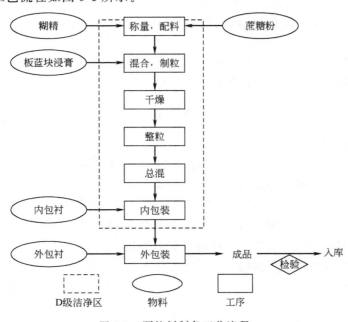

图 9-1 颗粒剂制备工艺流程

二、环境区域划分

散剂制备的环境区域划分见表 9-1。

表 9-1 散剂制备的环境区域划分

生产工序	操作间	洁净级别	湿度	压差
粉碎过筛	粉碎、过筛间	D级	<65%	>5Pa
称量、配料	称量配料间	D级	<65%	>5Pa
制粒、干燥	制粒、干燥间	D级	<65%	>5Pa
总混	总混间	D级	<65%	>5Pa
颗粒包装	颗粒剂包装间	D级	<65%	>5Pa

学习任务 3 制备板蓝根颗粒

子任务 1 制备板蓝根浸膏

1. 药材炮制

取板蓝根，除去杂质，洗净，切断，干燥，筛去碎屑。

2. 提取

（1）领料 根据批生产指令领用板蓝根净药材，复核名称、编号、合格证、数量等。

（2）煎煮 按《煎煮、浓缩岗位标准操作规程》进行操作，将复核过的板蓝根净药材按规定加入饮用水，进行煎煮并浓缩至相对密度达 1.12（70℃）以上。

（3）醇沉 按《醇沉岗位标准操作规程》进行操作，将药液冷却至 20℃后，根据浸膏的体积、乙醇的含醇量、醇沉液含醇量（60%），计算出所需的乙醇量。加入乙醇，搅拌 15min，静置 24h。

（4）回收乙醇并浓缩 按《乙醇回收并浓缩岗位标准操作规程》进行操作，取醇沉后的上清液回收乙醇并浓缩至相对密度达 1.20（70℃）以上。

子任务 2 制　　粒

制粒岗位职责如下：

① 严格执行《制粒岗位操作法》《制粒设备标准操作规程》。

② 负责制粒设备的安全使用及日常保养，防止发生安全事故。严格执行生产指令，保证制粒所有物料名称、数量、规格、质量准确无误，制粒产品质量达到规定要求。

③ 进岗后做好生产间、设备清洁卫生，并做好操作前的一切准备工作。

④ 工作期间严禁串岗、离岗，不得做与本岗无关之事。

⑤ 生产完毕，按规定进行物料移交，并认真填写各项记录。

⑥ 工作结束或更换品种时应及时做好清洁卫生并按有关 SOP 进行清场工作，认真填写相应记录。

⑦ 做到岗位生产状态标识、设备所处状态标识、清洁状态标识清晰明了。

⑧ 经常检查设备运转情况,注意设备保养,操作时发现故障应及时上报。

一、生产前准备

1. 进入工作岗位

操作人员按《人员进出 D 级洁净区标准操作程序》进行净化更衣后进入工作岗位。

2. 检查工作场所、设备、工具、容器具

(1) 检查工作场所、设备、工具、容器具是否具有清场合格标志,核对其有效期;否则,按清场程序进行清场,并请 QA 人员检查合格后,将清场合格证附于本批生产记录内,进入下一步操作。

(2) 对计量器具进行检查,要求计量器具完好,性能与称量要求相符,有检定合格证且在检定有效期内,正常后进行下一步操作。

(3) 检查设备是否有"合格"标牌、"已清洁"标牌,并对设备状况进行检查,确认设备正常,方可使用。

(4) 检查操作间的进风口与回风口是否有异常。

(5) 检查操作间的温度、相对湿度、压差是否符合要求,并记录在洁净区温度、相对湿度、压差记录表上。

3. 领料

根据生产指令填写领料单,向中间站领取物料,并核对品名、批号、规格、数量、质量无误后,进行下一步操作。

4. 检查复核

复核所用物料是否正确、容器外标签是否清楚、内容与所用的指令是否相符;复核质量、件数是否相符。

5. 消毒

按《设备消毒规程》《工具消毒规程》对设备及所需容器、工具进行消毒。

6. 开机前的准备工作

(1) 接通水源、气源、电源;检查设备各部件是否正常,水、气压力是否正常;将气压调至 0.5MPa。

(2) 打开控制开关,操作出料的开、关按钮;检查出料塞的进退是否灵活、运动速度是否适中,如不理想可调节汽缸下面的接头式单向节流阀。

(3) 开动混合搅拌和制粒刀运转无刮器壁现象,观察机器的运转情况,无异常声音情况后,再关闭物料缸和出料盖。

(4) 检查各转动部是否灵活、安全连锁装置是否可靠。

二、生产操作(以快速混合制粒机为例)

(1) 启动设备空转运行,听转动声音是否正常。

(2) 按《快速混合制粒机标准操作规程》进行操作。

① 把气阀旋转到通气的位置,检查气压(≥0.5MPa),所有显示灯红灯亮,检查确认"就绪"指示灯亮。

② 温度设定,打开电器箱,调节温度按键,一般调至比常温高出 10℃左右(如果物料

搅拌后会升温的,将温度调至比常温低 4℃ 左右)。

③ 如果物料的搅拌要冷却,设定温度后,在启动制粒的时候把进水、出水阀都打开。

④ 打开物料缸盖,将原辅料投入缸内,然后关闭缸盖。

⑤ 把操作台下旋钮旋至进气的位置。

⑥ 通过控制面板上旋钮手动启动搅拌桨、制粒刀,将搅拌桨、制粒刀的转速由最小调至中低速,1~2min 后再调至中高速。

⑦ 在调速的同时通过物料盖的加料口往缸内倒入黏合剂,搅拌至 5min 左右即可。

⑧ 制粒完成后,将料车放在出料口,按"出料"按钮,出料时黄灯亮,搅拌桨、制粒刀继续转动至物料排尽为止。

三、生产结束

(1) 将生产所剩物料收集,标明状态,交中间站,并填写好记录。

(2) 按《制粒设备清洁操作规程》《场地清洁操作规程》对设备、场地、用具、容器进行清洁消毒,经 QA 人员检查合格后,发清场合格证。

四、生产工艺管理要点

(1) 制粒操作室必须保持干燥,室内呈正压。

(2) 严格按工艺规程和称量配料标准操作程序进行配料,称量配料过程中要严格实行双人复核制,做好记录并签字。

(3) 生产过程所有物料均应有标示,防止发生混药、混批。

(4) 操作中要重点控制黏合剂用量,快速混合制粒机中搅拌桨和制粒刀的旋转速度、时间,以及烘干温度和烘干时间,保证颗粒质量符合标准。

子任务 3　干　　燥

干燥岗位职责如下:

(1) 严格执行《干燥岗位操作法》《干燥设备标准操作规程》。

(2) 负责干燥设备的安全使用及日常保养,防止发生安全事故。严格执行生产指令,保证制粒所有物料名称、数量、规格、质量准确无误,干燥产品质量达到规定要求。

(3) 进岗后做好生产间、设备清洁卫生,并做好操作前的一切准备工作。

(4) 工作期间严禁串岗、离岗,不得做与本岗无关之事。

(5) 生产完毕,按规定进行物料移交,并认真填写各项记录。

(6) 工作结束或更换品种时应及时做好清洁卫生并按有关 SOP 进行清场工作,认真填写相应记录。

(7) 做到岗位生产状态标识、设备所处状态标识、清洁状态标识清晰明了。

(8) 经常检查设备运转情况,注意设备保养,操作时发现故障应及时上报。

一、生产前准备

(1) 检查干燥间、烘箱及容器具的清洁状态,检查清场、清洁合格证,并核对其有效期，如超过有效期则按清场操作规程重新清场。

（2）检查生产文件和记录是否齐全。

二、生产操作（以热风循环干燥箱为例）

（1）将装入不锈钢盘的颗粒放入烘车，推进烘箱，按热风循环烘箱操作规程开机操作。

（2）严格按照工艺要求，控制干燥温度和干燥时间，定时翻料。

（3）翻料时，需将烘盘车子上下、左右调动，以保证颗粒干燥程度一致。

（4）颗粒烘干后，推出烘房，冷却至室温后进行整粒。

（5）操作时同步、如实填写记录。

三、生产结束

按《干燥设备清洁操作规程》《场地清洁操作规程》对设备、场地、用具、容器进行清洁消毒，经QA人员检查合格后，发清场合格证。

子任务4　整粒与总混

整粒、总混岗位职责如下：

（1）严格执行《整粒、总混岗位操作法》《整粒设备标准操作规程》《混合设备标准操作规程》。

（2）负责干燥设备的安全使用及日常保养，防止发生安全事故。严格执行生产指令，保证所有物料名称、数量、规格、质量准确无误，干燥产品质量达到规定要求。

（3）进岗后做好生产间、设备清洁卫生，并做好操作前的一切准备工作。

（4）工作期间严禁串岗、离岗，不得做与本岗无关之事。

（5）生产完毕，按规定进行物料移交，并认真填写各项记录。

（6）工作结束或更换品种时应及时做好清洁卫生并按有关SOP进行清场工作，认真填写相应记录。

（7）做到岗位生产状态标识、设备所处状态标识、清洁状态标识清晰明了。

（8）经常检查设备运转情况，注意设备保养，操作时发现故障应及时上报。

一、生产前准备

（1）检查整粒混合间、整粒机、混合机及容器具的清洁状态；检查清场、清洁合格证，并核对其有效期，如超过有效期则按清场操作规程重新清场。

（2）检查整粒混合间温度、湿度及压差是否符合要求。

（3）检查生产文件和记录是否齐全。

（4）按生产工艺要求选用规定目数的筛网，并检查其完好性。

二、生产操作

（1）将规定目数的筛网装入整粒机。

（2）将干燥的颗粒加入整粒机，按照整粒机操作规程开机操作，进行整粒。

（3）将整好的颗粒加入三维运动混合机内。

（4）按三维运动混合机操作规程开机混合，混合时间严格按照工艺要求。

(5) 将总混后的颗粒装入洁净塑料袋置于洁净容器内，容器应密闭；桶内外应有标签，写明品名、批号、重量、操作日期和操作人。

(6) 操作时同步、如实填写记录。

三、生产结束

(1) 操作结束后应将称量好的物料移交中间站，及时填写颗粒进站记录。

(2) 按《整粒设备清洁操作规程》《混合设备清洁操作规程》《场地清洁操作规程》对设备、场地、用具、容器进行清洁消毒，经 QA 人员检查合格后，发清场合格证。

板蓝根颗粒剂的实验室制备过程

如不具备高速混合制粒机、整粒机等制粒设备，或是考虑到实验成本问题，可采用以下的方法在实验室制备板蓝根颗粒：

取板蓝根 500g，加水适量浸泡 1h，煎煮 2h，滤出煎液；再加水适量煎煮 1h，合并煎液，滤过；滤液浓缩至适量，加乙醇使含醇量为 60%，搅匀，静置过夜；取上清液回收乙醇，浓缩至相对密度为 1.30～1.33（80℃）的浸膏；取膏 1 份、蔗糖 2 份、糊精 1.3 份，制成软材，过 16 目筛制颗粒，干燥、分装即得。

学习任务 4　制粒、干燥和颗粒剂的质量检查

一、制粒

为改善粉末流动性而使较细颗粒团聚成粗粉团粒的工艺，即制粒。制粒是把粉末、熔融液、水溶液等状态的物料经加工制成具有一定形状与大小粒状物的操作。几乎所有的固体制剂的制备过程都离不开制粒过程。所制成的颗粒可能是最终产品，如颗粒剂；也可能是中间产品，如片剂、硬胶囊剂。

（一）常用制粒方法

常用制粒方法有湿法制粒、一步法制粒和干法制粒。传统制粒工艺是先由原辅料的粉体与黏合剂混合成软材，再经颗粒干燥等过程而制得颗粒剂。然而，先以槽式混合机制成软材，再经摇摆式颗粒机制成湿颗粒，然后用干燥箱烘干成干颗粒的方法，产量低、强度大、污染严重、生产周期长、设备占地面积大，近期已逐渐被高速湿法制粒与沸腾干燥制粒的连续生产操作法或一步制粒法所取代。

1. 槽式混合+摇摆制粒

传统的槽式混合＋摇摆制粒的工艺特点是各自工序相对独立，成本低。缺点是生产效率低，劳动强度大，槽内死区多，易交叉污染，"散尘"污染高，成形效果差，流动性不好及压片片重差异大。

2. 湿法制粒

当今，湿法制粒装备已发展到高速湿法制粒，而其中高速混合制粒机是近年来发展得比较快、应用得最多的制粒设备，亦是最经济的。其把混合与制粒工艺合在一起，并在全封闭的容器内进行。其特点是既节约了时间又满足了 GMP 要求，混合效果好、生产效率高、颗

粒与球度佳、流动性好、易清洗、无污染、含量稳定和能耗低等。其是一种制粒量多、速度快、颗粒好、能耗省的设备，深受用户的欢迎。在目前几种固体制剂工艺中已占全部固体制剂制粒设备中的70%。但是，其对制粒的物料有一定的要求。

3. 一步法制粒

一步法制粒（也称流化床制粒）集混合、制粒、干燥于一体，制粒成品颗粒较松，粒度40～80目左右。其特点是生产效率高，劳动强度低，受外界污染低和成品颗粒整齐。缺点是电耗较高，控制参数因品种而异。

4. 干法制粒

干法制粒是通过对粉末混合物加压制成大片后再经粉碎整粒制成所需粒度的颗粒，适用于湿热敏性药物。干法制粒设备特点是所需设备少、占地面积小、省时省工，同时由于制粒中不使用黏合剂，制成片剂容易崩解。缺点是压片时"逸尘"严重、易造成交叉污染、压制颗粒的溶出速率较慢，故不适用于水溶性药物。

（二）湿法制粒设备的原理与应用

在湿法制粒的设备中，现以卧式高速混合制粒机为主。卧式高速混合制粒机其制粒的原理是混合及制粒两道工序在同一容器中完成。采用下旋式搅拌，搅拌桨安装在锅底，并与锅底形成间隙；搅拌叶面能确保物料碰撞分散成半流动的翻滚状态，并达到充分的混合。随着黏合剂的注入，使粉料逐渐湿润，物料性状发生变化；而位于锅壁水平轴的制粒刀与搅拌桨的旋转运动产生涡流，使物料充分混合、翻动及碰撞，此时处于物料翻动必经区域的制粒刀可将团状物料充分打碎成颗粒；同时，在三维运动中颗粒之间的挤压、碰撞、摩擦、剪切和捏合，使颗粒更均匀、细致，最终形成稳定球状颗粒，从而形成潮湿均匀的软材。其中，制粒颗粒目数大小由物料的特性、制粒刀的转速和制粒时间等因素制约。

湿法制粒在固体制剂中通常适用于需要添加黏合剂（如酒精、糊精等）进行混合才能成颗粒的药品。

（三）高速混合制粒机应具备的功能要求

（1）能根据物料和黏合剂的特性控制搅拌桨的旋转速度，以确保运动产生涡流，使物料充分混合；同时，制粒刀处交汇区域将翻腾的物料团充分打碎成颗粒。

（2）搅拌桨与制粒刀的旋转速度能使物料产生三维运动，颗粒产生碰撞、摩擦、剪切，使其均匀、细致，最后形定稳定球状颗粒。混合的时间，搅拌桨与制粒刀的速度，干燥后制粒质量和均匀性等满足固体制剂生产工艺要求。

（3）混合制粒过程应在封闭状态下，且混合制粒全过程（含加料、混合、切割制粒和卸料等）均应在D级洁净度条件下工作，并保证无异物落下。

（4）机器能与沸腾干燥或提升加料或真空上料设备联线配套。

（四）高速混合制粒机制粒成品影响因素

一般来讲，湿法混合制粒制成的颗粒，形状规则，粒度分布均匀，结构较其他传统制粒工艺完善，但其制粒成品又涉及许多因素的影响，现将其影响作一简述。

1. 搅拌桨与制粒刀转速的影响

可以说，颗粒粒径的大小、分布与搅拌桨、制粒刀转速直接相关。当制粒刀转速慢时，颗粒粒径变大；而转速快，则颗粒粒径变小。当搅拌桨转速慢时，颗粒粒径小；而转速快，则颗粒粒径大。两者所起的作用相反。

2. 混合、制粒程序与时间的影响

由于在高速混合制粒机运行中，搅拌桨的转动使锅内物料向空间翻滚，从而使锅底物料沿锅壁旋转抛起，此动作接二连三地把软材推向快速制粒刀，并被切割成大小不同的颗粒，随着颗粒间相互翻滚一段时间被磨圆逐渐呈球形。因此可知，搅拌桨与制粒刀的转速及操作时间对颗粒的粒度有影响。

3. 物料与浓度的影响

在湿法混合制粒生产中，常用酒精制粒或糊精黏合剂制粒，而此二者是有一定差异的。用酒精制粒，其所制的颗粒小而细、易烘干，这是由于酒精黏度小，而且有使物料松散的作用。

（五）制粒常用设备

1. 摇摆制粒机

摇摆制粒机是一种可以将混合的粉末状物制成颗粒，也可将块状的干料粉碎成所需颗粒的设备。适用于制药、化工、食品、科研单位、实验室、医院、小型保健品厂小批量生产。特点：

① 粒度均一、控制简单。该机是将潮湿粉末混合物在旋转滚筒的正、反旋转作用下，强制性通过筛网而制成颗粒。调节筛网的紧松与滚筒的转速，即可在一定程度上控制颗粒的粒度与密度。

② 轴转动密封良好，不会污染物料。该机的主轴在变速箱上方，并设计有严密的轴头密封结构，确保机轴不渗油、不穿料，避免物料受润滑油污染，达到GMP要求。

2. 高速混合制粒机

高速混合制粒机由机身作为支撑、锅为盛料器、搅拌转动与制粒刀转动为动力，用搅拌桨搅拌物料，使物料在短时间内翻滚混合均匀，再由制粒刀制成颗粒，最后从出料口排出，通过改变搅拌和制粒刀的转速，从而可获得不同大小的颗粒的设备。特点：

① 本机采用卧式圆筒构造，结构合理。

② 充气密封驱动轴，清洗时可切换成水。

③ 流态化造粒，成粒近似球形，流动性好。

④ 较传统工艺黏合剂用量减少25%，干燥时间缩短。每批次干混2min，造粒1~4min，工效比传统工艺提高4~5倍。

⑤ 在同一封闭容器内完成，干混—湿混—制粒，工艺缩减，符合GMP规范。

⑥ 整个操作具有严格的安全保护措施。

3. 一步制粒机

一步制粒机用途是药品制粒（压片颗粒、颗粒剂颗粒、胶囊用颗粒）及包衣（颗粒剂、丸剂保护层，着色缓释、薄膜、肠溶包衣）；食品制粒及包衣。原理是将粉状物料投入料斗密闭容器内，由于热气流的作用，使粉末悬浮呈流化状循环流动，达到均匀混合，同时喷入雾状黏合剂润湿容器内的粉末，使粉末凝成疏松的小颗粒；成粒的同时，由于热气流对其进行高效干燥，水分不断蒸发，粉末不断凝固。以上过程重复进行，形成理想的、均匀的多微孔球状颗粒，在容器中一次完成混合、制粒、干燥三个工序。特点：

① 通过粉体制粒，改善流动性、减少粉尘飞扬；通过粉体制粒改善其溶解性能。

② 混合、制粒、干燥在一机内完成。
③ 采用抗静电滤布,设备操作安全。
④ 设置压力泄放孔,一旦发生爆炸,人员不受伤害。
⑤ 设备无死角,装卸料轻便快速,冲洗方便,符合 GMP 规范。
⑥ 自动化程度高,备有程序控制、模拟屏显示等技术供用户选择。

二、干燥

干燥指借热能使物料中水分(或溶剂)汽化,并由惰性气体带走所生成的蒸汽(蒸气)的过程。

(一)原理

在一定温度下,任何含水的湿物料都有一定的蒸气压,当此蒸气压大于周围气体中的水蒸气分压时,水分将汽化。汽化所需热量,或来自周围热气体,或由其他热源通过辐射、热传导提供。含水物料的蒸气压与水分在物料中存在的方式有关。物料所含的水分,通常分为非结合水和结合水。非结合水是附着在固体表面和孔隙中的水分,它的蒸气压与纯水相同;结合水则与固体间存在某种物理的或化学的作用力,汽化时不但要克服水分子间的作用力,还需克服水分子与固体间结合的作用力,其蒸气压低于纯水,且与水分含量有关。在一定温度下,物料的水分蒸气压 P 同物料含水量 X(每千克绝对干物料所含水分的质量)间的关系曲线称为平衡蒸气压曲线,一般由实验测定。当湿物料与同温度的气流接触时,物料的含水量和蒸气压下降,系统达到平衡时,物料所含的水分蒸气压与气体中的水蒸气分压相等,相应的物料所含水分称为平衡水分(X^*)。平衡水分取决于物料性质、结构,以及与之接触的气体的温度和湿度。胶体和细胞质物料的平衡水分含量一般较高,通过干燥操作能除去的水分,称为自由水分(即物料初始含水量 X 与 X^* 之差)。

(二)分类

根据热量的供应方式,有多种干燥类型。

1. 对流干燥

使热空气或烟道气与湿物料直接接触,依靠对流传热向物料供热,水汽则由气流带走。对流干燥在生产中应用最广,它包括气流干燥、喷雾干燥、流化干燥、回转圆筒干燥和箱式干燥等。

2. 传导干燥

湿物料与加热壁面直接接触,热量靠热传导由壁面传给湿物料,水汽靠抽气装置排出。它包括滚筒干燥、冷冻干燥、真空耙式干燥等。

3. 辐射干燥

热量以辐射传热方式投射到湿物料表面,被吸收后转化为热能,水汽靠抽气装置排出,如红外线干燥。

4. 介电加热干燥

将湿物料置于高频电场内,依靠电能加热而使水分汽化,包括高频干燥、微波干燥。在传导、辐射和介电加热这三类干燥方法中,物料受热与带走水汽的气流无关,必要时物料可不与空气接触。

（三）干燥设备

1. 烘箱

烘箱外壳一般采用薄钢板制作，表面烤漆，工作室采用优质的结构钢板制作。外壳与工作室之间填充硅酸铝纤维。加热器安装在底部，也可安置于顶部或两侧，能有效地避免工作室内存在的梯度温差及温度过冲现象，且能提高工作室内的温度均匀性。

2. 沸腾干燥器

沸腾干燥又称流化床干燥。利用热空气流使湿颗粒悬浮，流态化的沸腾使物料进行热交换，通过热空气把蒸发的水分或有机溶剂带走。其采用热风流动对物料进行气-固二相悬浮接触的质热传递方式，达到湿颗粒干燥的目的。流化床干燥技术涉及传热和传质两个过程。在对流干燥过程中，热空气通过与湿物料接触将热能传至物料表面，再由表面传至物料内部，这是一个传热过程；而湿物料受热后，表面水分首先汽化，而内部水分以液态或气态扩散到物料表面，并不断汽化到空气中，使物料的水分逐渐降低，完成干燥，这是一个传质过程。散料状固体物料由加料器加入流化床干燥器中，过滤后的洁净空气加热后由鼓风机送入流化床底部经分布板与固体物料接触，形成流态化，达到气-固的热质交换。物料干燥后由排料口排出，废气由沸腾床顶部排出，经旋风除尘器组和布袋除尘器回收固体粉料后排空。

三、颗粒剂的质量检查

除另有规定外，颗粒剂应进行以下相应检查：

1. 粒度

除另有规定外，照粒度和粒度分布测定法（2015年版《中国药典》四部通则0982第二法双筛分法）测定，不能通过一号筛与能通过五号筛的总和不得超过15％。

2. 水分

除另有规定外，中药颗粒剂照水分测定法（通则0832）测定，水分不得超过8.0％。

3. 干燥失重

除另有规定外，化学药品和生物制品颗粒剂照干燥失重测定法（通则0831）测定，于105℃干燥（含糖颗粒应在80℃减压干燥）至恒重，减失重量不得超过2.0％。

4. 溶化性

除另有规定外，颗粒剂照下述方法检查，溶化性应符合规定：

① 可溶颗粒检查法　取供试品10g（中药单剂量包装取1袋），加热水200mL，搅拌5min，立即观察，可溶颗粒应全部溶化或轻微浑浊。

② 泡腾颗粒检查法　取供试品3袋，将内容物分别转移至盛有200mL水的烧杯中，水温为15～25℃，应迅速产生气体而呈泡腾状，5min内颗粒均应完全分散或溶解在水中。

颗粒剂按上述方法检查，均不得有异物，中药颗粒还应不得有焦屑。混悬颗粒以及已规定检查溶出度或释放度的颗粒剂可不进行溶化性检查。

5. 装量差异

单剂量包装的颗粒剂按下述方法检查，应符合规定：

取供试品10袋（瓶），除去包装，分别精密称定每袋（瓶）内容物的质量，求出每袋（瓶）内容物的装量与平均装量。每袋（瓶）装量与平均装量相比较［凡无含量测定的颗粒剂或有标示装量的颗粒剂，每袋（瓶）装量应与标示装量比较]，超出装量差异限度的颗粒剂不得多于2袋（瓶），并不得有1袋（瓶）超出装量差异限度1倍。凡规定检查含量均匀度的颗粒剂，一般不再进行装量差异检查。颗粒剂装置差异限度见表9-2。

表 9-2　颗粒剂装置差异限度

标示装量	装置差异限度
1.0g 或 1.0g 以下	±10%
1.0g 以上至 1.5g	±8%
1.5g 以上至 6.0g	±7%
6g 以上	±5%

6. 装量

多剂量包装的颗粒剂，照最低装量检查法（通则0942）检查，应符合规定。

7. 微生物限度

以动物、植物、矿物质来源的非单体成分制成的颗粒剂，生物制品颗粒剂，照非无菌产品微生物限度检查：微生物计数法（通则1105）和控制菌检查法（通则1106）及非无菌药品微生物限度标准（通则1107）检查，应符合规定。规定检查杂菌的生物制品颗粒剂，可不进行微生物限度检查。

四、颗粒剂最新应用亮点——中药配方颗粒（选读）

中药配方颗粒是由单味中药饮片经提取浓缩制成的、供中医临床配方用的颗粒。国内以前称为单味中药浓缩颗粒剂，商品名及民间称呼还有免煎中药饮片、新饮片、精制饮片、饮料型饮片、科学中药等。它是以传统中药饮片为原料，经过提取、分离、浓缩、干燥、制粒、包装等生产工艺，加工制成的一种统一规格、统一剂量、统一质量标准的新型配方用药。

对中医药学科来讲，推广单味中药配方颗粒（即免煎中药饮片）是一件有历史性意义的事件。在中医药发展史上有几个标志性时代：《黄帝内经》时代，奠定了中医药的理论与实践基础；张仲景时代，以《伤寒论》为代表的经典医籍建立了辨证施治、随证加减的中医临床实践思想，此后的温病学说、金元四大家等都是在辨证论治的基础上衍生出来的；从20世纪末到21世纪初，中医药的发展进入了一个以现代化、国际化为主题的新的历史时期，可以说，实现中医药的现代化、国际化是中医药发展史中的时代性标志。在这个时期里，我们首先要做的，而且能够做到的就是推进中医药的标准化、客观化；而推广免煎中药饮片，是我们实现中药标准化、客观化的第一步，由它所带动的中医药理论与实践的发展必将在中医药发展史中占据重要的历史地位。对广大医生、患者而言，推广免煎中药饮片，将为医患提供更高效、安全、稳定、方便、快捷、便宜、科学的保健治疗手段，使中医药以崭新的形象出现。

1. 优点

（1）比服用传统中药汤剂更方便，尤其是携带和保存更加方便。相对于传统中药大包小裹的体积，免煎中药更加适合旅行和出差人员的保健和治疗；与容易发霉的中药相比，免煎中药包装严密、防霉变、防虫蛀鼠咬，所以保质期比较长。

（2）安全性和疗效更有保证。中药饮片的质量控制一直是一个比较难以解决的问题，据相关数据显示，仅在 2017 年 CFDA 发布的中药饮片不合格报告中，涉及的生产和供货单位遍布 31 个省（市）、问题企业 343 家、公告次数 659 次。这中间给患者带来非常大的安全隐患。免煎中药在半成品和成品的质量控制方面比较严格，重金属含量、农药残留、微生物、化学污染等指标检测非常严密，所以安全性比较高，同样疗效也更加有保证。

2. 目前存在的缺点与不足

（1）疗效尚不明确。根据中医的一些理论和实践证明，几味药材一起煎熬，可以发挥的作用与颗粒简单配方不完全一样，比如生脉散，人参、麦冬、五味子一起煎汤的疗效，显著强于将以上 3 种颗粒混合后的颗粒剂；四逆汤，附子、干姜、炙甘草一起煎汤，不仅疗效显著强于将它们混合的颗粒配方，而且附子所含的乌头碱的毒性大大降低。研究发现，这是因为几种药材一起煎汤期间它们所含的有效成分发生了一系列的化合、络合、共熔等化学变化，达到传统中医理论认为的疗效；而颗粒配方则没有或者很少有这些反应，使疗效大打折扣，这在许多配方上已有反映。

（2）制剂厂家存在以次充好等现象。《中国药典》对药材的有效成分有要求，但单纯的成分分析有时并不与实践一致。如人参的叶子和须的有效成分远高于根，但是实践疗效显示根远强于叶子和须，于是厂家可以拿叶子来代替根，作为制剂的原料，节省成本，而药效则明显不如汤剂，送检结果却是合格的。

3. 展望

随着时代的发展、科学技术的不断进步，传统中药饮片也在发生着变化，也就有了新型中药饮片的产生，中药配方颗粒就是其中之一。我国中药配方颗粒处于"试生产"阶段，产品优势明显，市场不断扩容，药监局共批准了六家中药配方颗粒试生产企业，1200 种商品中药材中超过一半的品种已经实现单方颗粒工业化大生产，我国中药配方颗粒产能将大幅度提高。

学习项目 10
大山楂丸的制备

学习目标

基本知识目标：
1. 中药丸剂的定义、分类、特点；
2. 中药丸剂的生产工艺流程；
3. 制丸的方法；
4. 制丸设备的结构、使用方法；
5. 中药丸剂的质量检查项目。

基本技能目标：
1. 能根据中药丸剂处方、工艺流程设计制备方案；
2. 能按规定程序进入操作间；
3. 能正确操作、维护粉碎设备；
4. 能正确操作、维护筛分设备；
5. 能正确操作、维护制丸设备；
6. 能按规定清场。

品德品格目标：
1. 具有良好的职业道德和职业素养，具有遵守规范的意识，爱岗敬业，有社会责任感；
2. 具有良好的沟通与团队协作能力，自控能力；
3. 具有正确处理生产中突发事故的能力。

由于市场需要，现需要生产大山楂丸。

【处方】 山楂1000g，麦芽（麸炒）150g，六神曲（炒）150g，蔗糖400g，蒸馏水270mL，蜂蜜600g。

【性状】 本品为棕红色的大蜜丸；味甜、酸。

【功能与主治】 消积化滞。用于食积、肉积停滞不化之痞满腹胀、饮食减少。

【用法与用量】 口服。一次1丸，一天3次。

学习任务1 熟知中药丸剂的基本知识

一、中药丸剂定义

中药丸剂是指药材细粉或药材提取物加适宜的黏合辅料制成的球形或类球片形制剂。

二、分类

1. 按制备方法分类

按制备方法分类,可分为:塑制丸,如蜜丸、糊丸、浓缩丸、蜡丸等;泛制丸,如水丸、水蜜丸、浓缩丸、糊丸、微丸等。

微丸:系指直径小于 2.5mm 的各类丸剂。

2. 按赋形剂分类

按赋形剂分类,可分为:水丸、蜜丸、水蜜丸、浓缩丸、糊丸、蜡丸等。

(1) 蜜丸　为药物细粉用蜂蜜作黏合剂制成的丸剂。根据药丸的大小和制法的不同,又可分为大蜜丸(即每丸在 0.5g 以上的丸)、小蜜丸(即每丸在 0.5g 以下的丸),如安宫牛黄丸、琥珀抱龙丸、八珍益母丸、人参养荣丸等。

(2) 水蜜丸　是指药物细粉以蜂蜜和水为黏合剂制成的丸剂。

(3) 水丸　也叫水泛丸,是指将药物细粉用冷开水、药汁或其他液体(黄酒、醋或糖液)为黏合剂制成的小球形干燥丸剂。因其黏合剂为水溶性的,服用后易崩解吸收,显效较快,如木香顺气丸、加味保和丸等。

(4) 浓缩丸　又称"膏药丸",是指将部分药物的提取液浓缩成膏,与某些药物的细粉,以水、蜂蜜或蜂蜜和水为黏合剂制成的丸剂,如安神补心丸、舒肝止痛丸等。

(5) 糊丸　是指药物细粉以米粉、米糊或面糊等为黏合剂制成的丸剂。

(6) 蜡丸　是指药物细粉以蜂蜡为黏合剂制成的丸剂。

学习任务 2　设计大山楂丸的制备方案

根据大山楂丸处方和中药丸剂工艺流程图设计山楂丸的制备方案。

一、生产工艺流程图

丸剂制备工艺流程如图 10-1 所示。

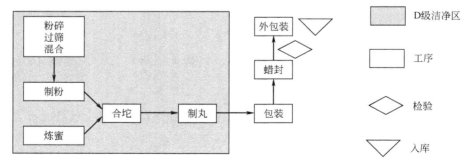

图 10-1　丸剂制备工艺流程

二、环境区域划分

丸剂制备的环境区域划分见表 10-1。

表 10-1　丸剂制备的环境区域划分

生产工序	操作间	洁净级别	湿度	压差
粉碎过筛	粉碎、过筛间	D级	<65%	>5Pa
称量配料	称量配料间	D级	<65%	>5Pa
制丸	制丸间	D级	<65%	>5Pa
混合	总混间	D级	<65%	>5Pa
包装	丸剂包装间	D级	<65%	>5Pa

学习任务3　制备大山楂丸

子任务1　粉碎、过筛与炼蜜

一、粉碎、筛分

将山楂、六神曲、麦芽洗净,烘干,灭菌后粉碎,过100目筛。将山楂粉、六神曲粉、麦芽粉混合搅拌均匀。(粉碎、过筛、混合过程参见六一散制备。)

二、炼蜜

(一)生产前准备

(1) 生产开始前应当进行检查,确保设备和工作场所没有上批遗留的产品、文件或与本批产品无关的物料。

(2) 检查设备的性能状态是否完好,是否挂"已清洁"标志且在清洁有效期内。

(3) 领料。按照批生产指令领取蜂蜜。

(二)生产操作

复核蜂蜜的名称、批号、数量等。按《可倾式夹层锅标准操作规程》进行炼蜜;根据细粉的不同性质和工艺要求,决定蜂蜜的炼制程度。将生蜜置夹层锅内,加入适量的清水(蜜、水总量不能超过锅总容积的2/3,以防加热沸腾后,泡沫上升溢出锅外),加热至沸腾,用40~60目筛过滤,除去浮沫及杂质,再置锅内继续加热熬炼,并不断用筛捞去浮沫,直至炼到工艺规定程度。

(三)生产结束

(1) 生产结束后按《清场管理规程》对设备、操作间进行清洁,并悬挂"已清洁"标志,对生产废物、本批遗留物料、文件等进行清理。

(2) 申请QA现场检查并发放清场合格证,及时填写清场记录。

(四)生产工艺管理要点

(1) 物料称量必须执行双人复核制,一人称量,一人复核。

(2) 根据药材的不同性质,决定炼蜜的程度,使其符合工艺要求。

（五）异常情况的处理与报告

生产过程中设备性能出现异常情况及时停机，并通知维修人员与车间主任；生产过程中出现与工艺要求不符或者出现偏差情况按《偏差处理规程》处理，并及时通知工艺员和车间主任。

子任务 2　制　　丸

制丸岗位职责如下：

（1）严格执行《制丸岗位操作法》《制丸设备标准操作规程》。

（2）负责制丸设备的安全使用及日常保养，防止发生安全事故。严格执行生产指令，保证制丸所有物料名称、数量、规格、质量准确无误，产品质量达到规定要求。

（3）进岗后做好生产间、设备清洁卫生，并做好操作前的一切准备工作。

（4）工作期间严禁串岗、离岗，不得做与本岗无关之事。

（5）生产完毕，按规定进行物料移交，并认真填写各项记录。

（6）工作结束或更换品种时应及时做好清洁卫生并按有关 SOP 进行清场工作，认真填写相应记录。

（7）做到岗位生产状态标识、设备所处状态标识、清洁状态标识清晰明了。

（8）经常检查设备运转情况，注意设备保养，操作时发现故障应及时上报。

一、生产前准备

1. 进入工作岗位

操作人员按《人员进出 D 级洁净区标准操作程序》进行净化更衣后进入工作岗位。

2. 检查工作场所、设备、工具、容器具

（1）检查工作场所、设备、工具、容器具是否具有清场合格标志，核对其有效期；否则，按清场程序进行清场，并请 QA 人员检查合格后，将清场合格证附于本批生产记录内，进入下一步操作。

（2）对计量器具进行检查，要求计量器具完好，性能与称量要求相符，有检定合格证且在检定有效期内。正常后进行下一步操作。

（3）检查设备是否有"合格"标牌、"已清洁"标牌，并对设备状况进行检查，确认设备正常，方可使用。

（4）检查操作间的进风口与回风口是否有异常。

（5）检查操作间的温度、相对湿度、压差是否符合要求，并记录在洁净区温度、相对湿度、压差记录表上。

（6）检查合坨机、中药制丸机、丸剂干燥箱、凉丸机等的清洁状态标识，机器是否运行正常。

3. 领取物料

根据《批生产记录》规定，到中间站领取原辅料，按物料交接单复核物料，确认无误后，收集物料交接单、合格证贴于《批生产记录》中相应位置，将物料转运到制丸间。

4. 检查复核

复核所用物料是否正确，容器外标签是否清楚，内容与所用的指令是否相符；复核质

量、件数是否相符。

二、生产操作

1. 合坨操作

取药材混合粉和辅料按比例加入混合机,按《槽形混合机操作规程》加盖,开机搅拌,混合均匀,干湿适中后倒出物料。

2. 制丸操作

将药坨置制丸机料斗中均匀下料,按《中药制丸机操作规程》操作,调好药量,随时称量,并剔除异形、不合格蜜丸,将畸形丸或大小不均匀的丸粒返回制丸工序重新制丸;将合格大蜜丸收于药盘,放入推车。

3. 晾丸操作

将盛蜜丸的推车放到晾丸间,根据工艺要求晾至规定时间。

三、生产结束

制丸(蜜丸)操作结束后,操作人员按《生产清场管理规程》清理工作现场。

1. 清理物料

(1) 将符合质量要求的蜜丸计量、记录后,填写物料交接单,转入中间站存放,将物料交接单挂于物料状态标志牌上,填写请验单,通知 QA 监督员取样。

(2) 将制丸的尾料计量、记录后,转入中间站按生产尾料管理。

(3) 收集废弃药料(被污染的丸粒、原辅料细粉),计量、记录,弃置废弃物暂存容器内。

(4) 清理、收集现场所有作废物料标签,弃置废弃物暂存容器内。

(5) 将生产现场物料清理记录及时交由车间主任,进行物料平衡。

(6) 物料平衡符合要求,QA 监督员复核、签名;若物料平衡有异常情况,按《偏差管理规程》处理。

2. 清洁

(1) 生产工作完毕后,按《槽形混合机清洁操作规程》《中药制丸机清洁操作规程》进行清洁。

(2) 将工器具按《洁净区工器具清洁操作规程》清洁干净,放入指定区域。

(3) 操作间按《标准清场管理规程》清洁干净。

(4) 清理生产记录文件夹,将与本批药品生产有关的生产指令、记录文件按顺序整理成册,随人员退出操作间。

3. 清场检查

清场完毕,通知 QA 人员,检查合格后,签发清场合格证,并将其贴入药品《批生产记录》内相应位置,关闭操作间门。

生产结束,操作人员按《人员进出洁净区操作规程》退出洁净区,离开车间。

四、生产工艺管理要点

(1) 制丸操作室必须保持干燥,室内呈正压。

(2) 严格按工艺规程和称量配料标准操作程序进行配料。称量配料过程中要严格实行双人复核制，作好记录并签字。

(3) 生产过程所有物料均应有标示，防止发生混药、混批。

(4) 当日未制成丸的剩料存于操作室内。

大山楂丸的实验室制备过程

如不具备可倾式蒸汽（电热）夹层锅、中药制丸机等设备，或是考虑到实验成本问题，可采用以下的方法在实验室制备大山楂丸：

取山楂100g、麦芽（麸炒）15g、六神曲（炒）15g，粉碎成细粉，过筛混匀；另取蔗糖40g，加水27mL，溶解备用；取蜂蜜60g，放入锅中炼蜜，加热至105~115℃而得到制品（嫩蜜含水量在20%以上，色泽无明显变化，稍有黏性，适用于黏性较强的药物制丸），与蔗糖水混匀，过滤；将炼蜜与粉末混匀，制成大蜜丸，每丸9g药粉。

学习任务4 制丸、中药丸剂及其质量检查

一、制丸

制丸是将药粉和蜜合坨后，用制丸设备制成药丸的操作过程。机制中药丸的工艺要求是：确保生产厂房、环境、生产设备、生产原料、卫生等符合良好的生产操作规范要求。

（一）制丸过程中所需工艺与技术

制丸前，首先要将药物混合均匀，炼制成软硬相同的物料；其次，根据正确使用制丸机的规程，来进行制丸工作。

1. 制丸过程中的撒粉工艺

撒粉的主要作用是配套各类制丸机，对制出的药丸进行包粉加工，使药丸表面附着一层均匀的粉料并顺利进入下一道工序。大部分的药丸做出来后，由于含有酒精、温度也比较高，极易在相互挤压中产生粘连。撒粉的主要作用是使药丸不粘连，促进药丸质量的提高。

2. 丸粒的冷却

有一部分的药丸做出来后，由于药物比较硬，表面已定型，同时温度也比较高，所以要求对药物表面进行吹风冷却，以使药丸快速定型。

3. 丸粒的筛分

丸粒筛分的主要目的是对药丸进行大小规格的筛选区分，选出异形丸、双联粘接丸。筛选分为两种：一种是湿丸的筛选；另一种是干丸的筛选。对于湿丸的筛选，也是在提高制丸的质量，可将筛分出的异形丸、双联粘接丸、细药粉等输送到制丸前道工序进行回用；对于干丸的筛选，是最终控制药丸的形状，为表面抛光做准备。

4. 表面抛光

机制丸制作好后，经筛选，就要对其表面进行打光处理，目的是将药丸圆整、抛光。在抛光过程中，可采用内外加热、吹热风、喷浆等工艺，为的是提高表面质量。

(二) 制丸常用设备

中药制丸机（图10-2），是工厂为各企业生产小蜜丸、水丸、浓缩丸等不同丸剂而研制成的新一代制丸设备。该机性能稳定，操作、清洗、维修方便；同药物接触的零部件采用了不锈钢材料制造，符合 GMP 的标准要求。生产不同规格大小的药丸时，更换出条嘴大小并配以不同规格大小的制丸刀即可。

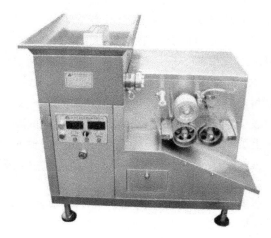

图 10-2 中药制丸机

1. 结构组成

（1）本机由出条和制丸两部分组成，箱式结构，横向出条，构造简单，操作容易，维修方便。

（2）出条采用蜗轮减速器，传动平稳可靠。

（3）制丸部分的搓丸和切丸机构在一个变速箱内，机件润滑条件良好，切丸速度可以通过无级变速机的旋钮调节，使滚刀可获得 6～30r/min 的转速，直到切丸速度与出条速度匹配。

（4）投料口大，压板翻动压料，便于填料，可杜绝棚料现象。料斗以翻板轴为界，分上、下两开，清洗时拆开，十分方便。

（5）电动加热采用电热管，安全可靠，出条光滑。

（6）用酒精点滴药条，且制丸刀外侧装有毛刷，可杜绝粘刀现象；酒精装在出条机构的方箱内，通过球阀调节酒精量的大小。

2. 使用说明

（1）本机适用于环境温度 −5～40℃，相对湿度小于 90%，电网电压幅值波动 <10% 额定值，周围无导电尘埃和腐蚀金属气体的室内。安装在阳光充足、清洁的厂房中，可不用地脚，垫平即可，为了安全，一定要接地线。

（2）开车前必须检查变速箱的油位是否达到标准位置；检查料斗上的油杯是否加满食用油；检查制丸机是否对正、拧紧；检查酒精系统是否畅通，并调整适量。用酒精将导轮、导向架、制丸刀等做消毒处理。打开电加热。

（3）出条部分空运转 3～5min 后，无异常即可投料，推出料条。返回料斗一部分，等料条合格后再开制丸部分，运行中加料应均匀。如发现出条和制丸不同步时，可通过旋钮调节，顺时针制丸快，逆时针制丸慢。丸径大小可以通过更换不同的出条口、制丸刀和导轮来达到。

（4）投料时不得将异物投入料斗；不要将手伸入料斗上平面内，以免手被压板压伤。要经常检查各部机件有无异常，发现异常立即停机检查。

（5）使用完毕后，断电，关闭总开关和其他开关。清洗时先拆下出条口、电热罩；卸机头时，可用钩形扳手（专用）；然后抽出支架和推进器。拆开料斗上部分清洗两翻板轴，清洗后涂食用油。再使用时用酒精将各部分除油消毒。

（6）减速器内的机油应保持在油标上下限之间，正常工作 2~5 个月应放掉废油，更换新机油。料斗上的油杯每班加食用油 3 次，其他开齿轮链轮点加适量机油。

3. 拆卸安装

（1）用专用退刀螺母与制丸刀拧紧后，再拧退刀螺母的顶丝即可退下制丸刀。

（2）卸掉制丸刀，用扳子卡住刀轴，在前面看右侧刀轴上的联结螺纹右旋，左侧则为左旋螺纹。卸掉刀轴法兰座上的螺栓后，旋下刀轴，然后握住刀轴向前抽，可将法兰座、齿轮体刀轴及弹簧一起抽出，去掉法兰座、齿轮体刀轴，可换弹簧（左侧为左旋弹簧，右侧为右旋弹簧）。

（3）卸掉法兰座后，压紧弹簧将齿轮体向前抽动 10mm 距离，取出导向键。切不可与齿轮体一起退出，避免导向键卡在刀轴方槽的退刀槽内。

二、炼蜜及其标准

1. 嫩蜜

嫩蜜系将蜂蜜加热至沸腾，温度达 105~115℃，含水量 18%~20%，相对密度 1.34 左右，颜色稍变深，略有黏性。

2. 中蜜

中蜜系将蜂蜜加热至沸腾，温度达 116~118℃，含水量 10%~13%，相对密度 1.37 左右，颜色呈红色，用手捻搓有黏性，但两手离开时无长白丝出现。

3. 老蜜

老蜜系将蜂蜜加热至沸腾，温度达 119~122℃，含水量小于 10%，相对密度 1.40 左右，用手捻搓出现白色长丝，滴入水中呈珠状而不散。

三、水丸的泛丸法介绍（选学）

水丸用泛制法制备。泛制方法有手工泛丸和机械泛丸两种，其操作原理相同，主要有原料的加工粉碎、起模、加大成型、选丸、盖面、干燥、包衣、打光、质量检查。其中起模是关键的一步。

1. 原料的加工粉碎

将处方中各药按要求加工炮制合格后进行粉碎，过 100 目筛，备用。

2. 起模

丸模是泛丸法成型的基础，有手工起模和机械起模两种方法。

（1）手工起模　在干净、干燥的竹匾 1/4 处，用刷子蘸少许水涂布均匀，使匾面湿润，撒少量粉于湿匾面上，用双手持匾，转动竹匾，使药物全部湿润，然后用刷子顺次轻轻刷下

(即用刷尖轻轻调下），转动竹匾，将被湿润的小颗粒移至另一边（干匾处），撒上少许细粉，并摇动竹匾，使小颗粒全部均匀地粘上药粉并摇至另一处；于原涂水处上少量水，再将粘粉颗粒移至涂水处滚动，将水全部沾上，然后转至另一干处，撒上细粉，转动竹匾，使湿颗粒全部滚上药粉；如此反复操作多次，直至形成较微密的小圆粒（如大小直径约为0.5～1mm）、不粘匾时，匾模子即成，筛选均匀后再加大成型。

（2）机械起模　将药粉撒布于包衣锅内，在包衣锅转动下将水喷入，使药粉全部成湿润的小颗粒，再加入少量细粉，继续滚动一定时间，使小颗粒坚实、微密；再喷水撒粉；如此反复进行操作，即成规则的丸模，经筛选后再继续成型。或先将适量的水倾于锅内，再加入适量药粉，均匀撒布于整个锅内，然后用刷子自相反方向轻轻刷下，即得疏松的块状物，用手轻轻揉搓，使大的破碎，继续反复操作即可成丸模。

3. 加大成型

模子制成后反复转动竹匾，并交替加水加粉，不断地转动药匾，整个基本动作即是揉团、撞翻交替进行，以加强丸粒硬度与圆整度，直至丸粒逐渐加大成型、符合要求为止（手工与机械同一说）。

4. 选丸

用适宜的药筛筛选均匀一致的丸粒，过小的丸粒再泛大，过大的、畸形的丸粒应分离出来做适当处理。

5. 盖面

盖面的目的是使丸粒表面致密、光洁、色泽一致。常用的方法有干粉盖面、清水盖面和清浆盖面三种。

6. 干燥

因水丸水量较大，应及时干燥（60℃以下）。干燥时应逐渐升温，并不断翻动，以免产生阴阳面。

四、中药丸剂的质量检查

除另有规定外，中药丸剂应进行以下相应检查：

1. 外观

应圆整均匀、色泽一致，大蜜丸和小蜜丸尤应细腻、软硬适中。

2. 水分

取供试品依照《中国药典》（2015年版）水分测定法（四部通则0832）测定。除另有规定外，大蜜丸、小蜜丸、浓缩蜜丸中所含水分不得超过15.0%；水蜜丸、浓缩水蜜丸不得超过12.0%；水丸、糊丸和浓缩水丸不得超过9.0%；微丸按其所属丸剂类型的规定判定。

3. 重量差异

（1）按丸服用的丸剂检查方法　以一次服用量最高丸数为1份（丸重1.5g以上的丸剂以1丸为1份），取供试品10份，分别称定重量，再与标示总量（一次服用最高丸数×每丸标示量）或标示重量比较，应符合以下规定：超出重量差异限度的不得多于2份，并不得有1份超出限度1倍。

（2）按重量服用的丸剂检查方法　取供试品10丸为1份，共取10份，分别称定重量，求得平均重量，每份重量与平均重量相比较，应符合以下规定：超出重量差异限度的不得多于 2 份，并不得有 1 份超出限度 1 倍。需包糖衣的丸剂应在包衣前检查丸芯的重量差异，符合规定后，方可包糖衣，包糖衣后不再检查重量差异。

4. 溶散时限

这是对丸剂特有的检查项目，但是使用的检查仪器和方法与检查片剂崩解时限相同，所不同的是判断标准。所谓"溶散"，是指丸剂在试验（水）中溶化、崩散，碎粒全部通过吊篮筛网，或虽未通过筛网但已软化没有硬的"芯"，可作合格论。除另有规定外，小蜜丸、水蜜丸和水丸应在 1h 内全部溶散；浓缩丸和糊丸应在 2h 内溶散；微丸的溶散时限按所属丸剂类型的规定判定。大蜜丸不做溶散时限检查。

5. 微生物限度检查

按《中国药典》中"微生物限度检查法"做卫生学检查，应符合规定。

五、传统中药丸剂中值得关注的几个问题（选读）

作为一个传统而独特的剂型，丸剂在剂型快速发展的今天，所占比例虽有下降趋势，但仍占有很大的比重。值得注意的是，至今许多著名而效果显著的经典方制剂多为丸剂，如六味地黄丸、杞菊地黄丸、知柏地黄丸、理中丸、逍遥丸等，深受消费者欢迎，显示了它独特的魅力和深厚的生命力。丸剂造型美观，制法简单，载药量大，携带、服用方便，适用范围广，是中药原粉较理想的剂型。其突出的优点是由于其所用独特的传统赋形剂（多用蜜或水蜜）和制备方法，使得其作用缓和持久、不良反应弱，十分有利于治疗慢性疾病和病后调理，这是化学药物和中药汤剂所无法比拟的。但也存在着一些较为突出的缺点，如溶散、崩解缓慢，影响药物溶出与吸收，特别是浓缩丸崩解需要时间过长，患者时有感到肠胃不适（不良事件）；部分品种染菌严重（特别是蜜丸类），易霉变，卫生学不易达到要求；丸剂中多有全粉入药，而目前由于环境污染严重和农药的使用，造成了丸剂中重金属、农药等有害物质残留的现象较为普遍，从而严重影响了质量。

1. 溶散和崩解困难问题

《中国药典》规定："除另有规定外，小蜜丸、水蜜丸和水丸应在 1h 内全部溶散；浓缩丸和糊丸应在 2h 内溶散"，比含生药粉的片剂、硬胶囊剂等制剂的崩解时限平均长了 1 倍，但仍然常见有丸剂的溶散时限过长而不合格。究其原因，主要是在泛丸过程中经过液体的黏合作用（水、蜜、蜜水、煎液、浸膏等）和机器的高速滚制过程，变得紧致、坚硬，而使溶散时限延长、崩解困难。因为淀粉安全无毒、制备容易、价格低廉，所以传统丸剂过去多用淀粉作崩解剂。但淀粉作为辅料有一定的局限性，主要是容易吸湿成团块、流动性差，并不能很好地提高丸剂的溶散和崩解速度。如今，涌现了许多新的辅料，如预胶化淀粉、高直链交联淀粉、低取代羟丙基纤维素、羟丙甲纤维素（HPMC）、甲壳素等，它们较之传统的辅料，在性能上均有了较大的改善，目前已经在中药片剂上作为崩解剂有所研究和应用，但至今尚未见新型辅料在中药丸剂中研究与应用的报道，传统丸剂与新技术、新工艺、新辅料的结合显得滞后。为在保障丸剂优势的基础上，改善丸剂的溶散速度，提高质量和疗效，我们应当鼓励丸剂中新辅料、新技术的应用和研究，这也是有效的创新途径之一。比如，可以尝试使用价格相对较低、容易得到的预胶化淀粉，它是淀粉经物理或化学变性，在水存的情况下淀粉颗粒全部或部分破坏的产物，口服安全无毒，具有良好的崩解和溶出性能，黏胶性低，生产过程中会改善粉末混合物与机器金属部分的黏胶作用。

2. 卫生学问题

丸剂中蜜丸含菌量的控制是中成药生产中的一个难题，其污染主要是因为含糖量较高易霉变、全生药粉入药污染微生物机会多等，造成成品中含菌数往往超过药品卫生标准的规定。因此，对丸剂生产和质量控制，从药材到成品，都要高度注意这一问题，针对不同的药材、成分，采取合理的灭菌措施。蜜丸含菌主要来源于药材饮片，应关注对药材饮片的前处理，水洗药材或蒸汽灭菌、真空干燥后方可应用；如果药物中所含成分对热不敏感，则可以利用加热灭菌法（包括高压蒸汽原材料灭菌、高压蒸汽丸块灭菌、药坨干热保温灭菌、热蜜合坨灭菌）、射线灭菌法、微波加热灭菌法、流通蒸汽法、远红外加热法、药物灭菌法（如环氧乙烷、过氧乙酸）等灭菌方法。这些方法中，以热蜜合坨灭菌用得多些，其优点是灭菌效果好，设备、操作简单。不过，以上灭菌方法对含挥发性成分的药物和对热敏感的药物不宜采用。而用电热恒温真空干燥箱抽真空，然后注入乙醇蒸气进行灭菌，则对某些含易挥发、对热不稳定成分的药物较适用。另外，应注意丸剂的贮存条件和包装材料。

3. 农药残留问题

科学家们发现，农药残留对人的大脑、心脏、生殖、神经等均有一定的伤害和威胁，现代日益增多的如帕金森病、阿尔茨海默病等疾病有可能与农药使用有关。如今，食品、药材中农药残留问题已是世界关注的热点。而和片剂、颗粒剂、口服液等其他需要提取工艺的剂型相比，丸剂中农药残留问题应当引起格外的关注，这是由于丸剂为传统制剂，多以全粉入药所致。目前，我国 80% 的中药材来自人工栽培，中药材与其他经济作物一样，需要喷洒农药防治病虫害，因而造成了农药在中药材中的残留和对环境的污染。我国对于药材农药残留的研究日益重视。但除对极少的中药材的农药残留量有标准外，尚未制定出其他中药材和中药制剂中农药残留检测限量的国家标准，与一些较发达国家和地区相比，仍比较滞后。如今，农药残留量偏高已是直接制约我国中药材进入国际市场的因素之一。为保障用药安全有效，我们应当采取更为积极的措施加以控制。我国常用农药主要为有机氯类、有机磷类、氨基甲酸酯类和拟除虫菊酯类等。这些残留在自然界中的农药经吸收和富集作用积累在中药材中，食用后会在体内积聚，对人体造成极大的伤害。目前，控制丸剂中农药残留可行的方法有：提倡绿色种植，尽量将药材饮片中的农药残留脱除，规范化生产；完善质量标准，制定丸剂中农药残留量的检测方法和残留量限度，严格控制。

附录

附录1 典型鉴定任务实例

鉴定项目1 贯众类的鉴别

一、目的要求

1. 掌握贯众类药材的鉴别方法。
2. 掌握常用贯众类药材叶柄残基的显微结构特征。
3. 熟悉徒手切片的操作方法。

二、仪器、试剂、材料

仪器：生物显微镜，单、双面刀片。
试剂：水合氯醛、甘油、1%香草醛溶液、盐酸。
药材：绵马贯众、紫萁贯众、荚果蕨贯众、狗脊贯众。

三、项目内容

1. 观察以上药材的性状特征。
2. 观察以上药材叶柄残基横切面的显微特征。

四、项目方法

1. 性状鉴别

取绵马贯众、紫萁贯众、荚果蕨贯众、狗脊贯众药材，观察性状特征。

2. 显微鉴别

取绵马贯众、紫萁贯众、荚果蕨贯众、狗脊贯众叶柄残基徒手切片，观察横切面特征。

3. 理化鉴别

取绵马贯众叶柄残基或根茎横切面切片，滴加1%香草醛溶液及盐酸，镜检，间隙腺毛呈红色。

五、作业

绘绵马贯众、紫萁贯众、荚果蕨贯众、狗脊贯众叶柄残基横切面显微结构简图。

鉴定项目2 大黄、牛膝等的鉴别

一、目的要求

1. 掌握何首乌、商陆、川牛膝、怀牛膝异型维管束的结构及特征。

2. 掌握大黄的显微鉴别方法及特征。
3. 掌握微量升华的方法。

二、仪器、试剂、材料

仪器：微量升华装置、滤纸、紫外光灯。
试剂：氢氧化钠、甲醇、45％乙醇、水合氯醛、甘油。
药材：大黄、土大黄、何首乌、虎杖、怀牛膝、川牛膝、商陆。
永久制片：大黄、怀牛膝、川牛膝。
粉末：大黄、何首乌。

三、项目内容

1. 大黄、波叶组大黄、何首乌、虎杖、怀牛膝、川牛膝、商陆的性状鉴别。
2. 商陆、川牛膝、何首乌、异型维管束的观察。
3. 大黄粉末鉴定及理化鉴别。

四、项目方法

1. **性状鉴别**

取大黄、波叶组大黄、川牛膝、商陆药材进行性状鉴别观察。

2. **显微鉴别**

① 横切面：取大黄、怀牛膝、川牛膝永久制片，观察显微特征。
② 粉末：取大黄粉末，分别用稀甘油和水合氯醛装片，观察显微特征。

3. **理化鉴别**

① 取大黄粉末少许进行微量升华，分别收集110℃、130℃、150℃附近升华物镜检，依次见菱形或针状、树枝状、羽毛状黄色结晶。结晶加氢氧化钠试液，则溶解并显红色。
② 大黄、波叶组大黄纸色谱：取粉末0.2g，加甲醇温浸10min，放冷；取上清液各10μL分别点于滤纸上，以45％乙醇展开，取出，晾干，放置10min，置365nm紫外光灯下检视，观察结果。

五、作业

1. 绘商陆、川牛膝、何首乌横切面结构简图。
2. 绘大黄微量升华产物简图，并注意反应现象。
3. 绘大黄粉末显微特征图。

鉴定项目3 黄连、乌头、甘草等的鉴别

一、目的要求

1. 熟悉川乌、附子、黄连、白芍、赤芍、黄芪、甘草、延胡索的性状特征。
2. 掌握黄连横切面结构特征及简图。

3. 掌握黄连、甘草的粉末显微特征。

二、仪器、试剂、材料

仪器：紫外分光光度计、生物显微镜、分液漏斗、酒精灯。

试剂：乙醇、稀盐酸、漂白粉、95％硝酸、乙醚、氨试液、硫酸（0.25mol/L）、水合氯醛、甘油。

药材：川乌、附子、黄连、白芍、赤芍、黄芪、甘草、延胡索。

粉末：黄连、川乌、甘草。

三、项目内容

1. 观察川乌、附子、黄连、白芍、黄芪、甘草、延胡索的性状特征。
2. 观察黄连的横切面及粉末的显微特征。
3. 观察甘草粉末的显微特征。
4. 做黄连理化鉴别实验。

四、项目方法

1. 性状鉴别

取川乌、附子、黄连、白芍、赤芍、黄芪、甘草、延胡索药材，观察性状特征。

2. 显微鉴别

① 横切面：取味连、雅连、云连永久制片，观察显微特征。

② 粉末：取黄连、甘草粉末，以水合氯醛透化装片，观察显微特征。

3. 理化鉴别

① 取黄连粗粉1g，加乙醇10mL，加热至沸腾，放冷、过滤；取滤液5滴，加稀盐酸1mL与漂白粉少量，振摇后，溶液显樱红色（小檗碱）。

② 取黄连粉末置载玻片上，加95％乙醇1～2滴及30％硝酸1滴，盖上盖玻片，放置片刻，镜检，有黄色针状或针簇状结晶析出（硝酸小檗碱）。

③ 取川乌粉末0.5g，加乙醚10mL与氨试液0.5mL，振摇10min，过滤；滤液置分液漏斗中，加硫酸（0.25mol/L）20mL，振摇提取；分取酸液适量，用水稀释，置可见紫外分光光度计中测定，在231nm波长处有最大吸收。（示教）

五、作业

1. 绘黄连根茎横切面简图。
2. 绘黄连粉、甘草末显微特征图。
3. 记录黄连理化反应现象。

鉴定项目4　人参、桔梗等的鉴别

一、目的要求

1. 熟悉人参、西洋参、当归、独活、川芎、防风、柴胡、桔梗、党参的性状鉴别要点。

2. 掌握人参横切面结构特点及粉末显微特点，了解人参理化鉴别方法。

3. 熟悉桔梗、当归粉末显微特点。

二、仪器、试剂、材料

仪器：紫外光灯、生物显微镜、酒精灯。

试剂：甲醇、正丁醇、硅胶 G、0.5％CMC、乙酸乙酯、硫酸、水合氯醛、甘油。

药材：人参、西洋参、当归、独活、川芎、防风、柴胡、桔梗、党参。

横切片：人参（永久制片）。

粉末：人参、当归、桔梗。

三、项目内容

1. 观察人参、西洋参、当归、独活、川芎、防风、柴胡、桔梗、党参的性状特征。
2. 观察人参横切面的组织结构特征。
3. 观察人参粉末的显微特征。
4. 观察人参的理化鉴别。

四、项目方法

1. 性状鉴别

取人参、西洋参、当归、独活、川芎、防风、柴胡、桔梗、党参药材，观察性状特征。

2. 显微鉴别

① 横切面：取人参永久制片，观察显微特征。

② 粉末：取人参、当归、桔梗粉末，观察其显微特征。

3. 理化鉴别（示教）

取人参、西洋参粉末（40目）各 2g，分别加醇 25mL，放置过夜，加热回流 6h，放冷，过滤；取滤液 12.5mL（相当生药 1g），蒸干，溶于水 15mL 中，用乙醚提取 2~3 次（每次 15mL），将醚液弃去；水层用水饱和的正丁醇萃取 4 次（每次 15mL），合并正丁醇提取液，用水洗 2~3 次；最后将正丁醇减压浓缩至干，残渣溶于 2mL 甲醇中，作供试品溶液。取人参皂苷 Re、Rb_1、Rg_1 对照品，分别加甲醇溶液制成 1mg/mL 溶液，作对照品溶液。吸取上述两溶液各 10μL，分别点于同一以 0.5％ CMC 为黏合剂的硅胶 G 薄层板（用前在 105℃，活化 40min）上，以正丁醇-乙酸乙酯-水（4∶1∶5）为展开剂（展开前饱和 15min），展距 11cm；取出，晾干，喷以 10％乙醇溶液，于 105℃烘烤 10min，斑点显不同程度紫色。置 365nm 紫外光灯下观察，样品可见 7~8 个斑点，其中有 3 个斑点与对照品人参皂苷 Re、Rb_1、Rg_1 相对应。

五、作业

1. 绘人参横切面结构简图。
2. 绘人参、当归、桔梗粉末显微特征图。

鉴定项目5　关木通、沉香等的鉴别

一、目的要求

1. 熟悉关木通、川木通、大血藤、鸡血藤、苏木、降香、沉香、钩藤的性状特征。
2. 掌握关木通、沉香的粉末显微特征。
3. 了解川木通粉末显微特征。

二、仪器、试剂、材料

仪器：紫外光灯、生物显微镜、滤纸、酒精灯。
试剂：70%乙醇、稀盐酸、氢氧化钙、氢氧化钠、氨试液、水合氯醛、甘油。
药材：关木通、川木通、大血藤、鸡血藤、沉香、钩藤、苏木、降香。
粉末：关木通、沉香。

三、项目内容

1. 观察关木通、川木通、大血藤、鸡血藤、沉香、钩藤、苏木、降香的性状特征。
2. 观察关木通、沉香粉末的显微特征。
3. 观察关木通的理化鉴别现象。

四、项目方法

1. 性状鉴别

取关木通、川木通、大血藤、鸡血藤、沉香、钩藤、苏木、降香药材，观察性状特征。

2. 显微鉴别

粉末：取关木通、沉香、川木通粉末，装片，观察显微特征。

3. 理化鉴别

① 取关木通粉末1g，加70%乙醇20mL，回流15min，放冷，过滤；取滤液点于滤纸上，晾干后置紫外灯（365nm）下观察，显天蓝色荧光；于点样处加稀盐酸1滴，晾干后呈黄绿色荧光；用氨试液熏后复显天蓝色荧光。

② 取苏木一小块，滴加氢氧化钙试液，显深红色。（示教）

③ 取苏木粉末10g，加水50mL，放置4h，时时振摇，过滤，滤液呈橘红色，置紫外灯下观察，显蓝色荧光；再取滤液5mL，加氢氧化钠试液2滴，显猩红色，置紫外灯下观察，显蓝色荧光；再加盐酸使呈酸性后，溶液变为橙色，置紫外灯下观察，显黄绿色荧光。（示教）

④ 沉香、降香火烧实验。（示教）

五、作业

1. 绘关木通、沉香粉末显微特征图。
2. 记录关木通理化鉴别过程及现象。

鉴定项目6　厚朴、肉桂、杜仲等的鉴别

一、目的要求

1. 熟悉厚朴、肉桂、杜仲、牡丹皮、合欢皮的性状特征。
2. 掌握厚朴、肉桂、杜仲的粉末显微鉴别特征。
3. 了解牡丹皮、肉桂的理化鉴别原理及方法。

二、仪器、试剂、材料

仪器：紫外分光光度计、生物显微镜、微量升华装置。
试剂：三氯化铁乙醇溶液、无水乙醇、氯仿、1%盐酸苯肼。
药材：厚朴、肉桂、杜仲、牡丹皮、合欢皮。
粉末：厚朴、杜仲、肉桂、牡丹皮。

三、项目内容

1. 观察厚朴、肉桂、杜仲、牡丹皮、合欢皮的性状特征。
2. 观察厚朴永久制片的显微结构特征。
3. 观察厚朴、肉桂、杜仲粉末的显微特征。
4. 观察牡丹皮的理化鉴别反应现象。

四、项目方法

1. 性状鉴别

取厚朴、肉桂、杜仲、牡丹皮、合欢皮药材，观察性状特征。

2. 显微鉴别

① 横切面：观察厚朴永久制片的显微结构特征。
② 粉末：取厚朴、肉桂、杜仲粉末，用水合氯醛透化装片，观察显微特征。

3. 理化鉴别（示教）

① 取牡丹皮粉末适量，微量升华，将升华物在显微镜下观察，可见长棱形结晶或针状及羽状簇晶；于结晶上滴加三氯化铁溶液，则结晶溶液溶解而呈暗紫色（检查牡丹酚）。
② 取牡丹皮粉末0.15g，加无水乙醇25mL，振摇数分钟，过滤；取溶液1mL，用无水乙醇稀释至25mL，置紫外分光光度计中测定，在274nm的波长处有最大吸收。
③ 取肉桂粉末0.1g，加氯仿振摇后，吸取氯仿2滴，滴于载玻片上，待干后，加1%的盐酸苯肼1滴，加盖玻片镜检，可见杆状结晶。

五、作业

（1）观察厚朴横切面结构简图。
（2）绘厚朴、肉桂、杜仲粉末显微特征图。

鉴定项目 7 丁香、洋金花、金银花等的鉴别

一、目的要求

1. 熟悉丁香、洋金花、金银花的性状鉴别特征。
2. 掌握丁香、洋金花、金银花粉末的显微鉴别。
3. 掌握整体封藏的处理药材方法。

二、仪器、试剂、材料

仪器：酒精灯、生物显微镜。
试剂：水合氯醛、甘油。
药材：金银花、洋金花、丁香。
粉末：金银花、洋金花、丁香。

三、项目内容

1. 观察金银花、洋金花、丁香的性状特征。
2. 观察金银花整体封藏的显微特征。
3. 观察金银花、洋金花、丁香粉末的显微特征。

四、项目方法

1. 性状鉴别

取金银花、洋金花、丁香药材，观察性状特征。

2. 显微鉴别

粉末：取金银花、洋金花、丁香粉末，以水合氯醛透化装片，观察显微特征。

五、作业

绘金银花、洋金花、丁香粉末显微特征图。

鉴定项目 8 红花、番红花等的鉴别

一、目的要求

1. 掌握菊花、红花、番红花、蒲黄、海金沙、松花粉的性状鉴别特征。
2. 掌握红花、番红花、蒲黄、海金砂、松花粉的显微鉴别。
3. 掌握番红花的理化鉴别。

二、仪器、试剂、材料

仪器：白瓷板、生物显微镜、烧杯、滤纸、酒精灯。
试剂：甲醇、硅胶 H、绿原酸对照品、乙酸丁酯、甲酸、硫酸、水合氯醛、甘油。
药材：菊花、红花、番红花、蒲黄、海金沙、松花粉。
粉末：菊花、红花、番红花。

三、项目内容

1. 观察菊花、红花、番红花、蒲黄、海金沙、松花粉的性状特征。
2. 观察番红花整体封藏的显微特征。
3. 观察红花、蒲黄、海金沙、松花粉粉末的显微特征。
4. 观察红花、番红花的理化鉴别反应现象。
5. 观察松花粉、海金沙、蒲黄的理化鉴别现象。

四、项目方法

1. 性状鉴别

取菊花（杭菊、滁花、贡菊）、红花、番红花药材，观察性状特征。

2. 显微鉴别

① 粉末：取红花、松花粉、海金沙、蒲黄粉末，以水合氯醛透化装片，观察显微特征。
② 整体封藏：取西红花，整体封藏后，观察显微特征。

3. 理化鉴别

① 取红花粉末 1g，加稀乙醇 10mL，浸渍 1h，倾取浸渍液，于浸出液中悬挂一滤纸条，5min 后将滤纸条放入水中，随即取出，滤纸条上部呈淡黄色，下部显淡红色。

② 取西红花少许，置白瓷板上，滴加硫酸 1 滴，则出现蓝色，渐变为紫色，后变为红褐色或棕色；另取西红花少许，浸入水中，可见橙黄色呈直线下降逐渐扩散，水被染成黄色，不显红色，无沉淀，柱头呈喇叭状，有短缝。

五、作业

1. 绘红花、松花粉、海金沙、蒲黄粉末显微特征图。
2. 绘西红花整体封藏显微特征图。

鉴定项目 9　五味子、苦杏仁、补骨脂等的鉴别

一、目的要求

1. 掌握五味子、苦杏仁、补骨脂、吴茱萸的性状特征。
2. 掌握五味子、补骨脂、吴茱萸的显微鉴别特征。
3. 掌握苦杏仁的理化鉴别。
4. 掌握果实类中药的一般结构。

二、仪器、试剂、材料

仪器：研钵、生物显微镜、试管、酒精灯。
试剂：水浴锅、三硝基苯酚试纸、碳酸钠试液、水合氯醛、甘油。
药材：五味子、苦杏仁、补骨脂、吴茱萸。
粉末：五味子、补骨脂、吴茱萸、苦杏仁。

三、项目内容

1. 观察五味子、苦杏仁、补骨脂、吴茱萸的性状特征。
2. 观察五味子横切面显微结构特征。
3. 观察五味子、苦杏仁、补骨脂、吴茱萸粉末的显微特征。
4. 观察苦杏仁理化鉴别的反应现象。

四、项目方法

1. 性状鉴别

取五味子、苦杏仁、补骨脂、吴茱萸药材,观察性状特征。

2. 显微鉴别

① 表面片:五味子。
② 粉末:取五味子、补骨脂、苦杏仁、吴茱萸粉末,以水合氯醛透化装片,观察显微特征。

3. 理化鉴别

① 取苦杏仁数粒,加水共研,释放出苯甲醛香气。
② 取苦杏仁粉末 0.1g,置试管中,加水数滴使湿润;试管中悬挂一条用碳酸钠溶液湿润过的三硝基苯酚试纸,用软木塞塞紧,置温水浴中加热 10min,试纸显砖红色。

五、作业

1. 绘五味子、补骨脂、苦杏仁、吴茱萸粉末显微特征图。
2. 记录苦杏仁理化反应现象。

鉴定项目 10 小茴香、马钱子等的鉴别

一、目的要求

1. 掌握小茴香、马钱子、菟丝子、山茱萸、陈皮、枳壳、青皮的性状特征。
2. 掌握小茴香、马钱子、陈皮的显微鉴别特征。
3. 掌握马钱子的理化鉴别。

二、仪器、试剂、材料

仪器:生物显微镜、酒精灯。
试剂:水合氯醛、甘油。
药材:小茴香、马钱子、菟丝子、山茱萸、陈皮、枳壳、青皮。
永久制片:小茴香。
粉末:马钱子、陈皮。

三、项目内容

1. 观察小茴香、马钱子、菟丝子、山茱萸、枳壳、青皮等药材的性状特征。

2. 观察小茴香永久制片的显微特征。
3. 观察小茴香、马钱子、陈皮粉末的显微特征。

四、项目方法

1. 性状鉴别

取小茴香、马钱子、菟丝子、山茱萸、陈皮、枳壳、青皮药材，观察性状特征。

2. 显微鉴别

① 粉末：取马钱子、小茴香、陈皮粉末各少许，分别以水合氯醛透化装片，观察显微特征。

② 组织解离：取小茴香进行组织解离，观察显微特征。

③ 横切面：取小茴香（永久制片），观察显微组织结构特征。

五、作业

绘马钱子、小茴香、陈皮粉末显微特征图。

鉴定项目 11　槟榔、白豆蔻等的鉴别

一、目的要求

1. 掌握槟榔、白豆蔻、砂仁、肉豆蔻、红豆蔻、益智仁的性状鉴别方法。
2. 掌握白豆蔻或砂仁的显微结构特征。
3. 掌握姜科种子类中药的一般组织结构。

二、仪器、试剂、材料

仪器：生物显微镜，酒精灯，单、双面刀片。

试剂：水合氯醛、甘油。

药材：槟榔、砂仁、肉豆蔻、红豆蔻、益智仁。

粉末：槟榔、白豆蔻。

三、项目内容

1. 观察槟榔、砂仁、肉豆蔻、草豆蔻、益智仁的性状特征。
2. 做白豆蔻徒手切片，观察显微特征。
3. 观察槟榔、白豆蔻粉末的显微特征。

四、项目方法

1. 性状鉴别

取槟榔、砂仁、白豆蔻、草果、草豆蔻、益智仁药材，观察性状特征。

2. 显微鉴别

① 横切面：取白豆蔻进行徒手切片，观察横切面组织结构特征。

② 粉末：取槟榔、白豆蔻粉末，以水合氯醛透化装片，观察显微特征。

五、作业

1. 绘槟榔、白豆蔻粉末显微特征图。
2. 绘白豆蔻横切面组织结构特征图。

鉴定项目 12　麻黄、金钱草、广藿香等的鉴别

一、目的要求

1. 掌握麻黄、金钱草、益母草、广藿香、香薷、荆芥的性状鉴别特征。
2. 掌握麻黄、金钱草、广藿香的显微鉴别特征。

二、仪器、试剂、材料

仪器：生物显微镜，酒精灯，单、双面刀片。
试剂：水合氯醛、甘油。
药材：麻黄、金钱草、益母草、广藿香、香薷、荆芥。
纵切片：广藿香。
粉末：麻黄、金钱草、广藿香。

三、项目内容

1. 观察麻黄、金钱草、益母草、广藿香、香薷、荆芥的性状特征。
2. 观察广藿香纵切面的显微特征。
3. 观察麻黄、金钱草、广藿香粉末的显微特征。

四、项目方法

1. 性状鉴别
取麻黄、金钱草、益母草、广藿香、香薷、荆芥药材，观察性状特征。

2. 显微鉴别
① 纵切片：取广藿香药材徒手切片，观察纵切面显微特征。
② 粉末：取麻黄、金钱草、广藿香粉末，以水合氯醛透化装片，观察显微特征。

五、作业

绘麻黄、金钱草、广藿香粉末显微特征图。

鉴定项目 13　薄荷、穿心莲、石斛等的鉴别

一、目的要求

1. 掌握薄荷、穿心莲、肉苁蓉、锁阳、石斛的性状鉴别特征。
2. 掌握唇形科全草类中药的一般组织结构。
3. 掌握薄荷、穿心莲、石斛的显微鉴别特征。
4. 熟悉穿心莲的理化鉴别方法。

二、仪器、试剂、材料

仪器：生物显微镜、酒精灯、量筒、试管、烧杯、滤纸、漏斗。
试剂：活性炭、3,5-二硝苯甲酸、乙醇制氢氧化钾、三硝基苯酚、水合氯醛、甘油。
药材：薄荷、穿心莲、肉苁蓉、锁阳、石斛。
粉末：薄荷、穿心莲。

三、项目内容

1. 观察薄荷、穿心莲、肉苁蓉、锁阳、石斛的性状特征。
2. 观察薄荷、石斛茎横切面的显微特征。
3. 观察薄荷、穿心莲粉末的显微特征。
4. 观察穿心莲的理化鉴别反应特征。

四、项目方法

1. 性状鉴别

取薄荷、穿心莲、肉苁蓉、锁阳、石斛药材，观察性状特征。

2. 显微鉴别

① 横切面：取薄荷叶、石斛茎永久制片，观察显微特征。
② 粉末：取薄荷、穿心莲粉末，透化装片，观察显微特征。

3. 理化鉴别

取穿心莲粉末约 1g，加乙醇 20mL，加热至沸，过滤；将滤液加活性炭 0.3g，搅拌，过滤；取滤液 1mL，加 3,5-二硝基苯甲酸试液与乙醇制氢氧化钾试液的等容混合液 1～2 滴，即呈紫红色（为活性次甲基的反应）；另取滤液 1mL，加乙醇制氢氧化钾试液数滴，逐渐呈红色，放置后变为黄色。

五、作业

1. 绘薄荷、石斛茎横切面结构简图。
2. 绘薄荷、穿心莲粉末显微特征图。

鉴定项目 14　猪苓、茯苓等的鉴别

一、目的要求

1. 掌握冬虫夏草、茯苓、猪苓、乳香、没药、阿魏、血竭、松香、琥珀的性状鉴别特征。
2. 掌握藻、菌、树脂、其他类中药的一般性状鉴别方法。
3. 掌握猪苓、茯苓的显微鉴别特征。
4. 掌握血竭、松香、琥珀的理化鉴别方法。

二、仪器、试剂、材料

仪器：生物显微镜、酒精灯、可见紫外分光光度计、紫外灯、薄层板。

试剂：水合氯醛、甘油、氢氧化钾、硅胶 G、羧甲基纤维素钠。
药材：冬虫夏草、茯苓、猪苓、乳香、没药、阿魏、血竭。
粉末：猪苓、茯苓。

三、项目内容

1. 观察以上各种药材的性状特征。
2. 进行乳香、没药、琥珀、松香、血竭、阿魏的理化鉴别。

四、项目方法

1. 性状鉴别

取冬虫夏草、茯苓、猪苓、乳香、没药、阿魏、血竭药材，观察性状特征。

2. 水试、火试

取乳香、没药、阿魏、松香、琥珀，进行水试、火试。

3. 显微鉴别

取猪苓、茯苓粉末，装片，观察显微特征。

4. 理化鉴别

取血竭，进行 TLC 和 UV 鉴别。

五、作业

1. 绘猪苓、茯苓粉末显微特征图。
2. 记录乳香、没药、松香、琥珀的水试结果。

鉴定项目 15　珍珠、蟾酥、土鳖虫等的鉴别

一、目的要求

1. 掌握珍珠、全蝎、蟾酥、土鳖虫的性状鉴别特征。
2. 了解动物药的一般性状鉴别方法。
3. 掌握珍珠、全蝎、蟾酥、土鳖虫的显微鉴别特征。
4. 掌握蟾酥的理化鉴别方法。

二、仪器、试剂、材料

仪器：生物显微镜、酒精灯、紫外分光光度计。
试剂：水合氯醛、甘油、1％氯仿、甲醇。
药材：珍珠、全蝎、海龙、海马、蟾酥、土鳖虫。
粉末：珍珠、全蝎、蟾酥、土鳖虫。

三、项目内容

1. 观察以上药材性状特征。
2. 观察珍珠、土鳖虫粉末的显微特征。

四、项目方法

1. 性状鉴别

取珍珠、全蝎、海马、海龙、蟾酥、土鳖虫药材,观察性状特征。

2. 显微鉴别

取珍珠、全蝎、蟾酥、土鳖虫粉末,观察显微特征。

3. 理化鉴别

取 1‰ 蟾酥的氯仿提取液,蒸干后用甲醇溶解,测定其紫外吸收光谱,在波长 299nm 处有最大吸收。

五、作业

1. 绘珍珠、蟾酥、土鳖虫粉末图。
2. 记录蟾酥理化反应。

鉴定项目 16　金钱白花蛇、乌梢蛇、麝香等的鉴别

一、目的要求

1. 掌握哈蟆油、龟板、鳖甲、蛤蚧、金钱白花蛇、蕲蛇、乌梢蛇、麝香、鹿茸、羚羊角、牛黄的性状鉴别特征。
2. 了解爬行纲动物药的一般性状鉴别方法。
3. 掌握金钱白花蛇、蕲蛇、乌梢蛇、麝香的显微鉴别特征。
4. 了解牛黄的理化鉴别方法。

二、仪器、试剂、材料

仪器:生物显微镜、酒精灯。

试剂:水合氯醛、甘油。

药材:金钱白花蛇、羚羊角、蛤蚧、鹿茸、乌梢蛇、蕲蛇、龟板、鳖甲。

粉末:麝香。

三、项目内容

1. 观察以上药材的性状特征。
2. 观察麝香粉末的显微特征。
3. 观察蛇类药材鳞片的显微特征。

四、项目方法

1. 取以上药材,观察性状特征。
2. 取麝香粉末,以水合氯醛装片,观察显微特征。
3. 取金钱白花蛇、乌梢蛇、蕲蛇鳞片,以稀甘油装片,观察显微特征。

五、作业

绘麝香粉末特征图。

鉴定项目17 朱砂、滑石、石膏等的鉴别

一、目的要求

1. 掌握朱砂、雄黄、赭石、石膏、龙骨的性状鉴别特征。
2. 了解矿物药的一般性状鉴别方法。

二、仪器、试剂、材料

仪器：生物显微镜、酒精灯。
试剂：水合氯醛、甘油。
药材：朱砂、雄黄、赭石、石膏、龙骨。
粉末：滑石粉。

三、项目内容

1. 观察以上药材的性状特征。
2. 观察滑石粉的粉末显微特征。

四、项目方法

1. 取以上药材，观察性状特征。
2. 取滑石粉末，以水合氯醛装片，观察显微特征。

五、作业

总结矿物药的性状鉴别方法。

鉴定项目18 各种石细胞的鉴别

一、目的要求

1. 掌握几种常见石细胞的鉴别及分类方法。
2. 掌握茶叶、虎杖、肉桂、杜仲、厚朴、黄柏、黄连、秦皮、五味子显微鉴别的主要特征。

二、仪器、试剂、材料

仪器：生物显微镜、酒精灯。
试剂：水合氯醛、甘油。
粉末：茶叶、虎杖、肉桂、杜仲、厚朴、黄柏、黄连、秦皮、五味子。

三、项目内容

观察茶叶、虎杖、肉桂、杜仲、厚朴、黄柏、黄连、秦皮、五味子粉末中的不同石细胞

的显微特征。

四、项目方法

取以上粉末,透化装片,观察各种石细胞显微特征。

五、作业

绘制各种石细胞形态特征图。

鉴定项目 19　各种特异薄壁细胞的鉴别

一、目的要求

1. 掌握当归、山茱萸、小茴香、蛇床子、泽泻、地黄、玄参、防风的性状鉴别的主要特征。
2. 掌握当归、山茱萸、小茴香、蛇床子、泽泻、地黄、玄参、防风粉末中特异薄壁细胞的鉴别。

二、仪器、试剂、材料

仪器:生物显微镜、酒精灯。
试剂:水合氯醛、甘油。
药材:当归、山茱萸、小茴香、蛇床子、泽泻、地黄、玄参、防风。
粉末:当归、山茱萸、小茴香、蛇床子、泽泻、地黄、玄参、防风。

三、项目内容

观察当归、山茱萸、小茴香、蛇床子、泽泻、地黄、玄参、防风粉末中各种特异薄壁细胞。

四、项目方法

取以上粉末,分别以水合氯醛透化装片,观察各种特异薄壁细胞的显微特征。

五、作业

绘各种特异薄壁细胞显微特征图。

附录 2　典型炮制任务实例

炮制项目 1　药材的净选加工与饮片的切制干燥

一、项目目的

1. 明确药材净选加工与饮片切制的目的意义。
2. 掌握药材净选加工与饮片软化、切制、干燥的操作方法及其要点。

3. 了解饮片切制机构的性能、使用方法。

二、项目内容

切薄片（厚 1~2mm）：白芍、木通、当归。
切厚片（厚 2~4mm）：山药、大黄、泽泻。
切丝片（宽丝宽 5~10mm、细丝宽 5~10mm）：黄柏、厚朴。
切斜片（厚 2~4mm）：黄芩、甘草、黄芪。
切块（1cm³ 左右）：杜仲、黄柏。
切直片（厚 2~4mm）：白术。
切段（嘴、节）（长 10~15cm）：党参。
机械切片（示范）：木通、泽泻。
平刀切片：白芍、槟榔、木通、黄柏、厚朴。
片刀切片：黄芪、甘草、黄芩、白术、枳壳、山药、党参。
刨刀刨片（示范）：当归、延胡索。

三、项目器材

大、中、小搪瓷方盘，大、小竹签，切药砧板，铡刀，片刀，刮刀，压板，铁钳等。

四、项目方法

1. 净选软化及切制规格

（1）当归　将原药材去杂质，抢水洗净，润透，切成 1~2mm 的薄片，低温干燥。

（2）白芍　将原材料大小分档洗净后，置清水中浸泡一定时间，然后捞出，润至条软能弯曲，取出，切成 1~2mm 的薄片，阴干。

（3）槟榔　将原药材置清水中浸 1 周，每天换水 1 次，不脱水切成 1~2mm 的薄片，阴干。

（4）木通　将原药材切成尺余长，粗细分档，浸泡一定时间，再润至透心，取出将 1~1.5mm 的薄片，干燥即可。

（5）山药　将原药材大小分档，洗净至透心，切成 2~4mm 的厚片。

（6）大黄　取原药材大小分档，洗净，滴至内外水分一致（润软），再切成 2~4mm 的厚片，晾干。

（7）黄柏　将原药材刮去粗皮置清水中快速洗净，再润至透心，先切成 1~1.5 寸宽的直条，再切成 2~3mm 的厚丝片或方形水块，阴干。

（8）厚朴　将原药材刮去粗皮洗净，浸泡一定时间，再润，切成 2~3mm 的丝片，晒干。

（9）黄芪　将原药材洗净后，捞出，润至能切，切成 2~4mm 的斜厚片，干燥。

（10）甘草　将原药材大小分档，洗净后，置清水中浸泡一定时间，再润至透心，切成 2~3mm 的斜厚片，晾干。

（11）黄芩　将原药材去净杂质，清蒸至透心，取出趁热切成 2~4mm 厚的斜片，干燥。

（12）杜仲　将原药材刮去粗皮，洗净后置清水中浸泡一定时间润透，先顺丝切成宽约

1.5寸的长条,再切成长30mm、宽15mm的小方块,干燥。

(13) 泽泻　将原药材除去杂质,大小分档,浸泡一定时间润透,切厚片,干燥。

(14) 白术　将原药材大小分档,置清水中浸泡一定时间,再润至透心,切成2~4mm的直顺片,干燥。

(15) 党参　将原药材稍洗后,润至条软,切成约10~15mm的长段,干燥。

(16) 枳壳　将原药材挖去内核,置清水中浸泡一定时间(上面压以重物),润透,压扁,切成1~2mm的马蹄片,干燥。

2. 切片方法

(1) 机器切制　先检查机器和试车,然后根据软片厚度调节和固定刀口的位置,再行切片。

(2) 手工切制

① 铡刀:先将药刀固定在桌子上,再将药材置刀床上;根据软片厚度选用不同的木制(或竹制)压板,左手握住压板,右手持刀,两手配合进行切制。

② 片刀:将药物放木板上,左手握住药(事先要理齐),四指向里屈,右手持刀,两手配合进行。

③ 刨刀:先装好刨刀,固定在刨床上,再将药材铺于刨药筒内,上压刨筒盖;左手扶刨筒,右手压刨筒盖,双手配合,前后拉动刨筒盖,使之在刨刀上往复运动。

3. 干燥

(1) 自然干燥　将已切好的软片置竹签上或其他容器内,放在阳光下或通风处晒干或晾干。要经常翻动,以保证充分干燥。

(2) 人工干燥　将已切好的软片,置铁筛或瓷盘中,放入恒温干燥箱内加热,至全部饮片充分干燥(温度灵活掌握,一般不超过88℃),取出放凉。

五、注意事项

1. 水处理时,要对药材进行净选、大小分档;浸泡药材的水量要掌握适当,太过或不及均影响药材质量或增加切制时的困难;应以少泡多润为原则,要经常检查其软化程度。

2. 手工切制时要注意压板向前移动的速度;手不能超过刀床,放刀要平稳;初学者不能太快,以免发生工伤事故。

六、思考题

1. 将原药材切制成饮片的目的是什么?饮片有哪几种类型?手工切制饮片的要点是什么?

2. 药材为什么要洗净加工?

3. 切制饮片前为什么要进行水处理?常用水处理方法有几种?适宜哪类药材?为什么水处理时,水量和浸泡、润的时间要适宜?

4. 常用干燥方法有哪几种?一般人工干燥采用的温度是多少?为什么?

5. 药材浸泡适当与否,对药材质量和切制有何影响?为什么?

炮制项目 2　清　炒　法

一、项目目的

1. 了解清炒的目的和意义。
2. 掌握炒黄、炒焦和炒炭的基本方法和质量标准。
3. 掌握三种炒法的不同火候、炒后药性的变化及炒炭"存性"的意义。

二、项目原理

炒分清炒和加辅料炒两种。根据炒的火候不同，清炒又分为炒黄、炒焦和炒炭。炒黄多用"文火"，炒焦多用"中火"，炒炭多用"武火"。炒制的目的是为了改变药性、提高疗效、降低毒性和减少副作用、矫味、矫臭以及便于制剂等等。

三、项目内容

1. 炒黄

酸枣仁、王不留行、牵牛子、冬瓜子、薏苡仁。

2. 炒焦

山楂、槟榔、麦芽、栀子。

3. 炒炭

蒲黄、槐米、荆芥。

四、项目器材

炉子、铁锅、铁铲、瓷盆、筛子、温度计、天平、竹匾等。

五、项目方法

1. 炒黄

（1）酸枣仁　取净酸枣仁，称重，置热锅内，用文火炒至鼓起、微有爆裂声、颜色微变深并嗅到药香气时，出锅放凉，称重。

成品性状：本品呈紫红色，鼓起，有裂纹，无焦斑，手捻种皮易脱落，具香气。

（2）王不留行　取净王不留行，称重，置热锅内，用中火加热，不断翻炒至大部分爆成白花，迅速出锅放凉，称重。

成品性状：本品炒后种皮炸裂，80％以上爆成白花，体轻，质脆。

（3）牵牛子　取净牵牛子，称重，置热锅内，用文火加热，不断翻炒至鼓起、有炸裂声并逸出香气时，取出放凉，称重。用时捣碎。

成品性状：本品炒后色泽加深，鼓起，有裂隙，微具香气。

（4）冬瓜子　取净冬瓜子，称重，置热锅内，用文火加热，炒至表面略呈黄白色稍有焦斑、香气逸出时，取出放凉，称重。用时捣碎。

成品性状：本品炒后呈黄白色，鼓起，有裂口，微有焦斑，具香气。

（5）薏苡仁　取净薏苡仁，称重，置热锅内，用文火加热，炒至微黄色、鼓起、微有香气时,取出放凉,称重。

成品性状:本品呈黄色,略具焦斑,有香气。

2. 炒焦

(1) 山楂　取净山楂,称重,分档置热锅内,先用中火后用武火加热,不断翻炒至表面焦褐色、内部焦黄色、有焦香气逸出时,取出放凉,筛去碎屑,称重。

成品性状:本品表面呈焦褐色、具焦斑,内部焦黄色,具焦香气,酸味减弱。

(2) 槟榔　取净槟榔片,称重,分档,置热锅内,用文火加热,不断翻炒至焦黄色、焦斑,取出放晾,筛去碎屑,称重。

成品性状:本品大部分为完整片状,表面焦黄色,具焦斑,有香气。

(3) 麦芽　取净麦芽,称重,置热锅内,先用文火后用中火加热,不断翻动,炒至表面焦褐色时,喷淋少许清水,炒干后取出,放凉,筛去碎屑,称重。

成品性状:本品呈焦褐色,膨胀,少部分爆花。

(4) 栀子　取碎栀子,称重,置热锅内,用中火炒至焦黄色、具焦香气时,取出放凉,称重。

成品性状:本品呈黄色或红棕色。有香气,味苦、微涩。

3. 炒炭

(1) 蒲黄　取净蒲黄,称重,置热锅内,用中火加热,不断翻炒至焦褐色,喷淋少量清水,灭尽火星,略炒干,取出,摊晾,干燥,称重。

成品性状:本品呈深褐色,质地轻松,味涩,存性。

(2) 槐米　取净槐米,称重,置热锅内,用中火加热,不断翻炒至黑褐色,发现火星,可喷淋适量清水熄灭,炒干,取出放凉,称重。

成品性状:本品表面呈焦黑色,保留原药材外形,存性。

(3) 荆芥　取净荆芥段,称重,置热锅内,用中火加热,不断翻炒至黑褐色,喷淋少许清水,灭尽火星,略炒干,取出,摊晾,干燥,称重。

成品性状:本品呈黑褐色,香气减弱。

六、注意事项

1. 依据各法炮制程度及各药特点控制适宜的温度、时间,并注意药材外观变化。炒黄温度一般控制在160~170℃,炒焦一般控制在190~200℃,炒炭一般控制在220~300℃。

2. 酸枣仁炒黄时火力不宜过强,且炒的时间也不宜过久,否则油枯失效;蒲黄如已结块,炒时应搓散团块;王不留行翻炒不宜过快,否则影响其爆花率及爆花程度。

3. 在操作过程中,要勤翻动,避免生熟不匀的现象。炭药要注意防火,一定要凉透后入库。

七、思考题

1. 炒炭多用武火,为何蒲黄炒炭要用"中火"?
2. 试以炒黄为例,说明在炒制过程中,如何掌握火候?
3. 炒焦法的操作要点是什么?有哪些注意事项?
4. 经过你实践操作的体会,叙述如何控制各种炒制的质量。

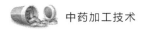

炮制项目 3　加固体辅料炒

一、项目目的

1. 了解加固体辅料炒的目的和意义。
2. 掌握加固体辅料炒的方法及质量标准。
3. 掌握加固体辅料炒的火候及注意事项。

二、项目原理

炒分清炒和加辅料炒两种。根据炒的火候不同，辅料炒分麸炒、土炒、砂炒、蛤粉炒、米炒、滑石粉炒。加辅料炒多用"中火"，砂炒多用"武火"。炒制的目的是为了改变药性、提高疗效、降低毒性和减少副作用、矫味、矫臭以及便于制剂等等。

三、项目内容

(1) 麸炒　白术、枳壳、苍术、僵蚕。
(2) 砂炒　马钱子、穿山甲、鸡内金。

四、项目器材

炉子、锅、铁铲、扫把、筛子、台秤、瓷盆、温度计等。

五、项目方法

1. 麸炒

(1) 白术　先将麸皮撒于热锅内，用中火加热，至冒烟时，再倒入白术片，翻炒至表面深黄色、有香气逸出时，取出，筛去麸皮，放凉。

每 100kg 白术，用麸皮 10kg。

成品性状：本品表面呈黄棕色或黄褐色，偶见焦斑，有焦香气。

(2) 枳壳　先将麸皮撒于热锅内，用中火加热，至冒烟时，再倒入枳壳片，迅速翻动，炒至枳壳表面深黄色时，取出，筛去麸皮，放凉。

每 100kg 枳壳片，用麸皮 10kg。

成品性状：本品表面呈深黄色，内部淡黄色，具香气。

(3) 苍术　先将麸皮撒于热锅内，用中火加热，至冒烟时，再加入苍术片，翻炒至表面深黄色时，取出，筛去麸皮，放凉。

每 100kg 苍术片，用麸皮 10kg。

成品性状：本品表面呈深黄色，有香气。

(4) 僵蚕　先将麸皮撒于热锅内，用中火加热，至冒烟时，再加入净僵蚕，翻炒至表面黄色时，取出，筛去麸皮，放凉。

每 100kg 僵蚕，用麸皮 10kg。

成品性状：本品表面呈淡黄色至黄色，腥气较微弱。

2. 砂炒

(1) 马钱子　将净砂置热锅内，用武火加热，至滑利容易翻动时，投入马钱子，不断翻炒，至外表呈棕褐色或深褐色、内部鼓起小泡时，取出，筛去砂，放凉。

成品性状：本品表面呈深褐色或褐色，击之易碎，其内面鼓起小泡，具苦香味。

（2）穿山甲　将净砂置热锅内，用武火加热，至滑利容易翻动时，倒入大小一致的穿山甲片，不断翻炒，至鼓起、表面呈金黄色、边缘向内卷曲时，取出，筛去砂子，及时倒入醋中，搅拌，稍浸，捞出，干燥。

每100kg穿山甲，用米醋30kg。

成品性状：本品膨胀鼓起，边缘向内卷曲，表面金黄色，质脆，略有醋气。

（3）鸡内金　将净砂置热锅内，用中火加热，至滑利容易翻动时，倒入大小一致的鸡内金，不断翻炒，至鼓起、卷曲、表面金黄色时，立即取出，筛去砂，放凉。

成品性状：本品膨胀鼓起，表面金黄色，质脆，具焦香气。

六、注意事项

1. 需加辅料炒制的药材应为干燥品，且大小分档并经过净选加工处理。
2. 麸炒药物火力可稍大，撒入麸皮应立即冒烟，随即投入药物，借麸皮之烟熏使药物变色；但火力过大，则麸皮迅速焦黑，产生浓烟而达不到麸炒的目的。
3. 米炒火力不宜过大，温度过高会使药材烫焦，影响质量。
4. 阿胶颗粒一般在10mm³左右为宜，大了不易透心，会成"溏心"，过小易被烫焦，二者均影响质量。
5. 土炒必须先将土粉加热呈灵活状态时加入药物，如果温度过低，则药物挂不上土，颜色也不易改变；温度过高，则药物焦化。
6. 土、砂、蛤粉、滑石粉炒时，投药前辅料都应先加热至灵活状态，特别是第一次被用于炒药时尤应如此。
7. 炒过毒剧药物的辅料，不能再用于炒制其他药物，也不可乱倒。

七、思考题

1. 项目中药物加入固体辅料炮制的目的是什么？
2. 烫制药物为什么要掌握适当的温度，过高、过低对药物有何影响？
3. 砂炒与土炒有什么区别？

炮制项目4　炙　　法

一、项目目的

1. 了解各种炙法的目的、意义。
2. 掌握各种炙法的操作方法、注意事项、成品规格、辅料选择和一般用量。

二、项目原理

药物吸收辅料经加工后在性味、功效、作用趋向、归经和理化性质均能发生某些变化，起到降低毒性、抑制偏性、增强疗效、矫臭矫味、使有效成分易于溶出的作用，从而达到最大限度地发挥疗效的目的。

三、项目内容

(1) 酒炙　川芎。
(2) 醋炙　香附、钩藤。
(3) 盐炙　车前子。
(4) 蜜炙　甘草、百合。

四、项目器材

炉子、锅铲、铁锅、瓷盆、瓷盘、量筒、台秤、纱布，酒、醋、食盐、蜂蜜。

五、项目方法

1. 酒炙

川芎　取净川芎片，用黄酒拌匀，闷润至酒被吸尽后，置热锅内，用文火加热，炒至棕黄色，取出放凉，筛去碎屑。

每 100kg 川芎，用黄酒 10kg。

成品性状：本品呈棕黄色，微有酒气。

2. 醋炙

(1) 香附　取净香附粒块或片，加米醋拌匀，闷润至透，置热锅内，用文火加热，炒至香附微挂火色时，取出晾干，筛去碎屑。

每 100kg 香附，用米醋 20kg。

成品性状：本品制后颜色加深，微挂火色，具醋气。

(2) 钩藤　取净钩藤，加米醋拌匀，闷润至醋被吸尽，阴干或用文火加热，炒至黄褐色时，干燥，取出放凉。

每 100kg 钩藤，用米醋 20kg。

成品性状：本品呈褐色，略具醋气，

3. 盐炙

车前子　取净车前子，置热锅内，用文火加热，炒至略有爆裂声、微鼓起时，喷入盐水，炒干后取出放凉。

每 100kg 车前子，用食盐 2kg。

成品性状：本品鼓起，部分存裂隙，味微咸。

4. 蜜炙

(1) 甘草　取炼蜜加适量开水稀释，加入净甘草片内拌匀，闷润，置热锅内，用文火加热，炒至表面棕黄色、不粘手时，取出放凉，筛去碎屑。

每 100kg 甘草，用炼蜜 25kg。

成品性状：本品呈棕黄色，微有光泽，味甜，具焦香气。

(2) 百合　取净百合，置热锅内，用文火加热，炒至颜色加深时，加入用少量开水稀释过的炼蜜，迅速翻动，拌炒均匀，继续炒至微黄色、不粘手时，取出放凉。

每 100kg 百合，用炼蜜 5kg。

成品性状：本品呈金黄色，光泽明显，味甘、微苦。

六、注意事项

1. 各炙法中采用先拌辅料后炒方法炒制的药材,一定要闷润至辅料完全被吸尽或渗透到药物组织内部后,才可进行炒制。酒炙药物闷润时,容器要加盖密闭,以防酒迅速挥发。后加辅料炙的药物,辅料要均匀喷洒在药物上,不要沿锅壁加入,以免辅料迅速蒸发。
2. 若液体辅料用量较少、不易与药物拌匀时,可先加适量开水稀释后,再与药物拌润。
3. 在炙炒时,火力不可过大,翻炒宜勤,一般炒至近干、颜色加深时,即可出锅摊晾。

七、思考题

1. 项目中各药炮制的目的是什么?
2. 蜜炙、油炙、姜炙、盐炙法所用辅料如何制备?
3. 为什么炮制车前子常采用先炒药后加辅料的方法?

参 考 文 献

［1］ 国家药典委员会.中华人民共和国药典.2015年版.北京：中国医药科技出版社，2015.
［2］ 刘斌，等.天然药物化学.北京：高等教育出版社，2012.
［3］ 吴立军，等.天然药物化学.第6版.北京：人民卫生出版社，2011.
［4］ 吴立军，等.天然药物化学实验指导.第3版.北京：人民卫生出版社，2011.
［5］ 匡海学，等.中药化学.第2版.北京：中国中医药出版社，2011.
［6］ 吴剑锋，等.天然药物化学.第2版.北京：人民卫生出版社，2013.
［7］ 刘波，等.中药炮制学.第3版.北京：人民卫生出版社，2015.
［8］ 中华人民共和国教育部.普通高等学校高等职业教育（专科）专业目录及专业简介（2015年）.北京：中央广播电视大学出版社，2016.
［9］ 杨德全，等.中药学.第3版.北京：人民卫生出版社，2016.
［10］ 郑小吉，等.药用植物学.第3版.北京：人民卫生出版社，2016.
［11］ 于海帅，等.中药鉴定.北京：化学工业出版社，2015.
［12］ 朱玉玲，等.药物制剂技术.北京：化学工业出版社，2010.
［13］ 张健泓.药物制剂技术.北京：人民卫生出版社，2013.
［14］ 胡兴娥.药剂学.北京：高等教育出版社，2006.